Mythos Krebsvorsorge

Christian Weymayr / Klaus Koch

Mythos Krebsvorsorge

Schaden und Nutzen der Früherkennung

Eichborn.

1   2   3   04   03

© Eichborn AG, Frankfurt am Main, März 2003
Umschlaggestaltung: Christiane Hahn
Grafiken und Tabellen: thema gestaltung, München
Lektorat: Ulrich Callenberg, Frankfurt
Layout: Tania Poppe
Gesamtherstellung: Fuldaer Verlagsagentur, Fulda

ISBN 3-8218-3950-3

Verlagsverzeichnis schickt gern:
Eichborn Verlag, Kaiserstraße 66, D-60329 Frankfurt am Main
www.eichborn.de

Inhalt

Dieses Buch bezieht sich auf die Untersuchung von Gesunden. Soweit nicht ausdrücklich darauf hingewiesen wird, gelten Aussagen also nur für Personen, die keine Anzeichen spüren, die auf Krebs hindeuten. Für die, die an sich eine Veränderung spüren, die durch Krebs verursacht sein könnte, gilt: Sprechen Sie mit Ihrem Arzt!

Geleitwort

>»Die Gesellschaft ist es nicht gewohnt, nach Belegen zu fragen. Stattdessen fordert sie Taten, ganz egal, ob die Folgen gut, nicht-existent oder gar schlecht sein mögen.«
>
> *Michael Berger*

Vor einigen Jahren wurde Karl-Heinz Drygalsky an Krebs operiert. Heute sagt der prominente Patient, ehemals Präsident von Borussia Mönchengladbach: »Ich möchte, dass sich Männer einer Vorsorgeuntersuchung unterziehen, die rechtzeitig Schlimmes verhindern kann.« Das ist menschlich verständlich und gut gemeint. Ist die Empfehlung aber sinnvoll, ist die erwartungsvolle Bewertung der Vorsorge berechtigt?

Die Frage allein mag bei vielen bereits Stirnrunzeln hervorrufen: Kann man es tatsächlich wagen, eine zweifelnde oder gar kritische Haltung zum Sinn der so genannten Krebsvorsorge einzunehmen? Kann man so weit gehen, einzelne Verfahren als nicht sinnvoll abzulehnen? Ist frühes Entdecken nicht immer gut? Verunsichert man nicht Patienten? Darf man Menschen diese Hoffnung nehmen?

Es ist gerade das Erstaunen in diesen Fragen, das erkennen lässt, dass die Krebsvorsorge von einem Mythos umrankt ist. Ein Mythos besteht, so der Brockhaus, in dem »Resultat einer Verklärung von Personen, Gegenständen, Ereignissen oder Ideen«. Solch eine Verklärung hat unter anderem zur Folge, dass kritische Fragen und Argumente nicht nur nicht gemocht, sondern gar nicht verstanden werden.

Die Kernprobleme einer breit propagierten Krebsvorsorge liegen im Wesentlichen in zwei Fragen: »Kann die Teilnahme wirklich rechtzeitig Schlimmes verhindern?« Und: »Haben Teilnehmer Nachteile zu befürchten, die sie ohne Teilnahme nicht erfahren hätten?« Die banale Anschlussfrage lautet: »Wie sind die beiden Antworten gegeneinander abzuwägen?« Die meisten Leser werden die erste Frage selbstverständlich mit Ja beantworten. Dass dies nicht immer zutreffen muss, zeigt eine Reihe von Beispielen in diesem Buch. Die gleichen Leser werden bei der zweiten Frage etwas ratlos dastehen. Sie betrifft nämlich Aspekte, die sich viele gesunde Teilnehmer an Vorsorgemaßnahmen und ebenso die meisten Ärzte noch nie vor Augen geführt haben, die aber tatsächlich für die praktische Entscheidung jedes Einzelnen von höchster Relevanz sind.

In einem Artikel zur Früherkennung von Prostatakrebs richtete das Männer-Magazin *Men's Health* an Kritiker die Frage: »Lautet die Maxime etwa: Was ich nicht weiß, macht mich nicht heiß?« Der Redakteurin erschien die Antwort selbstverständlich, aber ihre rhetorische Frage ist genau das Problem: Es ist offenbar ein kaum denkbarer Gedanke, dass Nicht-Wissen sinnvoll sein kann.

Menschen eine für sie belastende, ungünstige Mitteilung zu machen, kann sinnvoll und geboten sein, wenn ihnen dadurch geholfen wird, wenn sie vor Schlimmerem bewahrt und wenn sie gewarnt werden können. Kurz: Wenn sie mit diesem Wissen besser dran sind als ohne. Aber Nachrichten und Informationen sind an sich nicht automatisch wertvoll. Solche, die jeder mit gleichgültigem Schulterzucken quittiert, sind einfach nur überflüssig, manchmal lästig wie die Werbung im Fernsehen. Andere Nachrichten können jedoch – über ihren eigentlichen Inhalt hinaus – bei den Empfängern weitreichende Folgen auslösen. Die vielfach wiederholten Live-Bilder der einstürzenden Türme des World Trade Center vom 11. September 2001 sind hierfür ein Beispiel. Die Bilder haben viele – teilweise längerfristig – in Ängste versetzt, deren individuelle und gesellschaftliche Wirkungen weit über die Trauer um die Opfer hinausgehen.

Nachrichten und Informationen haben Folgen. Die einschneidende und bedrohliche Mitteilung, Krebs zu haben, lässt niemanden kalt, schon gar nicht, wenn er sich eigentlich gesund fühlt. Diese Information ist daher nur bei einer ausdrücklich positiven Bilanz von günstigen und ungünstigen Folgen zu rechtfertigen. Sonst kann es besser sein, nichts zu wissen. Eine so einfache Wahrheit hat heutzutage in dem verklärten Mythos der Krebsvorsorge jedoch keinen Platz. Es wird nicht einmal Verständnis für diesen Hinweis aufgebracht. Der Mythos deckt vielmehr alle Ansätze einer sorgsamen, nüchternen Abwägung zu.

Das Nachsehen haben dabei die Betroffenen, diejenigen also, die sich nach angemessener Aufklärung aus freien Stücken für oder gegen die Teilnahme an der Krebsfrüherkennung entscheiden sollen. Informationsmöglichkeiten müssen sie mit der Lupe suchen; sie werden sie in der Regel in ausgewogener und verständlicher Form nicht finden. Ärzte allein sind hier auch nicht immer die besten Ratgeber, da, wie es in diesem Buch heißt, »es außerhalb der Vorstellung vieler Ärzte liegt, dass Betroffene sich gegen die Teilnahme entscheiden«.

Das vorliegende Buch füllt diese Lücke. Es enthält zu allen wichtigen Krebsarten die notwendigen Informationen für diejenigen, die vor der Entscheidung zur Teilnahme an Krebsvorsorge stehen. Die Fakten werden ohne unnötiges Fachchinesisch, schnörkellos und gut verständlich vermittelt. Sie sind so aufbereitet, dass sich jeder Leser schnell einen Überblick verschaffen kann, für welche Krebsarten Früherkennung überhaupt möglich ist und was für oder gegen eine Entscheidung zur Früherkennung spricht. Das Vorgehen der Autoren entspricht einer so genannten evidenzbasierten Medizin: sorgfältiges, systematisches, nüchternes Hingucken, Bewerten und Abwägen. Der Mythos muss entzaubert werden, um Entscheidungen zum Nutzen von Betroffenen möglich zu machen.

Den Mythos Krebsvorsorge zu benennen, heißt also nicht, Bemühungen zur Krebsfrüherkennung in Bausch und Bogen zu verdammen. Wenn man jedoch Menschen als diejenigen ernst nimmt, die sich für oder gegen die Teilnahme an solchen Untersuchungen entscheiden sollen, dann kann man nur wollen, dass diese Entscheidung nicht »in Verklärung«, sondern unter nüchterner Abwägung aller bekannten Fakten erfolgt.

Essen, November 2002

Prof. Dr. med. Jürgen Windeler

Danksagung

Folgende Fachleute haben einzelne Kapitel bzw. das Manuskript kritisch gelesen. Daraus kann jedoch nicht ohne weiteres geschlossen werden, dass sie alle Aussagen dieses Buches teilen:

Prof. Dr. med. Jürgen Windeler, klinischer Epidemiologe, Leiter evidenzbasierte Medizin beim Medizinischen Dienst der Spitzenverbände der Krankenkassen, außerplanmäßiger Professor an der Universität Bochum (gesamtes Manuskript).

Prof. Dr. med. Hans-Werner Hense, klinischer Epidemiologe, Institut für Epidemiologie und Sozialmedizin der Universität Münster (Teile des Kapitels Grundlagen).

Dr. med. Günther Jonitz, Chirurg, Präsident der Ärztekammer Berlin (Kapitel Ärzte).

Dr. med. Hans-Joachim Koubenec, Gynäkologe, DRK-Kliniken Berlin-Westend (Kapitel Brustkrebs).

Prof. Dr. Dieter Hölzel, Epidemiologe, Leiter des Tumorregisters am Institut für Medizinische Informationsverarbeitung, Biometrie und Epidemiologie der Universität München (Kapitel Prostatakrebs).

PD Dr. med. Michael Menton, Gynäkologe, Frauenklinik der Universität Tübingen und

Dr. med. Susanne Menton, Gynäkologin, Frauenklinik der Universität Tübingen (Kapitel Gebärmutterhalskrebs).

Prof. Dr. med. Johannes Köbberling, Internist, Universität Witten/Herdecke, Leiter des Zentrums für Innere Medizin, Kliniken St. Antonius in Wuppertal (Kapitel Darmkrebs).

Dr. med. Bernhard Egger, Dermatologe, beratender Arzt beim AOK-Bundesverband (Kapitel Hautkrebs).

Allen Fachleuten danken wir sehr herzlich für ihre Mühe und ihre kritischen Kommentare. Herrn Prof. Windeler danken wir zudem sehr herzlich für sein Geleitwort.

Darüber hinaus gilt unser Dank auch Nicht-Fachleuten, sowohl persönlich Betroffenen als auch Lesern des Manuskripts. Sie gaben uns wertvolle Hinweise und die Gewissheit, auf dem richtigen Weg zu sein.

Unseren Familien danken wir für ihre Unterstützung und die Zugeständnisse, die sie machen mussten, damit wir das Buch rechtzeitig und mit der notwendigen Sorgfalt fertig stellen konnten.

Wozu dieses Buch?

Mythos Krebsvorsorge: Keiner Waffe im Kampf gegen Krebs werden derzeit ähnlich sagenhafte Kräfte zugeschrieben wie der Früherkennung. Ärzte, Kassen, Firmen, Patientenverbände und Politiker drängen die Menschen zur Vorsorge. Die Prävention gilt als der heilige Gral der Krebsmedizin. Die Eckpunkte der Argumentation: Rechtzeitig erkannte Tumore lassen sich im Keim ersticken. Früherkennung ist harmlos und schadet nicht. Das Gesundheitssystem wird finanziell entlastet. Doch so einfach ist es nicht. Wir zeigen in diesem Buch, dass keines der Argumente wirklich stimmt. Dass die Befürworter sie dennoch mit so viel Vehemenz vortragen, macht das Mythische der Früherkennung aus.

Um eines klarzustellen: Dies ist ein kritisches, aber kein polemisches Buch. Wir entwerfen keine Antithese zur gängigen Vorstellung »Rechtzeitig erkannt – geheilt«. Wir beleuchten vielmehr Schaden und Nutzen der einzelnen Früherkennungsmethoden. Mit der pauschalen Ablehnung der Vorsorge würden wir in dieselbe Vereinfachungsfalle tappen wie deren Befürworter, die der griffigen Botschaft zuliebe strittige Aspekte ausblenden – oft wider besseres Wissen: Die Fürsprecher sind sich der Kontroversen um den wahren Nutzen der Maßnahmen meist bewusst. Wenn sie dennoch nur die Chancen betonen, kalkulieren sie ein, dass die Menschen unwissentlich seelische und körperliche Schäden in Kauf nehmen müssen.

Einigen wird eine Früherkennungsmaßnahme zwar helfen, aber viele wird sie schädigen: durch unnötige Gewebeentnahmen, durch Herausschneiden verdächtiger Stellen, die harmlos geblieben wären, durch zum Teil gravierende Komplikationen – und durch immer wieder monatelanges Warten auf eine abklärende Untersuchung oder eine Operation. Diese Schäden, zu denen noch der immense Aufwand an Zeit und Geld hinzugerechnet werden muss, stehen meist einem nur schlecht oder gar nicht belegten, dennoch unverdrossen in Aussicht gestellten »Retten von Leben« gegenüber.

Erstmals seit ihrer Einführung vor 30 Jahren werden die Früherkennungsprogramme jetzt erheblich erweitert: Seit Oktober 2002 stehen jedem Versicherten zwei Darmspiegelungen im Abstand von zehn Jahren zu. Noch im Jahr 2003 wird damit begonnen, alle Frauen zwischen 50 und 69 Jahren zur Mammographie einzuladen.

Die Neuerungen sind zweifellos ein Fortschritt. Aber ist damit alles gut? Hat jetzt jeder Gesunde noch mehr als bisher die moralische Pflicht, sich abtasten und durchleuchten, sich spiegeln und analysieren zu lassen? Diese Pflicht hat er keineswegs. Jeder Mensch muss vielmehr selbst abwägen, ob er sich untersuchen lassen möchte oder nicht. Wir bieten in unserem Buch Argumente für eine differenzierende Entscheidung an.

In beide Waagschalen gehören jeweils zwei Arten von Argumenten: Die Objektiven ergeben sich aus wissenschaftlichen Studien, die herauszufinden versuchen, wie groß Schaden und Nutzen der Maßnahmen wirklich sind. Die subjektiven Argumente ergeben sich aus der eigenen Persönlichkeit. Für den einen wird die Angst vor dem Krebstod schwerer wiegen, für den anderen die unbeschwerte Zeit bis zu einer möglichen Diagnose.

Gerade Ärzte neigen dazu, die subjektiven Argumente wie objektive Größen zu behandeln, indem sie von einer einheitlichen Haltung der Patienten ausgehen – etwa dass jeder Patient eine Lebensverlängerung um jeden Preis für erstrebenswert hält. So wird auch verständlich, wieso die Deutsche Krebsgesellschaft und die Deutsche Krebshilfe Früherkennungsmaßnahmen pauschal begrüßen. Die Entscheidung, wohin sich die Waage neigt, sollte man jedoch nicht anderen überlassen – die Konsequenzen hat man schließlich auch alleine zu tragen.

Wie gravierend die Schäden einer Maßnahme sein können, verdeutlicht ein Beispiel, das nicht ins Bewusstsein der Öffentlichkeit gedrungen ist: Im Frühjahr 2001 wurden die Pläne, eine Früherkennung des Neuroblastoms einzuführen, wieder ad acta gelegt. Das Neuroblastom ist eine Krebserkrankung von Kleinkindern. Die Pläne wurden aufgegeben, weil Studien zeigten, dass in der Gruppe der Untersuchten mehr Kinder starben als in der Kontrollgruppe. Der Grund für dieses überraschende Ergebnis: Viele Kinder wurden mit Chemotherapie behandelt, obwohl sich ihr Tumor von alleine zurückgebildet hätte. Die Schäden der Therapie schlugen unter dem Strich stärker zu Buche als ihr Nutzen.

Dass bei allen Tumorarten ein möglicher Nutzen nur in engen Grenzen zu erwarten ist, zeigt allein schon der Begriff »Früherkennung«: Es geht nicht darum, das Entstehen von Tumoren zu verhindern, was korrekt als »Vorsorge« bezeichnet wird. Es geht vielmehr um das rechtzeitige Entdecken von Tumoren. Ein Krebsgeschwür muss also bereits groß genug sein, um gefunden zu werden, es darf aber noch nicht so weit fortgeschritten sein, dass es schon Tochtergeschwüre abgesondert hat. Nur in diesem Zeitfenster kann eine Früherkennung überhaupt von Nutzen sein. Manche Tumore sind jedoch noch so klein, dass sie unerkannt bleiben, aber schon so aggressiv, dass sie bereits Metastasen gebildet haben. Wenig Sinn macht Früherkennung auch bei den Tumoren, die trotz zunehmender Größe nicht metastasieren und damit zeitlebens ungefährlich oder noch in späten Stadien behandelbar bleiben.

Dass die Begriffe »Früherkennung« und »Vorsorge« oft synonym verwendet werden, ist dennoch nicht aus der Luft gegriffen: Beim Darm- und beim Gebärmutterhalskrebs wird tatsächlich nach Krebsvorstufen gefahndet. Werden sie beseitigt, entsteht der Tumor erst gar nicht. Da sich aber nur wenige Vorstufen zu einem Tumor weiterentwickeln, werden die meisten unnötig behandelt.

Früherkennung führt aber nicht nur unweigerlich zu Fehlalarmen. Die Testmethoden übersehen auch viele Tumore und Vorstufen. Denn nach frühen Krebszellen im Körper zu fahnden ist keineswegs vergleichbar mit der Suche nach der Stecknadel im Heuhaufen. Die wäre nämlich viel einfacher – Nadel und Heu unterscheiden sich schließlich eindeutig voneinander. Krebszellen im Organismus zu finden entspricht eher der Suche nach einem ganz bestimmten Grashalm im Heuhaufen.

Wenn wir mit diesem Buch die »unwiderstehliche Logik, einen Krebs früh zu finden«, so das *British Medical Journal*, hinterfragen, werden wir ganz bestimmt Menschen, die bislang den klaren Botschaften der Früherkennung gefolgt sind, verunsichern. Und gleichzeitig viele vor einer weit größeren Verunsicherung bewahren. Denn beruhigend ist ein Früherkennungstest nur, wenn er keinen auffälligen Befund ergibt. Aber was ist, wenn er das nicht tut? Wenn der Arzt zum Beispiel sagt: »Da ist irgendetwas. Wir kontrollieren das in einem halben Jahr.« Wie groß ist die Verunsicherung dann? Und wie groß wird sie erst sein, wenn der Befund nach diesem halben Jahr immer noch auffällig ist und der Arzt eine Gewebeentnahme empfiehlt?

Viele werden diese Verunsicherung einfach als gegeben hinnehmen. Warum eigentlich? Vielleicht, weil sie bereit sind, diesen Preis für die Allgegenwart ärztlicher Fürsorge zu bezahlen. Diese Fürsorge geht mittlerweile so weit, dass die Grenzen zwischen Gesundheit und Krankheit verschwimmen. Das unbeschwerte Gefühl, gesund zu sein, ist dahin. Selbst den als Arztmuffeln verschrieenen Männern geht die Sorge um ihre Gesundheit offenbar über alles: Eine Umfrage unter Männern über 40 fand heraus, dass sich von 100 Männern 42 für Gesundheitspflege beziehungsweise Vorsorge interessieren, aber nur 32 für schöne Frauen und nur 31 für Autos.

Sich gesund zu fühlen ist sogar verdächtig geworden. Schließlich könnte das Gefühl trügen und im Stillen eine Zeitbombe ticken – ein Tumor unbemerkt wuchern oder eine Versorgungsader des Herzens sich allmählich zusetzen. So forderte Gesundheitsministerin Ulla Schmidt bereits eine Änderung der Medikamentenzuzahlung: Wer nicht regelmäßig zur Vorsorge gehe, müsse einen höheren Betrag aus eigener Tasche entrichten. Auch manche Kassen wollen Wohlverhalten belohnen.

Gesund ist nicht, wer sich gesund fühlt, sondern wer vom Arzt für gesund befunden wird. Dass diese Haltung Allgemeingut geworden ist, zeigt ein Beitrag in der Zeitschrift *Psychologie heute*. Dort heißt es über eine Studie, die herausfand, dass viele Männer ab 40 ihre Gesundheit als ausgezeichnet einschätzen: »Kleiner Wermutstropfen: In der Studie kommt auch zutage, dass sich die Befragten über ihren tatsächlichen Gesundheitszustand nicht immer im Klaren sind. Etwa 30 Prozent hatten ein Jahr lang keinen Arzt besucht oder konnten sich an ihren letzten Arztbesuch überhaupt nicht erinnern.«

Es zählt also nur der »tatsächliche Gesundheitszustand«. Wer immer noch meint, nur bei anhaltendem Unwohlsein zum Arzt gehen zu müssen, hinkt dem Zeitgeist meilenweit hinterher. Besonders die Jungen, Durchtrainierten und Gesundheitsbewussten drängt es zum »Check-up« in die Praxen. Der Arzt wird zum Lebensbegleiter oder gar zum Lifestyle-Coach.

Dieser Trend ist nicht neu. Bereits in den 70er Jahren warnte der österreichische Philosoph Ivan Illich vor der Medikalisierung des Lebens. »Die etablierte Medizin hat sich zu einer ernsten Gefahr für die Gesundheit entwickelt«, schreibt Illich in seinem Buch *Die Nemesis der Medizin*. »Die lähmenden Folgen einer von professionellen Standesorganisationen ausgeübten Kontrolle über das Gesundheitswesen erreichen mittlerweile die Ausmaße einer Epidemie.«

Seine radikalen Thesen sind aktueller denn je. Kürzlich zog das *British Medical Journal* das Fazit: Illich hat Recht behalten. Im Auftrag von Pharmakonzernen schärfen Public-Relations-Firmen das Bewusstsein für Krankheiten oder definieren normale Alterserscheinungen als Krankheit, um anschließend eine Diagnosemethode oder ein Medikament leichter im Markt etablieren zu können. Aus der Formel »Eine Pille für jedes Leiden« wurde so »Ein Leiden für jede Pille«.

Gerade beim Thema Krebs wird deutlich, wie provokativ Illichs Thesen auch heute noch sind. Viele haben Verwandte oder Freunde durch Krebs verloren und viele haben Angst vor der heimtückischen Krankheit, die sich erst bemerkbar macht, wenn Ärzte kaum noch etwas ausrichten können. Der Wunsch der Ärzte nach Früherkennung ist ebenfalls nur zu verständlich. Tumorspezialisten müssen täglich erleben, wie machtlos sie sind. Hunderte Male fragen sie sich: Warum sind die Patienten nicht schon früher gekommen?

Andererseits ist dieses furchterregende, unheimliche Leiden bestens dafür geeignet, zum Spielball verschiedener Interessen zu werden. Beim Angstthema Krebs ist es für Firmen und andere Gruppen ein Leichtes, die Furcht noch zu schüren und so auch die Bereitschaft zur Früherkennung zu erhöhen.

»Die Ahnungslosigkeit der Menschen wird subtil, aber äußerst nachhaltig durchbrochen«, rechtfertigt Christa Maar, die Vorsitzende der Felix Burda Stiftung, ihre aggressive Darmkrebs-Plakataktion, die gezielt auf Verunsicherung setzt. »Diese Narbe bleibt, die Botschaft hallt im Bewusstsein des Betrachters lange nach.« Die Grundhaltung der Vorsorge-Propagandisten tritt hier ungeschminkt zu Tage: Vielen Menschen kalkuliert Narben zufügen, um wenigen eventuell Schlimmeres zu ersparen.

Wir halten dagegen: Wer nicht zur Früherkennung geht, braucht kein schlechtes Gewissen zu haben. Er hat die Wahl, sich zwischen zwei Möglichkeiten zu entscheiden. Beide beinhalten Chancen und Risiken, beide können falsch oder richtig sein. Wer nicht zur Früherkennung geht, lässt vielleicht eine kleine Chance aus, das eigene Leben zu verlängern. Aber wer hingeht, nimmt das Risiko einer Lebenskrise in Kauf, die er ohne Früherkennung nie hätte durchmachen müssen.

Tübingen und Brühl, Januar 2003

Christian Weymayr und Klaus Koch

Grundlagen

Im ersten Teil des Buches geht es um Grundlegendes: Was wissen wir heute über die Krankheit Krebs? Welche Vorstellungen liegen dem Konzept der Früherkennung zugrunde? Auf welche Schwierigkeiten stößt das Konzept in der Praxis?

Was ist Krebs?

Von der Zellteilung zur Wucherung

Mit einer einzigen Zelle fängt es an: Gerät ihr Wachstum außer Kontrolle, verdrängt sie benachbartes Gewebe und befällt schließlich auch weiter entfernte Teile des Körpers. Das schrankenlos wuchernde Krebsgewebe beeinträchtigt mehr und mehr die Körperfunktionen, bis der Organismus nicht mehr lebensfähig ist und der Mensch stirbt.

An sich sind Zellteilungen nichts Ungewöhnliches oder gar Furchterregendes – im Gegenteil: Ohne Zellvermehrung wäre unser Organismus nicht lebensfähig, denn verbrauchte Zellen müssen ersetzt, Wunden geheilt und abgenutztes Gewebe erneuert werden. Tatsächlich produziert der Organismus jedes Jahr noch einmal sein eigenes Gewicht an frischem Gewebe. Ohne Zellvermehrung würde es uns nicht einmal geben: Wie jeder Tumor geht auch der Mensch aus einer einzigen Zelle hervor.

Zellteilung kann aber nur deshalb so ein kompliziertes Gebilde wie den menschlichen Organismus schaffen, weil ihr zur richtigen Zeit am richtigen Ort Einhalt geboten wird. So sind Krebszellen nicht etwa gefährlich, weil sie sich besonders schnell teilen – die meisten Tumore wachsen sogar besonders langsam. Krebszellen teilen sich vielmehr am falschen Ort und zur falschen Zeit.

Die meisten Tumore sind Karzinome. Sie gehen aus Epithelgewebe hervor, also aus den Gewebeschichten, die als Deckgewebe alle inneren und äußeren Körperoberflächen auskleiden. Prominentestes Beispiel sind die Deckschichten der Haut und der Innenwand des Darms. Die zweite große Krebsgruppe bilden die Sarkome, die Tumore des Stützgewebes. Stützgewebe geben Organen und Muskeln Form und Halt. Ein Beispiel ist das Bindegewebe, das unter anderem als Sehnen die Muskeln durchzieht und diese mit den Knochen verbindet.

Entwickelt sich eine Zelle anders, als sie sollte, kommt es zunächst zu einer so genannten Dysplasie. Beginnt dieser Zellverband zu wuchern, bleibt aber noch begrenzt, liegt ein gutartiger Tumor oder ein In-Situ-Karzinom vor. In diesem Stadium ist der Tumor noch allein durch eine Operation entfernbar und der Patient kann geheilt werden. Das gilt zum Teil auch für das nächste Stadium, dem invasiven Tumor, bei dem einzelne Zellen in die umliegenden Gewebe auswandern. Wenn die abgelösten Zellen in die Blut- oder Lymphbahn dringen, liegt ein metastasierter Tumor vor, für dessen Behandlung neben einer Operation auch Bestrahlung, Chemotherapie oder Hormongabe erforderlich werden. Setzen sich einzelne abgegebene Tumorzellen in anderen Körperteilen fest und beginnen dort Metastasen, also Tochtergeschwülste, zu bilden, ist eine Heilung nur noch in Ausnahmefällen möglich.

Schema der Krebsentstehung

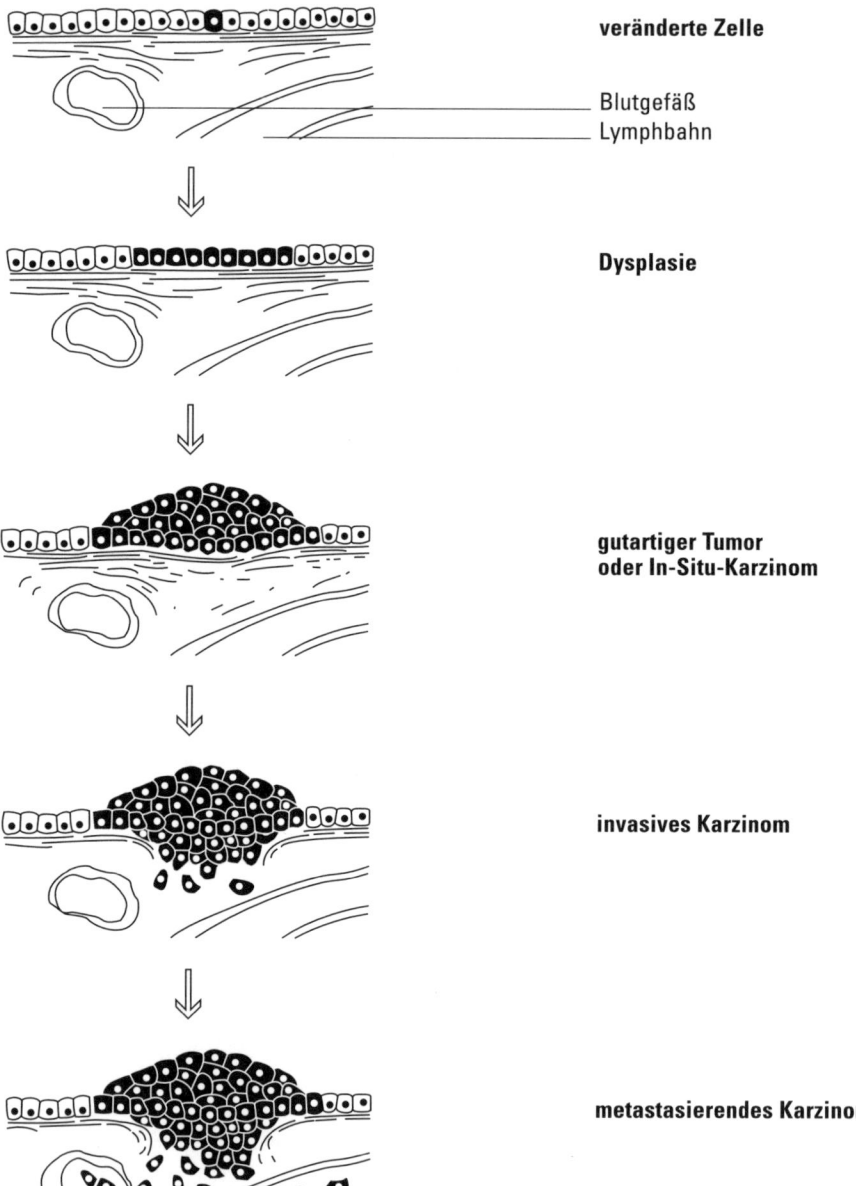

veränderte Zelle

Blutgefäß
Lymphbahn

Dysplasie

gutartiger Tumor
oder In-Situ-Karzinom

invasives Karzinom

metastasierendes Karzinom

Abbildung 1

Jedes Karzinom ist aus einer einzelnen veränderten Zelle entstanden. Aber nicht jede veränderte Zelle wird zum Karzinom.

nach: Wagener

Dass jeder Tumor diesem Entwicklungsschema von der Dysplasie zum metastasierenden Krebs folgt, ist jedoch mittlerweile umstritten. Vor allem der Zeitpunkt, ab dem Metastasen auftreten, scheint variabel zu sein. So finden sich in manchen Typen Tochtergeschwüre auch bereits von sehr kleinen Tumoren. Für eine erfolgreiche Behandlung des Tumors scheint also nicht unbedingt der Zeitpunkt seiner Entdeckung als vielmehr seine Aggressivität ausschlaggebend zu sein. Der Slogan »Früh erkannt – heilbar« geht also mitunter an der biologischen Realität vorbei.

Warum ist Krebs so häufig?

Krebs ist auf dem Weg, Todesursache Nummer eins zu werden. Schon jetzt geht jeder vierte Todesfall in Deutschland auf einen Tumor zurück. Dabei erliegen längst nicht alle Menschen ihrem Geschwür. Denn beileibe nicht jede Zelle, die unreguliert wächst, führt zwangsläufig zu einem metastasierenden Karzinom. Der Prostatakrebs etwa wächst meist so langsam, dass der Betroffene an etwas anderem stirbt, ohne den Tumor jemals bemerkt zu haben. Krebs ist auch keineswegs eine Zivilisationskrankheit: Er ist in Jahrhunderte alten Mumien entdeckt worden, er befällt Südseeinsulaner ebenso wie Japaner und Norweger – und er ist nicht einmal auf den Menschen beschränkt, sondern auch im Tier- und Pflanzenreich verbreitet. Es stellt sich also die Frage: Warum ist Krebs so häufig?

Noch bis vor einigen Jahren standen Wissenschaftler dieser Frage etwas hilflos gegenüber. Sie beobachteten zwar, bei welchen Personengruppen Krebs besonders häufig auftritt, und leiteten daraus Theorien der Krebsentstehung ab: Die einen glaubten, ein starker Reiz, etwa Druck, Hitze oder eine Entzündung, löse Krebs aus, andere machten eine chronische Gewebeneubildung verantwortlich, wieder andere Hormone, erbliche Veranlagungen, Chemikalien, Infektionserreger oder spontane Veränderungen des Erbguts. Doch die zugrunde liegenden Mechanismen konnten sie nicht ergründen. So blieb Krebs Jahrhunderte lang ein Rätsel.

Das hat sich inzwischen geändert. Mit molekularbiologischen Verfahren sind Wissenschaftler seit einigen Jahren dabei, nicht nur das Erbgut (Genom) des Menschen zu entschlüsseln, sie entwirren zunehmend auch die biochemischen Vorgänge in den Zellen. Die neuen Einblicke in die kleinsten Einheiten unseres Organismus lassen den Forschern manchmal den Atem stocken: Denn sie erkennen immer deutlicher, wie in unseren Zellen Tausende von Stoffwechselschritten parallel ablaufen und sich dabei gegenseitig hemmen oder aktivieren.

Die Forscher verstehen auch immer besser, was dabei schief laufen kann – und was schief laufen muss, damit eine Zelle entartet. Die verschiedenen

Theorien der Krebsentstehung von einst sind heute in einer einzigen vereint, die besagt: Krebs ist eine genetische Krankheit. Ursache eines Tumors sind dabei selten von den Eltern ererbte, also in allen Körperzellen vorhandene Gendefekte, sondern fast immer neu erworbene, also spontan auftretende Zellfehler.

Verschiedene Risikofaktoren können die Wahrscheinlichkeit erhöhen, dass sich ein Fehler einschleicht: »Äußere« Faktoren wie etwa Tabakrauch, bestimmte Chemikalien, Asbest, radioaktive Strahlen, Röntgenstrahlen und UV-Licht sowie »innere« Faktoren wie ein hohes Alter und Hormone. Andere innere Faktoren wie Stress, Sorgen und unbewältigte traumatische Erlebnisse scheinen die Entwicklung eines Tumors kaum oder gar nicht zu begünstigen.

Erbgutdefekte können zwei Typen von Genen betreffen: Onkogene und Tumorsuppressorgene. Sie sind es, die letztlich für das Entarten von Zellen und die Bildung von Tumore verantwortlich sind. Onkogene treiben das Wachstum und die Ausbreitung des Tumors vehement voran. Bislang sind knapp über 50 verschiedene Onkogene bekannt. Proto-Onkogene, die Vorstufen zu den eigentlichen Onkogenen, sind in gesunden Zellen an ganz verschiedenen Stellen in die Regulierung der Zellteilung eingebunden. Durch eine Mutation oder einen anderen Gendefekt werden sie »aktiviert«. Tumorsuppressorgene dagegen wirken normalerweise wachstumshemmend. Durch einen Gendefekt werden sie »deaktiviert«: Stellen sie ihre Arbeit ein, fällt ein Wachstumshemmer weg und die Zellteilung entgleist.

Da der menschliche Organismus aus rund 100 000 Milliarden Zellen besteht, jeden Tag 50 bis 70 Milliarden neu entstehen und Defekte im Erbgut einer einzigen Zelle genügen, um sie außer Kontrolle geraten zu lassen, wundern sich Wissenschaftler heute keineswegs über die Häufigkeit von Krebserkrankungen. Für sie stellt sich die Frage eher anders herum: Warum ist Krebs so selten?

Die Antwort der Forscher: Weil eine Zelle etliche Bedingungen erfüllen muss, um ein invasives Karzinom hervorzubringen, und es letztlich extrem unwahrscheinlich ist, dass eine Zelle alle Bedingungen erfüllt.

Bedingungen für das Krebswachstum

Nur Stammzellen können Krebszellen werden
Für den überwiegende Teil der Zellen besteht erst gar keine Gefahr zu entarten. Sie sind am Ende ihrer Entwicklung angekommen und ihr Teilungsprogramm ist unwiderruflich abgeschaltet. Diese ausgereiften Zellen sind die »Arbeitstiere« im Organismus: Muskelzellen kontrahieren sich, rote Blutkörperchen transportieren Sauerstoff, Nervenzellen leiten Impulse weiter und

Hautzellen trotzen Keimen und Schmutz. In jedem Gewebe aber finden sich so genannte Stammzellen. Diese sind nicht mit den embryonalen Stammzellen zu verwechseln, die im Mittelpunkt ethischer Debatten stehen – anders als die embryonalen Alleskönner sind die Gewebestammzellen bereits festgelegt: So können Muskelstammzellen nur neue Muskelzellen, nicht aber neue Blutzellen bilden. Und diese Gewebestammzellen können entarten.

Ruhende Zellen müssen anfangen, sich zu teilen

Der überwiegende Teil der Stammzellen ruht. Ihr Teilungsprogramm ist jedoch nicht endgültig, sondern nur vorübergehend abgeschaltet. Wenn neue Zellen benötigt werden, bekommt ihr Teilungsprogramm den richtigen Impuls und läuft wieder an. Damit eine Zelle entarten kann, muss sie deshalb erst einmal zur falschen Zeit »aufgeweckt« werden. Etliche molekulare Sicherheitssysteme gewährleisten, dass eine Zelle nur zur richtigen Zeit aus der Ruhephase in die Teilungsphase wechselt.

So gibt es am Übergang von der Ruhe- zur Teilungsphase molekulare Kontrollposten, so genannte Checkpoints. Diese Checkpoints kontrollieren zwölf und dann noch einmal zwei Stunden vor dem eigentlichen Teilungsbeginn, ob mit der Zelle alles in Ordnung ist: Hat etwa ein Gendefekt dazu geführt, dass die Zelle die Ruhephase verlassen möchte, fliegt der Schwindel am Checkpoint auf. Die Kontrolle ist enorm wichtig, damit die Zelle sich nicht teilt und so den Gendefekt an Tochterzellen weitergeben kann.

Das Kontrollsystem funktioniert so gut, dass es meist selbst gestört sein muss, damit eine Zelle entarten kann. So betrifft der häufigste Gendefekt in Tumoren ein Molekül, das ein Bestandteil des Checkpoint-Systems ist: p53, von den Molekularbiologen liebevoll »Wächter des Genoms« genannt und von der Wissenschaftszeitschrift *Science* zum Molekül des Jahres ausgerufen. p53 zählt zu den Tumorsuppressorgenen. Normalerweise wird es in einer Zelle permanent produziert und gleich wieder abgebaut. Tritt irgendwo in den Genen der Zelle ein Defekt auf, wird das p53-Protein von Enzymen chemisch so modifiziert, dass es nicht mehr so schnell abgebaut werden kann. Die Folge: Die p53-Konzentration in der Zelle steigt – die zelluläre Alarmsirene beginnt zu heulen und die Zellteilung stoppt. Kann der Defekt durch spezielle Reparaturmechanismen behoben werden, baut sich p53 wieder ab, der Checkpoint gibt grünes Licht und die Teilung geht weiter. Kann der Fehler nicht behoben werden, zieht der Checkpoint die Notbremse und befiehlt der Zelle, sich selbst zu zerstören. So weit der normale Ablauf. Wenn aber p53 selbst mutiert ist, wie in etwa der Hälfte aller Tumore, läuft die Teilung einfach weiter – selbst wenn in der Zelle bereits Onkogene aktiviert sind.

Die Zellen dürfen nicht aufhören, sich zu teilen

Hat eine Zelle einen bestimmten Reifegrad erreicht, wird ihr normalerweise die Lizenz zur unbeschränkten Teilung entzogen: Ein molekularer Apparat namens Telomerase hört auf, an die Enden der Chromosomen in den Zellen so genannte Telomeren anzuhängen. Die Telomeren sind Erbgutschwänze, die aus der immer gleichen Abfolge von sechs Erbgutbausteinen bestehen. Bei jeder Zellteilung wird eine Sequenz abgeknipst. Nach rund 50 Teilungen sind die Telomeren aufgebraucht und das Genom destabilisiert sich. Eine erneute Teilung würde die Zelle nicht überleben. Tumorzellen muss es gelingen, die Uhr in dieser Zeitbombe anzuhalten. Dafür müssen sie den bereits abgeschalteten Telomeraseapparat reaktivieren.

Die Zelle muss sich auch in anderer Hinsicht ihren unreifen, jugendlichen Status erhalten: So darf sie etwa nicht auf Signale eingehen, die ihr nahe legen, endlich reif zu werden. Ein Beispiel hierfür sind die Wachstumsfaktoren, die im Organismus Zellen zur Teilung anregen. Ihre Produktion versiegt, sobald eine Zelle sich nicht mehr teilen soll. Tumorzellen können sich von Wachstumsfaktoren unabhängig machen: Sie produzieren sie selbst oder sie erhöhen die Zahl der Rezeptoren für Wachstumsfaktoren auf ihrer Zelloberfläche, sodass auch die üblicherweise geringe Konzentration der Teilungsstimulantien schon ausreicht, sie anzuregen.

Die Zellen dürfen nicht sterben

Wachstum und Tod hängen unmittelbar zusammen: Ohne den gezielten Tod von Zellen wäre der Organismus nicht lebensfähig, weil er binnen kurzem am Ballast unbrauchbarer Zellen ersticken würde. Auch im Teilungsprozess ist der zelluläre Selbstmord, fachlich Apoptose genannt, eine feste Größe: Hat etwa ein Checkpoint einen Defekt ausgemacht, der sich nicht reparieren lässt, aktiviert er in der Zelle ein Arsenal von so genannten Kaspasen, die als molekulare Abrissbirnen alles kurz und klein hauen.

Auch von außen können spezielle Faktoren der Zelle befehlen, sich zu vernichten. Substanzen aus der Familie der Tumor-Nekrose-Faktoren etwa benachrichtigen ausgewanderte Tumorzellen, dass sie ganz und gar fehl am Platz sind und sich selbst beseitigen sollen. Die Nachricht wird dabei über so genannte Todesrezeptoren auf der Zelloberfläche zugestellt.

Einem Tumor muss es also gelingen, diesen Mechanismen zu entkommen. Tatsächlich können bestimmte Onkogene das Selbstmordprogramm deaktivieren, Todesrezeptoren abbauen oder die Verbindung zu ihnen kappen. Immerhin sind Krebsgeschwüre nicht gänzlich frei von Apoptose: In fast allen Tumoren laufen nach wie vor die Selbstzerstörungskaskaden ab, nur dass sie im Vergleich zu den Teilungsaktivitäten gewaltig ins Hintertreffen geraten und netto der Tumor an Größe zunimmt.

Ein Tumor muss sich selbst versorgen können

Bis vor einigen Jahren stritten Wissenschaftler noch darüber, ob die normale Blutversorgung ausreicht, um einen Tumor am Leben zu erhalten. Mittlerweile steht fest: Gelingt es dem wuchernden Gewebe nicht, bereits zu einem frühen Zeitpunkt die Gefäßneubildung (Angiogenese) anzustoßen und sich so mit eigenen, leistungsfähigen Blutgefäßen an den Körperkreislauf anzuschließen, hat es keine Chance, sich zu entwickeln. Denn gerade Tumorgewebe ist mit seinem hohen Stoffumsatz besonders auf die Versorgung mit Sauerstoff und Nährstoffen sowie auf den Abtransport von Kohlendioxid und Abfallstoffen angewiesen.

Eine knifflige Aufgabe: Das Endothelgewebe, das die Adern auskleidet, gehört zu den teilungsunwilligsten Geweben des Organismus. Etliche hemmende Faktoren sorgen dafür, dass sich die Zellen nur etwa in Jahresabstand teilen. Für Kardiologen ist diese Trägheit ein Alptraum: Bis ein verstopftes Blutgefäß am Herzen durch neue Adern entlastet wird, ist der Patient längst am Herzinfarkt gestorben. Deshalb helfen sie dem Organismus mit künstlich gelegten Bypässen aus. Nur an Schnittwunden und ähnlichen Verletzungen können Endothelzellen sich wie andere Zellen auch in Abständen von wenigen Tage teilen.

Ein Tumorgewebe muss jedoch nicht nur die Wirkung der wachstumshemmenden Faktoren unterdrücken. Es muss das Endothel bestehender Blutgefäße dazu bringen, an der richtigen Stelle Abzweigungen zu bilden, um so die Membran zu durchbrechen, die die Blutgefäße von anderen Geweben abgrenzt. Das Endothel muss funktionsfähige Röhren bilden, die sprießenden Zweige müssen in das Tumorgewebe eindringen können und sie müssen schließlich wieder Kontakt zum Kreislauf bekommen, um in neuen Schleifen einen kontinuierlichen Blutfluss zu gewährleisten.

Tumorzellen müssen in andere Gewebe eindringen

Ein lokal begrenzter Tumor ist meist alleine durch Herausschneiden heilbar. Damit ein Krebsgeschwür lebensbedrohlich wird, muss es in der Regel invasiv werden: Es sondert Zellen ab, die Zellen durchdringen das umgebende Gewebe, gelangen schließlich in Blut- oder Lymphgefäße, wo sie an entfernte Stellen des Körpers gespült werden. Dafür müssen die Tumorzellen mehrere Schranken überwinden: Sie müssen die natürliche Kontakthemmung aufgeben, die Zellen normalerweise davon abhält, andere zu überwuchern, sie müssen lernen, frei im Raum, also ohne eine Membran, die sie leitet, zu wachsen, und sie müssen so genannte lytische Enzyme produzieren, die sich wie ein Schneidbrenner durch zelluläre Barrieren fressen.

Die Fähigkeit zur Invasion besitzt der Tumor meist nicht von Beginn an, sondern erwirbt sie erst im Laufe seiner Entwicklung – oft allerdings bereits zu einem Zeitpunkt, an dem der Tumor auch von Früherkennungsprogrammen noch nicht entdeckt wird. So hat ein Drittel der Brusttumore zum Zeitpunkt der Diagnose klinisch erkennbare Tochtergeschwülste gebildet. Bei einem weiteren Drittel sind sie bereits vorhanden, aber noch nicht erkennbar. So kommt es selbst beim Entfernen von Tumoren unter einem Zentimeter Größe in jedem vierten Fall zu einem Wiederaufflammen der Krankheit, was auf Metastasen hindeutet, die bereits zum Zeitpunkt der Operation vorhanden waren. Manche Tumore geben sogar schon als mikroskopisch kleine Herde Tochterzellen ab.

Andererseits muss selbst ein invasives Karzinom nicht unbedingt zu Metastasen führen. Denn von den Millionen täglich in die Blutbahn abgegebenen Tumorzellen gelingt es nur einem winzigen Bruchteil, sich in fremder Umgebung festzusetzen, eine eigene Blutversorgung zu etablieren und sich gegen die Widerstände der Gewebe vor Ort auszubreiten.

Um alle Bedingungen erfüllen zu können, muss ein Tumor im Schnitt sechs bis sieben Mutationen durchlaufen. Manche müssen sogar in einer bestimmten Reihenfolge geschehen, was es dem Tumor noch schwerer macht. Andererseits stehen ihm oft mehrere Möglichkeiten zur Verfügung, Kontrollmechanismen zu umgehen. Das zeigt sich etwa daran, dass p53 in der Hälfte aller Tumore noch intakt ist.

Neueste Forschungen haben gezeigt, dass es vermutlich auch einfacher geht: Wissenschaftler des Cold Spring Harbor Laboratory in Massachusetts schleusten nur drei Tumorgene in Zellkulturen aus intaktem menschlichen Brustgewebe ein. Die Zellen begannen daraufhin nicht nur unkontrolliert zu wuchern, sie bildeten auch aggressive Tumore, wenn sie Mäusen injiziert wurden. Die Forscher fanden in den künstlich veränderten Zellen auch weitere aktive Onkogene, die sie gar nicht eingeführt hatten. Offensichtlich können einzelne Ereignisse, so die Folgerung der Wissenschaftler, wie in einem Schneeballsystem andere anstoßen oder begünstigen. Vielleicht reichen unter Umständen sogar schon zwei auslösende Ereignisse aus, wie Forscher der University of California in San Francisco in Experimenten mit Mäusen zeigten: Sind ein Onkogen (c-Myc) und ein weiteres Gen (Bcl-xL) mutiert, können sich zumindest in Mäusen voll ausgebildete Tumore entwickeln.

Auch wenn über die Frage der notwendigen Mutationen noch Unklarheit herrscht: Fest steht mittlerweile, dass jeder Tumor ein ganz spezielles und zudem sehr variables Gebilde ist. Das heißt: Wird einer der Tumor-Stoffwechselwege von einem Medikament blockiert, kann der Krebs dennoch weiterleben, wenn es einer Zelle aus dem Tumorverband gelingt, auf einen alternativen Stoffwechselweg auszuweichen und zur Keimzelle eines neuen Tumors zu werden.

Alterskrankheit Krebs

Krieg ohne Sieger

Richard Nixon brauchte dringend einen griffigen Slogan. Schließlich musste der US-Präsident seine Landsleute von einem riskanten Vorhaben überzeugen, das sie mehr Steuergelder kosten sollte als das Projekt »Mondlandung«: Nixon wollte jedes Jahr über 330 Millionen Dollar für die Erforschung des Krebses ausgeben. Der Schlachtruf »Krieg dem Krebs«, mit dem der Politiker 1971 seine Nation dann hinter sich brachte, entpuppte sich allerdings als folgenschwerer Fehlgriff.

Denn über 30 Jahre später sorgt die Bilanz gegen den zweitgrößten Killer nach den Herz-Kreislauf-Krankheiten für Ernüchterung. Gewonnen hat die Medizin den von Nixon ausgerufenen Krieg sicher nicht: So war 1960 nach den Zahlen des Statistischen Bundesamtes in Wiesbaden bei 17 von 100 Verstorbenen Krebs die Todesursache; 40 von 100 waren an Herz-Kreislauf-Krankheiten gestorben. Seitdem ist durch Investitionen in die Forschung das Wissen explodiert, viele medizinische Verbesserungen, neue wirksame Medikamente, Präventionskampagnen und Früherkennungsprogramme wurden eingeführt. Dennoch sind im Jahr 2000 nicht weniger, sondern deutlich mehr Menschen an Krebs gestorben, nämlich 25 von 100. Und auch der Anteil der Herz-Kreislauf-Toten ist auf 47 von 100 gestiegen.

Es gehört zu den besonderen Eigenschaften dieser beiden großen Krankheiten, die jede Dutzende von Varianten umfassen, dass die Idee, sie »besiegen« zu können, von vorneherein zum Scheitern verurteilt ist. Dass die Krebstoten paradoxerweise trotz der Fortschritte der Medizin zunehmen, ist eine Facette der verwickelten Mathematik der Vorbeugung, in deren Fallstricken sich auch Ärzte gerne verheddern. Immer wieder werden Zahlen, Studien und Kampagnen zu den Haupttodesursachen Krebs und Herz-Kreislauf-Erkrankungen so präsentiert, als ließen sich diese Krankheiten dauerhaft verhindern oder ausrotten.

Doch das ist ein schöner Selbstbetrug. Ein nüchterner Blick auf die weltweite Todesursachenstatistik zeigt vielmehr, dass überall da, wo die Lebenserwartung der Menschen hoch ist, auch unweigerlich Herz-Kreislauf-Krankheiten und Krebs die Liste der Todesursachen anführen. Was die Industrieländer voneinander unterscheidet, ist weniger, woran die Menschen sterben, sondern in welchem Alter sie es tun.

Aufschwung einer Todesursache

Vor 150 Jahren spielte Krebs in Deutschland als Todesursache nur eine untergeordnete Rolle. Infektionskrankheiten wie Lungenentzündung, Tuberkulose und Durchfallerkrankungen standen auf den ersten Plätzen. Doch im Laufe des 19. Jahrhunderts führten eine Vielzahl von sozialen Verbesserungen, Hygienemaßnahmen und Impfungen dazu, dass die tödlichen Infektionskrankheiten zurückgedrängt wurden; in den 40er Jahren des 20. Jahrhunderts haben dann Antibiotika zusätzlich die Heilungschancen für die verbessert, die sich noch infizierten.

Dieser soziale und medizinische Erfolg hatte tatsächlich zur Folge, dass einige der seit Jahrtausenden dominierenden Todesursachen praktisch ausgerottet wurden. Die Folge war, dass die durchschnittliche Lebenserwartung, die 1900 für ein einjähriges Kind bei etwa 46 Jahren lag, bis 1950 um mehr als 20 Jahre angestiegen ist. Heute liegt die Lebenserwartung für Männer bei fast 75, für Frauen bei fast 81 Jahren – mit weiter steigender Tendenz.

Diese Zunahme an Lebenserwartung ist es aber, die den heute im Vordergrund stehenden Todesursachen das gibt, was sie alle als Treibstoff benötigen: Zeit. Auch vor 1900 gab es Menschen, die 80 Jahre und älter wurden, und diese Alten sind zu allen Zeiten auch an Krebs und Herzinfarkten gestorben. Krebs ist also keine moderne Erfindung, sondern heute vor allem deshalb so häufig, weil die Zahl der Menschen zugenommen hat, die alt genug werden, um diese Krankheit bekommen zu können.

Das Problem mit Krebs ist, dass vermutlich in den meisten Über-60-Jährigen langsam ein oder mehrere stumme Tumore heranwachsen, von denen sie nichts wissen und auch nichts wissen müssen. Denn für viele Betroffene werden diese verborgenen Krebse nie zu einem Problem, weil sie etwa an Herz-Kreislauf-Krankheiten sterben, noch bevor der Tumor sich bemerkbar macht.

Ein Beispiel ist das Prostatakarzinom. Autopsie-Studien zeigen, dass die Hälfte der Männer über 80 bereits einen kleinen Tumor in ihrer Vorsteherdrüse trägt, der meistens harmlos bleibt. Doch je älter Männer werden, desto weiter rückt der Prostatakrebs in der Todesursachenstatistik nach vorne: Von den 50- bis 60-jährigen Todesopfern war 2000 etwa einer von 100 an einem Prostatakrebs gestorben, der Tumor lag auf Platz 20 der Todesursachenstatistik. Bei den über-80-jährigen Toten waren es fünf von 100, der Tumor war auf Platz vier vorgerückt.

Die meisten Menschen wünschen sich ein langes Leben und dann einen schnellen, schmerzlosen Tod. Die gute Nachricht der Altersentwicklung ist deshalb, dass die Chancen, 75 oder 80 Jahre alt zu werden, nie besser waren. Gleichzeitig bleiben die Menschen heute länger gesund. Doch die schlechte Nachricht ist, dass der Tod aller Wahrscheinlichkeit nach nicht schnell kommt, sondern am Ende einer längeren, chronischen Krankheit steht. Nach Abschätzungen der Weltgesundheitsorganisation muss ein Erwachsener in den Industrieländern im Durchschnitt im Alter sieben bis acht Jahre mit deutlichen Behinderungen leben. Herzschwäche, Schlaganfall, Krebs oder Alzheimer stehen ganz oben auf der Liste. Hinzu kommen Gelenkverschleiß und Knochenschwund, die im Alter Ursachen von Behinderungen sind.

Einige Experten hoffen, dass es mit der steigenden Lebenserwartung zu einer »Kompression der Morbidität« kommt. Diese Hypothese geht davon aus, dass jeder Mensch eine maximale Lebensspanne hat. Je näher Vorbeugung und Vorsorge einen Menschen gesund an sein Maximalalter heranbringen, desto weniger Zeit bleibt für Krankheiten und Einschränkungen. Doch auch dann werden bei drei von vier Toten Krebs oder Herzkrankheiten auf dem Totenschein stehen. Bislang ist die Kompression der Krankheiten ohnehin nur eine tröstliche, aber noch unbewiesene Theorie.

Das Dilemma von Vorbeugung und Früherkennung

Die Tatsache, dass Krebs mit zunehmendem Alter immer häufiger auftritt, bedeutet für Vorbeugung und auch Früherkennung ein Dilemma. Gesünderes Verhalten ist der Grund, dass sich seit Jahren Herz-Kreislauf-Krankheiten langsam ins höhere Alter zurückziehen. Die Kehrseite der Medaille ist, dass mehr Leute »ihren« Krebs noch erleben. Die Folge ist ein langsamer Austausch der Todesursachen. Epidemiologen gehen davon aus, dass bei ungebremstem Trend Krebs insgesamt bis 2015 die Herzkrankheiten als wichtigste Todesursache abgelöst haben wird. Dem widersprechen jedoch Hochrechnungen der Weltgesundheitsorganisation WHO, die in den Industrieländern auch im Jahr 2020 die Gefäßkrankheiten noch an der Spitze der Todesursachenstatistik sehen.

Doch auch diejenigen, die dank der Früherkennung beispielsweise nicht an Brust- oder Darmkrebs sterben, werden nicht unsterblich. Und weil sie älter werden, bekommen andere Krebsarten, Herzkrankheiten und Demenz mehr Zeit. Wegen dieser gegenseitigen Abhängigkeit der Todesursachen weckt es falsche Hoffnungen, wenn man die Wichtigkeit der Früherkennung mit der Häufigkeit einer Todesursache begründet, aber nicht dazu sagt, woran diejenigen sterben, die von Früherkennung profitieren. Die ehrliche Antwort ist, dass sie an demselben Spektrum der Haupttodesursachen sterben, aber wenn die Methoden und die Ärzte gute Arbeit geleistet haben, werden sie das Jahre später tun. Vorsorge hat vor allem die Aufgabe, die Zahl derjenigen zu verringern, die vorzeitig sterben. Sie verspricht einen späteren, aber nicht unbedingt ein angenehmeren Tod. Krebs wird auf absehbare Zeit eine der normalen Todesursachen bleiben. Früherkennung ist nur der aufwendige Versuch, den Zeitpunkt des Todes hinauszuschieben. Nicht mehr, aber auch nicht weniger.

Früherkennung – Theorie und Praxis

Vom Konzept zum Mythos

Die deutschen Krebsexperten sind nicht zufrieden mit ihren Landsleuten. Wenn sich der derzeitige Trend fortsetzt, so glauben einige Experten, dann könnte Krebs etwa im Jahr 2015 die Herz-Kreislauf-Krankheiten als wichtigste Todesursache abgelöst haben. Diese Drohung müsse doch den Deutschen klar machen, was gegen Krebs zu tun sei, glaubt Klaus Höffken, seit 2002 Präsident der Deutschen Krebsgesellschaft: Vorbeugung und Früherkennung von Krebs haben ein immenses Potenzial, verspricht er: »Nicht der Mediziner, sondern der Gesunde hat die Schlüsselrolle bei der Krebsbekämpfung. Es liegt letztlich an ihm und seinem Verhalten, ob Krebs zur Todesursache Nummer eins in Deutschland avanciert oder nicht.«

Und damit den Gesunden das auch klar wird, kündigte die Deutsche Krebshilfe im Sommer 2002 an, dass ihre Organisation »in den nächsten zwölf Monaten die Weichen für ein umfassendes Konzept zur Verbesserung der Krebs-Früherkennung und -Vorsorge stellen werde«. Es müsse eine »konzertierte Aktion aller Beteiligten« geben: »Patienten, Angehörige, Ärzte, Wissenschaftler und Journalisten müssen in einen konstruktiven Dialog eingebunden werden mit dem Ziel, der Botschaft ›Früh erkannt – heilbar‹ endlich Durchschlagkraft zu verleihen«, sagt Dagmar Schipanski, die Präsidentin der Krebshilfe.

Die Deutschen sind also in die Pflicht genommen – wieder einmal. Seit mehr als hundert Jahren, so lange wie in keinem anderen Land der Erde, versuchen öffentliche Krebskampagnen uns zur Vernunft zu bringen. Und je mehr Deutsche an Krebs sterben, desto stärker wird der Glaube an den Mythos, der sich um Früherkennung rankt: Die Untersuchungen gelten als harmlos und treffsicher, vielleicht ein wenig lästig. Dass Früherkennung in Wahrheit für einige Teilnehmer unvermeidbare Schäden mit sich bringt, oft schlecht erprobt ist und schlampig umgesetzt wird, gehört zu den Wahrheiten, die auch im Zeitalter des informierten Patienten immer noch gerne verschwiegen werden. Der Grund ist simpel: Dahinter steckt die Furcht, eine ehrliche Aufklärung über die Bilanz der Früherkennung werde die Teilnahmebereitschaft eher verringern.

Früherkennung ist ein schlagendes Beispiel dafür, welche Kraft von einer Idee ausgehen kann. Der Mythos beruht auf einem kleinen Satz, der auf den ersten Blick so einfach und so überzeugend klingt, dass er längst zu einer allgemeinen Weisheit geworden ist: »Früh erkannt ist Krebs heilbar.« Das muss doch einfach wahr sein: Krebs wächst. Also muss auch ein großer und unheilbarer Tumor irgendwann einmal so klein gewesen sein, dass er noch ungefährlich war. Warum diese Behauptung manchmal richtig, im Alltag aber oft nutzlos und oft sogar ein Irrtum ist, wird später in diesem Kapitel erläutert.

Der öffentliche Kampf gegen Krebs hat seine Wurzeln in den Veränderungen der Lebensbedingungen in der zweiten Hälfte des 19. Jahrhunderts. Zu dieser Zeit war die Medizin gerade dabei, durch Hygiene und Impfungen die Infektionskrankheiten zurückzudrängen, die Industrialisierung förderte den Wohlstand. Die Folge war, dass die Lebenserwartung stieg. Und mit der zunehmenden Zahl alter Menschen wurde auch Krebs häufiger. Damals begann man die Krankheit als Gesundheitsproblem wahrzunehmen, etwa jeder zehnte Todesfall ging auf Kosten eines bösartigen Tumors – heute ist es jeder vierte.

Gleichzeitig wandelte sich auch das Selbstverständnis der Mediziner. Ärzte haben sich etwa bis Mitte des 19. Jahrhunderts nur für den einzelnen Patienten verantwortlich gefühlt. Doch der sich abzeichnende Sieg über die Infektionen, bei dem deutsche Ärzte wie Robert Koch eine entscheidende Rolle spielten, hatte die Profession deutlich selbstbewusster werden lassen – und einflussreicher. Mit der Einführung des öffentlichen Seuchenschutzes waren Ärzte auch zu Gesundheitspolizisten geworden, die die Bevölkerung vor Epidemien schützen sollten. Und diese neue Aufgabe umfasste nun auch den Krebs: Die Krankheit war nicht mehr nur die persönliche Sache des Betroffenen, sondern wurde zur Angelegenheit der Gesellschaft. 1928 wurde Krebs sogar zum Staatsfeind Nummer eins erklärt – eine Rolle, die er bis heute nicht losgeworden ist.

Doch der politischen Aufwertung der Todesursache Krebs stand kein vergleichbarer medizinischer Fortschritt gegenüber. Heilen konnten die Ärzte einen bösartigen Tumor damals kaum, Operationen und später Bestrahlungen waren die einzige Chance. Oft kamen die Patienten aber mit extrem großen Geschwüren zum Arzt, die sie schon seit Jahren bemerkt, aber nicht ernst genommen hatten. Vor diesem Hintergrund war die Botschaft, Krebs nicht zu ignorieren, sondern bei einem Verdacht schnell zum Arzt zu gehen, eine wichtige Information. »Frühzeitig erkannt ist Krebs heilbar« war anfangs vor allem eine Aufforderung an diejenigen, die bereits ein tastbares oder sichtbares Geschwür hatten. Wer einen Verdacht auf Krebs hatte, sollte keine Zeit verlieren und zum Arzt gehen – ein Rat, der heute ebenso gilt wie vor 100 Jahren.

Doch unmerklich veränderte die Botschaft über die folgenden Jahrzehnte ihre Bedeutung. Je deutlicher wurde, dass die Medizin den Aufstieg der Todesursache Krebs nicht würde aufhalten können, desto mehr zielten die ursprünglich an Kranke gerichteten Aufforderungen auch auf Gesunde: Auch wer keinerlei Hinweise auf Krebs spürte, sollte beginnen, danach zu suchen – um so vielleicht kleinere Tumore zu finden und mehr Zeit zu gewinnen.

Zwischen Aufklärung und Disziplinierung

Die Krebs-Früherkennung entfaltete sich zwischen zwei Polen: Sie war zum einen ein Angebot an den Einzelnen, etwas für seine Gesundheit zu tun. Zum anderen war sie aber immer auch eine Pflicht des Bürgers gegenüber dem Staat. Der Tonfall der Aufforderungen zur Krebs-Früherkennung schwankte dementsprechend zwischen einem Appell an die Vernunft einerseits und dem mit handfesten Drohungen verbundenen Versuch der Disziplinierung andererseits. Welche dieser beiden Tonlagen die Oberhand gewann, war während der letzten 100 Jahre auch immer abhängig vom Menschenbild der Zeit – und der Politik.

Kein Wunder ist es deshalb, dass Krebs-Früherkennung während der Diktatur der Nationalsozialisten zur Pflicht wurde. Die Parole »Kampf dem Krebs« passte perfekt in die Nazi-Ideologie der Rassenhygiene. Die ganze Breite der Propaganda-Maschinerie sollte die Deutschen zur Vorsorge motivieren: Zwischen 1933 und 1944 drängten Radiosendungen, Propagandafilme, Plakate und Zeitungsanzeigen vor allem Frauen dazu, jährlich oder sogar halbjährlich zur Früherkennung zu gehen. Bereits in den 30er Jahren, also 30 Jahre bevor in den USA mit vergleichbaren Kampagnen begonnen wurde, gab es in Deutschland bereits ein Programm zur Brustkrebs-Früherkennung in großem Maßstab.

Gleichzeitig bekamen Männer den Rat, ihren Dickdarm so häufig untersuchen zu lassen, »wie ihr Auto«. Besonders kreativ war der Frauenarzt Georg Winter: Er schlug bereits 1942 die Einführung von Krebs-Monaten vor, in denen Frauen besonders intensiv zur Früherkennung gedrängt werden sollten. Frauen, die die Teilnahme verweigern würden, sollten im Falle einer Erkrankung die Hälfte ihrer Behandlungskosten selbst zahlen.

Nach dem Krieg änderten sich Ton und Motivation der Früherkennungskampagnen, aber die zentrale Botschaft blieb: Bis in die 60er Jahre gab es immer wieder Kampagnen, die Männer und Frauen mit der Losung »Rechtzeitig erkannt – heilbar« zu Selbstbeobachtung und frühzeitigem Arztbesuch aufforderten, schildert Susanne Roeßiger, die am Deutschen Hygiene-Museum in Dresden eine Bestandsaufnahme der deutschen Krebskampagnen des vergangenen Jahrhunderts erstellt hat. Und die Deutschen waren auch die Ersten, die Krebs-Früherkennung zum Grundelement ihres Gesundheitswesens machten: 1971 schufen Ärzte und Krankenkassen die gesetzlichen Früherkennungsprogramme, die jedem, der alt genug war, die kostenlose Suche nach Krebs anboten.

Doch so richtig ernst genommen wurde das Programm nie. Während jedes Medikament erprobt werden muss, bevor es auf den Markt kommt, hat sich um die Wirksamkeit des deutschen Früherkennungsprogramms niemand ernsthaft gekümmert. Es gibt keine Bestandsaufnahme; niemand weiß, wie viele Tumore entdeckt und wie viele Patienten geheilt wurden. »Es ist unbekannt, ob die Früherkennung wirksam, sicher und wirtschaftlich ist«, kritisierte Dieter Hölzel vom Tumorregister München. Da verwundert es nicht, dass trotz der Ausdauer, mit der die Deutschen seit einem Jahrhundert immer wieder zur Früherkennung aufgefordert werden, sie nicht besonders überzeugt sind: Die meisten ignorieren das Angebot.

Im Reich der Zahlen

Dass Früherkennung nicht den Einzelnen im Blick hat, zeigt sich am deutlichsten am Umgang mit Zahlen und Statistiken. Deren Auswahl und Präsentation sind eine wichtige Quelle, die den Mythos Früherkennung speist. Dabei sind eigentlich nur drei Zahlen nötig, wenn man dem Einzelnen die Möglichkeit geben will abzuschätzen, ob Früherkennung für ihn sinnvoll ist.

Wichtig ist, sich über die Ziele der Krebsvorsorge ganz klar zu sein: Die entscheidende Absicht ist, die Zahl derjenigen, die vorzeitig an einer bestimmten Krebsart sterben, zu verringern. Das soll Früherkennung auf zwei Arten erreichen. Sie soll Krebs aufspüren, solange er noch heilbar ist. In diesen Fällen vermeidet Früherkennung Krebs also nicht, sondern verändert den Verlauf. Doch einige Krebsarten wie Darm-, Haut- und Gebärmutterhalskrebs entwickeln sich oft aus noch gutartigen Vorstufen. Wenn Früherkennung auch diese Vorstufen erkennt und diese dann durch eine Operation entfernt werden, kann sie dazu führen, dass einige Tumore gar nicht erst entstehen können: Das wäre dann in der Tat Vorsorge, denn dann besteht die Hoffnung, dass auch die Anzahl der Erkrankungen zurückgeht. Auch diese Wirkung sollte sich an einer Verringerung der Zahl der Todesopfer ablesen lassen.

Um beurteilen zu können, ob sich Früherkennung gegen eine bestimmte Krebsart lohnt, braucht man also erstens eine zutreffende Einschätzung des eigenen Risikos, in absehbarer Zeit an genau diesem Krebs zu sterben. Zweitens sollte man wissen, wie deutlich Früherkennung dieses Risiko verringern kann. Und drittens benötigt man Informationen darüber, ob und welche Schäden eventuell durch die Teilnahme an Krebs-Früherkennung in Kauf zu nehmen sind.

Doch die Realität ist: Kaum ein Patient erfährt diese Fakten, wenn der Arzt ihm die Teilnahme an der Früherkennung empfiehlt. Wenn überhaupt Zahlen genannt werden, wird die Bedeutung der Früherkennung meist durch zwei Angaben eher verschleiert als erläutert. Die erste Information ist die Gesamtzahl der Krebstoten, die so genannte »Todesursachenstatistik«. Klaus Höffken versucht beispielsweise die Deutschen mit dem Alarmruf »Krebs ist auf dem Weg zur Todesursache Nummer eins« zur Früherkennung und Vorbeugung zu motivieren. Und auch bei der Diskussion um Brustkrebs- oder

Prostatakrebsvorsorge gehört die Behauptung zum Standardrepertoire, dass jedes Jahr Zehntausende von Frauen und Männern an dem Tumor sterben.

So suggeriert beispielsweise die Tatsache, dass pro Jahr etwa 18 000 Frauen an Brustkrebs sterben und es insgesamt 210 000 Krebstote gibt, eine immense Bedrohung. Da wirkt es tröstlich, wenn im nächsten Satz versprochen wird, dass Früherkennung die Zahl der Todesopfer an einer Krebsart »um 30 Prozent reduzieren« kann.

Doch diese Art der Zahlenverwendung erklärt dem Einzelnen nicht sein spezifisches Risiko, sondern vernebelt es. Diese Zahlen spiegeln lediglich die staatliche Ebene wider, auf der es etwa darum geht, für welchen Tumor man Forschungsgelder ausgeben soll oder wie viele Ärzte man braucht. In Früherkennungskampagnen und Werbematerialien der Pharmaindustrie werden diese Zahlen aber immer wieder dazu benutzt, bei den Menschen ein übersteigertes Gefühl der akuten Bedrohung zu erzeugen, um durch diese Sorge dann die Bereitschaft zur Früherkennung zu steigern.

Bislang hat keine einzige Früherkennungskampagne versucht, den Leuten vorzurechnen, wie groß das Risiko eines Einzelnen ist, in den nächsten Jahren zu diesen 210 000 Krebstoten zu gehören. Dass Krebsspezialisten solche Abschätzungen lieber beiseite lassen, hat einen simplen Grund: Bei dieser Sichtweise wäre die Gefahr, etwa in den nächsten zehn Jahren an Krebs zu sterben, gar nicht mehr so beeindruckend groß.

Das scheinbare Paradox, dass in Deutschland sehr viele Leute an Krebs sterben, das Risiko aus Sicht des Einzelnen aber eher klein ist, ist das zentrale Dilemma der Krebs-Früherkennung. Der Grund ist einfach: Die 210 000 Krebstoten entstammen einer Bevölkerung von über 82 Millionen Deutschen – mit anderen Worten: 399 von 400 Deutschen sterben im Laufe eines Jahres nicht an Krebs.

Noch kleiner stellt sich das Risiko dar, an einer ganz bestimmten Krebsart zu sterben. So müssen von 1000 gesunden 50-jährigen Frauen etwa fünf damit rechnen, in den nächsten zehn Jahren an Brustkrebs zu sterben, zwei an Darmkrebs und zwei an Lungenkrebs (siehe Tabelle 1, Seite 37). Nimmt man alle Todesursachen zusammen, werden von 1000 50-jährigen Nichtraucherinnen im nächsten Jahrzehnt zwischen 40 und 50 Frauen sterben, bei den Raucherinnen werden es 80 sein (siehe Tabelle 2, Seite 37).

Auch für 50-jährige Männer ist der Tod durch Krebs in naher Zukunft kein allzu wahrscheinliches Ereignis. Von 1000 50-Jährigen müssen beispielsweise zwei damit rechnen, in den nächsten zehn Jahren an Darmkrebs zu sterben (siehe Tabelle 3, Seite 38). Fasst man alle Todesfälle bei 50-jährigen Männern zusammen, dann werden von 1000 Nichtrauchern insgesamt 62 die nächsten zehn Jahre nicht überleben, von 1000 Rauchern wird es 142 treffen (siehe Tabelle 4, Seite 38).

Sterberisiko für Frauen, die nie geraucht haben

Alter	20	25	30	35	40	45	50	55	60	65	70	75	80	85	90
Brustkrebs	–	–	1	1	2	4	5	6	7	9	10	11	12	12	10
Gebärmutter-halskrebs	–	–	–	–	–	1	1	1	1	1	1	1	1	1	1
Darmkrebs	–	–	–	–	1	1	2	3	4	6	8	11	14	15	14
Lungenkrebs	–	–	–	–	–	1	2	3	5	7	10	11	11	8	5
Infarkte	–	–	–	–	2	3	6	9	18	40	71	126	215	307	368
Lungen-entzündung	–	–	–	–	–	–	1	1	2	4	7	15	30	48	64
Unfälle	2	1	2	2	2	2	2	2	2	3	5	7	11	14	15
Alle Ursachen	4	5	7	11	17	26	42	66	105	158	247	381	581	771	879

Die Tabelle gibt an, wie viele von 1000 Frauen, die niemals geraucht haben, in den nächsten zehn Jahren an einer der aufgeführten Krankheiten sterben werden (– bedeutet weniger als eins).

Tabelle 1   Quelle: Woloshin et al.

Sterberisiko für Frauen, die rauchen

Alter	20	25	30	35	40	45	50	55	60	65	70	75	80	85	90
Brustkrebs	–	–	1	1	2	4	5	6	7	9	10	11	12	12	10
Gebärmutter-halskrebs	–	–	–	–	–	1	1	1	1	1	1	1	1	1	1
Darmkrebs	–	–	–	–	1	1	2	3	4	6	8	11	14	15	14
Lungenkrebs	–	–	1	2	4	10	21	36	65	85	124	137	136	103	64
Infarkte	–	–	2	2	5	10	19	33	61	66	118	211	360	512	616
Lungen-entzündung	–	–	–	–	1	1	1	2	4	8	16	33	66	105	140
Unfälle	2	1	2	2	2	2	2	2	2	3	5	7	11	14	15
Alle Ursachen	8	10	14	22	32	50	80	125	199	301	470	725	>950	>950	>950

Die Tabelle gibt an, wie viele von 1000 Frauen, die bereits 100 Zigaretten in ihrem Leben geraucht haben und die noch rauchen, in den nächsten zehn Jahren an einer der aufgeführten Krankheiten sterben werden (– bedeutet weniger als eins).

Tabelle 2   Quelle: Woloshin et al.

Sterberisiko für Männer, die nie geraucht haben

Alter	20	25	30	35	40	45	50	55	60	65	70	75	80	85	90
Prostatakrebs	–	–	–	–	–	–	1	2	4	8	14	23	32	37	36
Darmkrebs	–	–	–	–	1	1	2	4	6	9	11	14	16	16	14
Lungenkrebs	–	–	–	–	–	1	2	3	5	7	12	15	13	10	6
Herzinfarkt	–	–	1	2	4	7	12	20	32	61	93	142	196	241	223
Gehirninfarkt	–	–	–	–	1	1	2	4	6	12	21	36	53	67	73
Lungen-entzündung	–	–	–	–	–	1	1	2	3	6	11	22	38	56	74
Unfälle	5	5	4	5	5	5	4	4	5	6	7	11	15	19	21
Alle Ursachen	10	11	13	18	27	39	62	93	146	221	336	494	652	770	828

Die Tabelle gibt an, wie viele von 1000 Männern, die niemals geraucht haben, in den nächsten zehn Jahren an einer der aufgeführten Krankheiten sterben werden (– bedeutet weniger als eins).

Tabelle 3   Quelle: Woloshin et al.

Sterberisiko für Männer, die rauchen

Alter	20	25	30	35	40	45	50	55	60	65	70	75	80	85	90
Prostatakrebs	–	–	–	–	–	–	1	2	4	8	14	23	32	37	36
Darmkrebs	–	–	–	–	1	1	2	4	6	9	11	14	16	16	14
Lungenkrebs	–	–	1	2	6	13	33	55	98	152	249	330	275	211	133
Herzinfarkt	–	1	2	4	9	17	32	51	84	91	140	213	295	361	335
Gehirninfarkt	–	–	1	1	2	3	5	8	14	18	31	54	80	100	109
Lungen-entzündung	–	–	–	1	1	1	2	3	6	11	23	44	76	113	147
Unfälle	5	5	4	5	5	5	4	4	5	6	7	11	15	19	21
Alle Ursachen	23	26	30	43	64	91	145	217	341	516	786	>950	>950	>950	>950

Die Tabelle gibt an, wie viele von 1000 Männern, die bereits 100 Zigaretten in ihrem Leben geraucht haben und die noch rauchen, in den nächsten zehn Jahren an einer der aufgeführten Krankheiten sterben werden (– bedeutet weniger als eins).

Tabelle 4   Quelle: Woloshin et al.

Die Erkenntnis, dass beispielsweise von 1000 50-jährigen Frauen 995 im nächsten Jahrzehnt nicht an Brustkrebs sterben werden, löst eine andere, wichtige Frage aus: Wenn mein Risiko ohnehin so klein ist, worin besteht dann für mich der Nutzen der Früherkennung?

Und auch auf diese Frage versuchen die meisten Früherkennungskampagnen eine klare Antwort tunlichst zu vermeiden. Dabei ist sie ziemlich einfach: Der Nutzen der Früherkennung hängt zum einen davon ab, wie viele der Todesopfer vermieden werden können. Zum anderen ist wichtig zu erfahren, ob es bei den übrigen Teilnehmern Schäden gibt, die diesen Nutzen relativieren.

Wenn überhaupt Zahlen zur Leistungsfähigkeit der Früherkennung genannt werden, dann geschieht das meist in Form eines pauschalen Versprechens, man könne sein Risiko, an Krebs zu sterben, um beispielsweise 30 Prozent verringern. Das klingt beeindruckend, so als könnten von 100 Teilnehmern an Früherkennung 30 darauf hoffen, nicht an Krebs zu sterben.

Doch das ist falsch. Dazu muss man wissen, wie diese Angabe von 30 Prozent zustande kommt. Auch hier spielt eine entscheidende Rolle, dass Krebs nur eine Minderheit bedroht. Von 1000 50-Jährigen, die nicht zur Früherkennung gehen, sterben in einem Zeitraum von zehn Jahren selten mehr als zehn an einem bestimmten Tumor. Es ist durchaus schon ein Erfolg, wenn Früherkennung es schafft, diese Rate auf sieben von 1000 zu verringern. Wenn wir diese Rate einmal als Beispiel nehmen, bedeutet das also: Ohne Früherkennung sterben zehn von 1000 Personen an Krebs, mit Früherkennung sterben sieben von 1000 Teilnehmern. Insgesamt verdanken also drei von 1000 Teilnehmern der Früherkennung ihr Überleben des Tumors, 997 haben keinen Nutzen.

Diese Verringerung von zehn auf sieben kann man nun auf zwei Weisen darstellen: Bezogen auf alle 1000 Teilnehmer hat Früherkennung das Risiko, an dem Krebs zu sterben, um 0,3 Prozentpunkte verringert (drei von 1000). Doch wenn man die zehn Krebstoten gleich 100 Prozent setzt, dann entsprechen drei einer Verringerung um gewaltige 30 Prozent. Welche Angabe klingt nun beeindruckender: 0,3 Prozent oder 30 Prozent?

Das Beispiel zeigt, dass sich der subjektive Eindruck vom Nutzen der Früherkennung alleine durch den Rahmen, in dem man ihn darstellt, massiv beeinflussen lässt: Was bezogen auf alle Teilnehmer nicht besonders beeindruckend wirkt, bekommt, bezogen nur auf die Krebsopfer, eine ganz andere Dimension. Keine dieser Zahlen ist falsch, doch charakteristisch ist, dass in Früherkennungsbroschüren die Wahl des Bezugssystems fast immer unerwähnt bleibt.

Wer dieses Zahlenspiel nicht kennt, geht aber unwillkürlich davon aus, dass die Verringerung des Risikos sich auf alle Teilnehmer an einem Früherkennungsprogramm bezieht. Das weckt Hoffnungen, die Früherkennung dann nicht erfüllen kann, und nährt gleichzeitig den Mythos.

Die Angewohnheit, bei Beschreibung der Früherkennung die absoluten Zahlen zu vermeiden, führt auch dazu, dass kaum jemand über die möglichen Nachteile der Suche nach Krebs nachzudenken beginnt. Wenn aber wie in dem Beispiel 997 von 1000 Teilnehmern keinen Nutzen von Früherkennung haben, bekommt die Frage, welche Folgen sie für diese überwältigende Mehrheit haben kann, gleich eine ganz andere Relevanz. Dass Früherkennung für einige Teilnehmer tatsächlich einen ernsthaften Schaden bedeutet, ist ein zweiter, ebenso oft verschwiegener Aspekt.

Es gibt eine eigene Forschungsrichtung, die sich damit beschäftigt, wie die Überzeugungskraft von Zahlen von der Art ihrer Präsentation abhängt. Wer Probleme mit Prozentrechnung hat, braucht sich nicht zu schämen: Er gehört zu einer Mehrheit. Deutsche und amerikanische Studien sagen übereinstimmend, dass die meisten Leute Schwierigkeiten mit der Beantwortung folgender Frage haben: Wenn ein Prozent einer Gruppe Krebs bekommt, wie viele sind das dann bezogen auf 1000 Personen? Amerikanische Ärzte haben diese und ähnliche Fragen 300 zufällig ausgewählten Freiwilligen gestellt. Fast die Hälfte gab eine falsche Antwort. Die richtige wäre: Ein Prozent entspricht zehn von 1000. Noch größer waren die Schwierigkeiten, wenn die Probanden aufgefordert wurden, die Häufigkeit einer von 1000 in Prozent auszudrücken: Die richtige Antwort – 0,1 Prozent – wusste nur jeder siebte Testkandidat. Der Psychologe Gerd Gigerenzer, Direktor am Max-Planck-Institut für Bildungsforschung in Berlin, nennt die verbreitete Schwierigkeit im Umgang mit Prozenten Zahlenblindheit. »Manche Organisationen, die ihrer Zielgruppe den Nutzen eines Screening-Projekts besonders eindrucksvoll darstellen wollen, bauen geradezu auf Zahlenblindheit«, sagt er.

Die Fehlerquote sinkt mit besserer Schulbildung zwar, aber in allen sozialen Schichten und Altersgruppen hat ein erheblicher Anteil Schwierigkeiten mit der Interpretation von Prozentzahlen. Dazu gehören übrigens auch Ärzte.

Doch die Schwierigkeiten lassen sich umgehen. Beispielsweise formulieren die Aussagen »ein Krebsrisiko von einem Prozent« und »zehn von 1000 Personen erkranken an Krebs« zwar exakt denselben Sachverhalten, letztere ist aber viel leichter zu verarbeiten, weil sie vor dem geistigen Auge das fassbare Bild einer Gruppe entstehen lässt. 1000 Personen würden dicht gedrängt auf einem Tennisplatz unterkommen oder in etwa 20 Reisebusse passen.

Diese Zahlenblindheit trägt dazu bei, dass zwar kaum jemand so genau weiß, was Früherkennung denn nun eigentlich kann, sie aber dennoch für sehr wirksam hält. Schweizer Forscher haben beispielsweise 1998 in Genf fast 900 Frauen zwischen 40 und 80 Jahren befragt, welchen Anteil an Brustkrebstoten die Mammographie vermeiden könne – nur jede fünfte gab die richtige Antwort. Ein Viertel der Frauen wusste es schlicht nicht. Mehr als die Hälfte der Frauen schätzte den Nutzen gar zwei- bis dreimal zu hoch ein. Und jene Frauen, die den Wert der Mammographie überschätzten, waren gleichzeitig auch diejenigen, die eine deutlich positivere Einstellung zur Früherkennung hatten. Der Mythos zeigt also Wirkung. Allerdings ist der Stil, in dem die Vorteile der Früherkennung dargelegt werden, vielen Befürwortern so in Fleisch und Blut übergegangen, dass sie erhebliche Schwierigkeiten haben, die Fakten zu akzeptieren. Ulrich Hoffrage vom Max-Planck-Institut für Bildungsforschung hat unterschiedliche Erfahrungen mit Frauen gemacht, die er genauer über die Bilanz der Brustkrebs-Früherkennung aufklärte. Einige Frauen zogen aus dieser Aufklärung die Konsequenz und verzichteten auf Früherkennung. Diejenigen Frauen aber, die vom Nutzen der Früherkennung überzeugt waren, reagierten äußerst ablehnend und empfanden diese Aufklärung als verunsichernd.

Die ärgerliche Reaktion vieler Menschen ist verständlich. Denn zu einem Mythos gehört auch, dass man ihn nur ungern gegen die Wirklichkeit eintauscht. Wer regelmäßig zur Früherkennung geht und darauf vertraut, lässt sich diese vermeintliche Sicherheit nur ungern nehmen. Und ein Arzt, der jahrelang seinen Patienten die Methoden ohne Wenn und Aber empfohlen hat, gerät in Verlegenheit, wenn er sich nun fragen lassen muss, warum er von den Schattenseiten der Bilanz nie etwas erwähnt hat. Hinzu kommt: Früherkennung ist zu einem gigantischen Geschäft geworden. Mit dem Mythos lassen sich weltweit mehrere Milliarden Euro pro Jahr verdienen.

Das kleine Einmaleins

Früherkennung soll Leben retten. Genauer: Sie soll den Tod aufschieben. Dazu braucht man Methoden, um einen Tumor zuverlässig zu finden. Doch die Realität sieht anders aus: Abtasten, Röntgenuntersuchungen oder auch Bluttests haben grundsätzliche und unvermeidliche Schwächen, die ihre Treffsicherheit beeinträchtigen. Diese Schwächen vermindern den Nutzen der Früherkennung und sind der Hauptgrund, weshalb Früherkennung auch schaden kann.

Die Anforderungen an ideale Früherkennungsmethoden, auch Tests genannt, sind schnell formuliert: Die Untersuchung sollte einfach, sicher, genau und gut erprobt sein. Der Test muss von der Bevölkerung akzeptiert werden. Und es muss klar sein, was zu geschehen hat, wenn eine Auffälligkeit entdeckt wird.

Keine der derzeit verwendeten Methoden zur Krebs-Früherkennung erfüllt diese Bedingungen voll. Tatsächlich sind viele bereits breit eingesetzte Tests streng genommen noch in der Erprobungsphase. Wer zur Früherkennung geht, nimmt oft an einem Experiment mit ungewissem Ausgang teil.

Das Kernproblem für jede Früherkennungsuntersuchung besteht darin, dass die Krankheit, nach der sie sucht, selten ist. Nur eine kleine Minderheit derjenigen, die zur Früherkennung gehen, haben einen erkennbaren Tumor: Typischerweise sind es von 1000 Personen über 50 Jahren etwa drei bis zehn. Der ideale Test würde diese Tumore zuverlässig aufspüren, sodass sie behandelt und eventuell geheilt werden können. Und die übrigen 990 bis 997 Freiwilligen könnten mit dem beruhigenden Gefühl nach Hause gehen, keinen (sichtbaren) Krebs zu haben.

Früherkennung soll also wie ein Sieb funktionieren, das nur die Kranken aussortiert. Sieben ist auch die Übersetzung des englischen Begriffs Screening, der im Deutschen oft synonym für Früherkennung verwendet wird.

Doch diese Treffsicherheit, Gesunde und Kranke absolut präzise zu trennen, hat keine der heute vorhandenen Früherkennungsmethoden. Jede kann zwei Ergebnisse bringen: Wenn der Test positiv ausgeht, heißt das, dass er eine Auffälligkeit entdeckt hat – was für den Betroffenen also eine negative Nachricht ist. Und der Test kann negativ ausgehen, dann hat er (positiverweise) nichts Auffälliges entdeckt.

Das Problem ist aber, dass alle Früherkennungsuntersuchungen zwei folgenreiche Fehler haben: Zum einen übersehen sie einen Teil der bösartigen Veränderungen, zum anderen halten sie immer wieder gutartige Veränderungen für bösartig. Diese doppelte Fehleranfälligkeit der Früherkennungstests wird durch zwei ziemlich ähnlich klingende Begriffe bezeichnet, die selbst Experten immer wieder durcheinander werfen. Wir werden ihre Bedeutung hier vorstellen, die Begriffe selbst aber ansonsten in diesem Buch nicht weiter verwenden.

Die erste Größe ist die Sensitivität, sie bezeichnet den Anteil der bösartigen Tumore, die ein Test zutreffend entdeckt. Wenn ein Test also von 100 Menschen mit Krebs 80 als positiv identifiziert, was in der Praxis ein durchaus ordentlicher Wert ist, dann hat er eine Sensitivität von 80 Prozent. Das bedeutet aber gleichzeitig, dass dieser Test bei 20 von 100 Krebskranken den Tumor übersieht. Das Ergebnis dieses Fehlers sind falsch-negative Diagnosen.

Der zweite Begriff ist die Spezifität, sie bezeichnet, wie oft ein Test Gesunde zutreffend als gesund kennzeichnet. Eine Spezifität von 95 Prozent bedeutet also, dass ein Test von 100 Gesunden 95 tatsächlich als gesund identifiziert. Aber fälschlicherweise heftet er auch fünf eigentlich Gesunden das Etikett krank an – diese Diagnosen wird als falsch-positiv bezeichnet.

Welche zentrale Bedeutung diese Werte in der Realität haben, soll ein Beispiel erläutern: Angenommen von 1000 sich völlig gesund fühlenden Freiwilligen, die zur Früherkennung gehen, haben zehn tatsächlich Krebs. Wenn die Methode, die die Ärzte einsetzen, eine Sensitivität von 80 Prozent hat, bedeutet das, dass der Test bei acht dieser zehn Personen ein positives Ergebnis liefert, zwei aber als falsch-negativ übersieht. Gleichzeitig liefert der Test ja auch

Ergebnisse für die 990 gesunden Teilnehmer. Wenn seine Spezifität 95 Prozent beträgt, wird er bei 940 zutreffend negativ ausgehen. Doch die klein wirkende Fehlerrate von fünf Prozent führt aufgrund der großen Überzahl krebsfreier Teilnehmer dazu, dass der Test bei etwa 50 Probanden einen falsch-positiven Befund liefert. Das ist die erste wichtige Konsequenz von Früherkennung: Weil die Gesunden immer weit in der Überzahl sind, hat Früherkennung wesentlich häufiger Fehlalarm bei Gesunden als richtige Befunde bei Befallenen zur Folge.

Aus der vor der Untersuchung einheitlichen Gruppe von 1000 Teilnehmern sind nach der Früherkennungsuntersuchung zwei Gruppen geworden: 942 Teilnehmer haben ein negatives Ergebnis bekommen und werden beruhigt nach Hause gehen. Bei 940 von ihnen war das Ergebnis tatsächlich richtig, zwei haben jedoch einen übersehenen Tumor.

58 Teilnehmer bekommen jedoch einen positiven Befund, der Test hat eine Auffälligkeit entdeckt. Doch in dieser Gruppe haben nur acht Teilnehmer wirklich einen Tumor. Bei weiteren 50 ist der Test falsch-positiv ausgegangen. Das bedeutet, dass von den insgesamt 58 Personen, die der Test als verdächtig identifiziert hat, der größte Teil in Wahrheit gesund ist. Doch welche das sind, lässt sich mit dem Früherkennungstest allein nicht schnell klären: Die Folge dieser Schwäche ist, dass alle 58 Teilnehmer mit positivem Befund weitere Untersuchungen benötigen, um die acht Krebskranken zu finden.

Die oft noch wesentlich höhere Rate an falsch-positiven Diagnosen ist eine der großen Schwächen von Früherkennung. Die betroffenen Patienten müssen so eine manchmal monatelang andauernde Phase unnötiger Verunsicherung überstehen. Oft gibt es weitere Untersuchungen, die zumindest Zeit kosten oder, wenn Operationen zur Gewebeentnahme nötig werden, auch mit konkreten Gesundheitsrisiken verbunden sind. Doch die Abklärung ist auch ein erheblicher Kostenfaktor: Von den Ausgaben für Früherkennung muss manchmal ein Drittel alleine dafür aufgebracht werden, eigentlich völlig Gesunde wieder von ihrem falschen Verdacht zu befreien.

Aus diesem Beispiel lassen sich zwei Prinzipien ableiten: Erstens, wenn Krebs-Früherkennung zu einem beruhigenden Befund führt, ist der manchmal falsch. Zweitens, wenn sie zu einem verdächtigen Befund führt, ist der meistens falsch. Jemand, der zum Screening geht, bekommt also nie auf Anhieb eine sichere Antwort auf die Frage: »Habe ich Krebs oder nicht?«, sondern es hat sich nur die Wahrscheinlichkeit verändert, dass man Krebs hat oder nicht.

Ob diese Auskunft weiterhilft, hängt auch davon ab, wie gefährdet man denn überhaupt ist. Das Risiko, an Krebs zu erkranken, ist in der Bevölkerung nicht gleichmäßig verteilt. Für alle Krebsarten gibt es so genannte Risikofaktoren, die die Wahrscheinlichkeit erhöhen, dass man erkrankt. Der wichtigste Faktor ist das Alter, aber das eigene Risiko kann auch davon abhängen, ob ein enger Verwandter bereits an Krebs erkrankt ist. Solche Faktoren haben zur Folge, dass sich das scheinbar einheitliche Durchschnittsrisiko einer Bevölkerung in Wirklichkeit in viele verschiedene Gruppen mit einem Spektrum unterschiedlicher Risiken aufspaltet. Wenn im Durchschnitt zehn von 1000 Leuten damit rechnen müssen, an einem Krebs erkrankt zu sein, dann kann das bedeuten, dass das Risiko für eine kleine Untergruppe mit einer Häufung von Risikofaktoren zehnfach höher liegt, für eine andere Gruppe ohne Risikofaktoren aber zehnfach niedriger.

Bei der Entscheidung für oder gegen Früherkennung ist es wichtig, sich auch darüber klar zu werden, in welche dieser Gruppen man gehört, denn das eigene Risiko hat massive Auswirkungen auf die Zuverlässigkeit der Früherkennung.

Tabelle 5 auf S. 45 verdeutlicht, wie sich die Bilanz eines Früherkennungstests verändert, je nachdem ob von 1000 Teilnehmern einer, zehn oder 100 an Krebs erkrankt sind. Der deutlichste Unterschied zeigt sich im Verhältnis von richtig erkannten Tumore zu Fehlalarmen: So kommen bei kleinem Risiko etwa 50 Fehldiagnosen auf einen zutreffenden Befund, bei sehr großem Risiko sind es nur drei.

Dass Tests umso schlechter abschneiden, je kleiner das eigene Risiko ist, ist besonders wichtig für die Entscheidung, in welchem Alter man an Krebs-Früherkennung teilnimmt: 60-Jährige erkranken etwa zehnmal häufiger an Krebs als 40-Jährige. Der starke Einfluss des Alters ist auch der Grund, warum die meisten Früherkennungsuntersuchungen erst Personen ab mittleren Alters angeboten werden.

Zu den festen Gesetzen eines Früherkennungsprogramms gehört, dass die Rate der falsch-negativen und falsch-positiven Befunde miteinander verknüpft ist. Das lässt sich an der Brustkrebs-Früherkennung durch Mammographie gut verdeutlichen: Die Röntgenaufnahmen liefern ein schwarzweißes Bild des Brustgewebes, das hellere und dunklere Strukturen abbildet. Kein Arzt kann absolut sicher sagen, ob sich hinter einem Flecken nun normales Gewebe oder eine bösartige Veränderung verbirgt. Ärzte, die jeden Tumor entdecken wollen, werden bei der geringsten Unsicherheit weitere Untersuchungen veranlassen. Sie müssen dann aber in Kauf nehmen, dass sie wesentlich mehr Frauen unnötigerweise Angst machen – also die Rate der falsch-positiven Befunde erhöhen. Und Mediziner, die nicht zu viele Frauen durch einen falschen Verdacht beunruhigen wollen, müssen dafür aber zwangsläufig tolerieren, dass sie öfter einmal einen Tumor übersehen. Früherkennungsprogramme sind immer eine Abwägung zwischen diesen beiden Problemen. Die Frage ist letztlich: Wie viele falsche Diagnosen will man für jeden richtig erkannten Krebs in Kauf nehmen?

Früh erkannt – und trotzdem unheilbar

Die Fehlerrate der jeweiligen Untersuchungsmethode reicht alleine noch nicht aus, um beurteilen zu können, ob Früherkennung wirklich Leben rettet. Die Heilungsrate hängt nicht nur von der Zahl der entdeckten Tumore ab, sondern auch von den biologischen Eigenschaften, die die entdeckten Tumore haben. Die Idee: »Früh erkannt ist heilbar« geht von folgender Vorstellung aus: Ein Tumor entsteht und wächst dann einige Jahre, manchmal sogar Jahrzehnte. Schließlich ist er so groß, dass er per Früherkennung entdeckt und geheilt werden kann. Wird er nicht entdeckt, wächst er nicht nur weiter, sondern beginnt dann auch zu metastasieren. Und erst dann wird er unheilbar. Wichtig ist die Reihenfolge: Erst wird er groß genug, um entdeckt zu werden, dann erst entstehen Metastasen.

Das Problem dabei ist, dass es nur auf einen kleinen Teil der Tumore zutrifft. Bezeichnungen wie Brustkrebs oder Prostatakrebs suggerieren eine relativ einheitliche Erkrankung, doch in jedem der Organe können bis zu zwei Dutzend verschiedene Krebsarten entstehen, die aus unterschiedlichen Zellen hervorgehen und ganz unterschiedliche Heilungschancen haben. Nach ihrem Verhalten lassen sich Tumore in vier Gruppen einteilen:

Abhängigkeit eines Früherkennungstest von der Höhe des eigenen Risikos

Höhe des Risikos	niedrig	durch-schnittlich	hoch
Teilnehmer	1.000	1.000	1.000
tatsächliche Tumore	1	10	100
Befund „Alles in Ordnung"	950	942	875
Befund „Es gibt einen Verdacht"	50	58	125
korrekt gefundene Tumore	1	8	80
übersehene Tumore	0	2	20
korrekte Entwarnung	950	940	855
Fehlalarme	49	50	45

Die Tabelle zeigt, dass die Anzahl an übersehenen Tumoren und an Fehlalarmen bei gleicher Testqualität (hier Sensitivität 80 Prozent, Spezifität 95 Prozent) mit dem persönlichen Risiko schwankt.

Tabelle 5   Quelle: Koch

1. Es gibt Tumore, die eine Zeit lang wachsen, aber sich irgendwann von selbst wieder zurückbilden – möglicherweise, weil sie vom Immunsystem entdeckt und angegriffen werden. Das passiert besonders oft beim Neuroblastom, einem seltenen Krebs bei Kleinkindern. Wenn diese Tumore nicht zufällig gefunden werden, werden sie nie zu einem Problem. Früherkennung würde hier nur zu unnötigen Behandlungen führen.
2. Es gibt Krebsarten, die nie oder extrem spät metastasieren. Früherkennung bietet hier keine zusätzliche Chance auf Lebensrettung, da diese Tumore sich auch heilen lassen, wenn sie irgendwann durch Symptome auffallen und dann konsequent behandelt werden. Früherkennung kann hier höchstens helfen, aggressive Therapien zu vermeiden. In diese Gruppe fällt der Basalzellkrebs der Haut.
3. Es gibt Tumore, die sehr früh metastasieren, lange bevor sie durch Früherkennung aufgespürt werden können. Auch gegen diese Gruppe ist Früherkennung ohne Nutzen, weil sie keine Chance hat, den Heilungserfolg zu verbessern. Zumindest bei einigen Brusttumoren und Melanomen ist das der Fall.
4. Und schließlich gibt es Tumore, die tatsächlich einige Jahre als relativ gut auffindbare Geschwulste wachsen, bevor sie metastasieren. Hier kann Früherkennung tatsächlich Heilung bedeuten. Bei einigen Krebsarten sind sogar gutartige Vorstufen zu erkennen, bevor sie sich zu einem Krebs entwickeln: Darmkrebs, Hautkrebs und Gebärmutterhalskrebs gehören in diese Kategorie.

Die Aufstellung zeigt, dass Früherkennung bei drei dieser vier Tumorgruppen keine Hoffnung bereithält, die Überlebenschancen zu verbessern. Das Problem ist aber, dass man den meisten Tumoren bei der Diagnose nicht ansehen kann, in welche Gruppe sie gehören. Deutlich ist die Antwort nur, wenn bereits Metastasen gefunden werden: Dann ist es meist zu spät. Diese Unsicherheit führt dazu, dass im Zweifelsfall jeder durch Früherkennung entdeckte Tumor aggressiv behandelt wird. Die Ärzte gehen mangels besseren Wissens davon aus, dass jeder Tumor ohne Therapie tödlich wäre, mit Therapie aber geheilt werden kann: Beides stimmt oft nicht. Obwohl nur ein Teil der Patienten von den Operationen, Bestrahlungen und Chemotherapien profitiert, müssen alle die Nebenwirkungen dieser Behandlungsmethoden ertragen. In dieser biologischen Vielfalt liegt auch der Grund dafür, warum Früherkennung bislang nur für eine Hand voll Krebsarten eingesetzt wird. Die Weltgesundheitsorganisation WHO sieht nur dann einen Sinn in Früherkennung, wenn folgende Bedingungen erfüllt sind:

1. Der Tumor muss tödlich sein.
2. Er muss sich langsam entwickeln, also eine heilbare Phase haben.

3. Er muss in dieser Phase erkennbar sein.
4. Es sollten keine anderen Vorbeugungsmaßnahmen existieren – beispielsweise wie Nicht-Rauchen bei Lungenkrebs.
5. Der Nutzen sollte den Schaden überwiegen.

Dieser Katalog zeigt schon, dass für die meisten Tumorarten Früherkennung keinen Sinn macht. Krebs ist die Sammelbezeichnung für über 100 verschiedene Krankheiten: Tumore können in Gehirn, Haut, Leber, Brust, Eierstock, Gebärmutter, Hoden, Lunge, Knochen oder Blut wachsen – im Prinzip also überall. Bislang werden Früherkennungsuntersuchungen von den gesetzlichen Kassen in Deutschland nur für fünf Krebsarten – Brust-, Prostata-, Gebärmutterhals-, Darm- und Hautkrebs – angeboten. Diese Tumore sind bei Männern für etwa 37 von 100 Krebserkrankungen und 24 von 100 Krebstodesfällen verantwortlich, bei Frauen für 46 von 100 Erkrankungen und 35 von 100 Krebstodesfällen.

Schon das zeigt, warum man von Früherkennung nicht zu viel erwarten darf. 76 von 100 männlichen und 65 von 100 weiblichen Krebstoten sind Opfer von Tumorarten, für die es bislang keine sinnvolle Früherkennung gibt.

Wer profitiert von Früherkennung?

Die Tatsache, dass man einem Tumor nicht unmittelbar ansehen kann, ob er heilbar ist oder nicht, sorgt auch dafür, dass es ausgesprochen schwierig ist, zu beweisen, dass Früherkennung in der Lage ist das Risiko zu verringern, an einem Krebs zu sterben. Ein Test kann die Heilungschancen nur dann verbessern, wenn er aus dem Spektrum der Krebsvarianten besonders gut jene findet, die gleichsam kurz vor der Metastasierung stehen.

Auf den ersten Blick scheint der Nachweis, dass Früherkennung Leben rettet, einfach zu sein. Braucht man dazu nicht nur die Heilungsrate von regelmäßigen Teilnehmern an Früherkennungsangeboten mit der von Krebskranken zu vergleichen, die die Früherkennung ignorieren? Tatsächlich gibt es zu allen Früherkennungsmethoden solche Vergleiche, deren Ergebnis fast immer eindeutig scheint: Durch Früherkennung entdeckte Tumore sind kleiner und sie sind in früheren Stadien als diejenigen, die irgendwann durch Zufall auffallen. Viele Studien bestätigen auch, dass Teilnehmer an Früherkennungsprogrammen nach der Diagnose länger leben als Verweigerer.

Doch diese Belege sind kein Beweis dafür, dass Früherkennungsfans es wirklich ihrem Arztbesuch zu verdanken haben, wenn sie länger leben. Vor allem drei versteckte Fußangeln können dazu führen, dass ein Früherkennungstest in Vergleichen zwischen Personen, die sich freiwillig zur Teilnahme an der Früherkennung entschieden haben, und solchen, die es gelassen haben, besser aussieht, als er in Wirklichkeit ist.

1. Personen, die sich freiwillig für die Teilnahme an Früherkennung entscheiden, unterscheiden sich von Menschen, die auf Früherkennung verzichten. So sind Früherkennungsbefürworter oft generell gesundheitsbewusster – wenn diese Personen seltener oder erst in höherem Alter an Krebs sterben, kann das also auch an diesen Unterschieden liegen.
2. Angenommen, zwei Frauen, P. und I., haben beide Brustkrebs, der sich gebildet hat, als die Frauen 43 waren. Als sie 48 sind, ist er bereits metastasiert. P. geht nicht zur Früherkennung: Mit 53 ertastet sie zufällig einen Knoten, der dann schnell als nicht heilbarer Krebs diagnostiziert wird, mit 57 stirbt sie an ihrem Tumor. I. hat sich jedoch mit 50 entschieden, zur Früherkennung zu gehen. Ihr Krebs wird deshalb schon mit 50 entdeckt, also drei Jahre früher als bei P. Weil I.s Tumor aber trotzdem unheilbar ist, stirbt auch sie mit 57. Doch in die Statistik geht I. als jemand ein, der dank Früherkennung sieben Jahre von der Diagnose bis zum Tod gelebt hat (50 bis 57), während es bei P. ohne Früherkennung nur vier Jahre waren (53 bis 57). Was wie ein enormer Zeitgewinn aussieht, ist also in Wahrheit eine Täuschung. Denn Früherkennung hat nicht den Tod von I. aufgeschoben, sondern nur die Diagnose vorverlegt. Der vermeintliche Nutzen ist sogar ein ernster Schaden, weil I. im Vergleich zu P. drei Jahre sorgenfreies, möglicherweise vitales Leben verloren hat, in denen sie einen von vornherein verlorenen Kampf gegen einen Tumor kämpfte, statt unbeschwert mit ihrer Familie zu leben. Lead-Time-Bias – etwa Verzerrung durch Vorverlegung – heißt diese Fußangel.
3. Früherkennung findet vor allem langsam wachsende Tumore. Auch hier ein Beispiel: Angenommen G. und A. haben beide einen Prostatakrebs, der beim letzten Abtasten der Drüse durch den After noch zu klein war, um entdeckt zu werden. Bis zur nächsten Untersuchung wächst G.s Krebs langsam so weit heran, dass er dem Arzt als Knoten auffällt. A.s Tumor wächst jedoch wesentlich rasanter, sodass er schon nach ein paar Monaten durch Schwierigkeiten beim Wasserlassen Verdacht schöpft. Die Tatsache, dass dieser Tumor schneller gewachsen und bereits deutlich größer ist, verschlechtert seine Heilungschancen. Auch solch unterschiedliches Verhalten der Tumore verfälscht die Bilanz zugunsten der Früherkennung: Während Früherkennungsmethoden vor allem langsam wachsende, weniger aggressive Tumore mit besseren Heilungschancen aufspüren, werden aggressive Tumore häufiger selbst von den Patienten entdeckt. Length-Time-Bias – etwa: Verzerrung durch Wachstumszeit – ist der Fachbegriff für diese Fußangel.

Zugespitzt wird das Problem noch, wenn Früherkennung Tumore findet, die so langsam wachsen, dass sie nie zu einem Problem geworden wären. »Überdiagnose« ist der Begriff für den Fund von Krankheiten, die eigentlich keine Bedeutung haben. Auch diese Tumore werden dann aggressiv behandelt und schließlich als Heilung gezählt. Doch wenn Früherkennung einen harmlosen Tumor entdeckt mit der Folge, dass Patienten unnötig operiert, bestrahlt oder mit Chemotherapien behandelt werden, ist diese »Heilung« kein Beweis für den Sinn der Früherkennung, sondern ein handfester Schaden. Ohne Früherkennung wäre dem Betroffenen sowohl die belastende Tumordiagnose als auch die Therapie samt Nebenwirkungen erspart geblieben.

Wie man Früherkennung erproben sollte

Dass Früherkennung die Heilungschancen erhöht, lässt sich deshalb nur durch besonders sorgfältige Studien beweisen, die solche Verzerrungen weitgehend ausschließen. Das Grundprinzip ist eigentlich einfach. Eine ausreichende Anzahl von Freiwilligen werden in zwei möglichst gleiche Gruppen aufgeteilt. Dabei kommt es darauf an, dass wichtige Faktoren, die Einfluss auf die Krebsrate der Gruppe haben, sich nicht unterscheiden: In beiden Gruppen sollte beispielsweise der Anteil der Raucher gleich sein, auch Lebensweise, Alter und Geschlechterverteilung sollten übereinstimmen. Das sicherste Verfahren, um zu verhindern, dass eine der beiden Gruppen von vornherein einen Startvorteil erhält, ist eine Auslosung (der Fachbegriff hierfür ist Randomisierung).

Erst nach der Zulosung beginnt das eigentliche Experiment: Der einen Gruppe wird ein Früherkennungstest angeboten, der anderen nicht – sie ist die so genannte Kontrollgruppe. Nun wird nach vorher festgelegten Regeln während der Laufzeit der Studie das Schicksal der Teilnehmer beobachtet und alle entdeckten Tumore registriert. Zudem werden die Teilnehmer gezählt, die an anderen Todesursachen sterben. Nach einigen Jahren kann man dann vergleichen, ob es in der Gruppe, der Früherkennung angeboten wurde, weniger Krebsopfer gab. Entscheidend ist also nicht die Zahl oder Größe der entdeckten Tumore, sondern ob weniger Leute an dem Krebs gestorben sind.

Solche Studien sind die beste Grundlage für die Beurteilung der Früherkennung. Sie vermeiden Fehlerquellen, haben jedoch auch Nachteile: Sie sind sehr aufwendig, langwierig und teuer. Hinzu kommt, dass gerade wegen des verbreiteten Glaubens an den Nutzen von Früherkennung es oft nicht leicht ist, Teilnehmer für solche Studien zu finden, die Verlosung akzeptieren und dann über Jahre hinweg auf den Test verzichten. Das gilt gerade, wenn ein Früherkennungstest von Ärzten und Firmen breit beworben wird. Die Erprobung wird deshalb zunehmend schwieriger.

Ohne solche Studien ist die Einführung eines Früherkennungsprogramms ein riskantes Unternehmen, wie deutsche Kinderärzte im Jahr 2002 haben erfahren müssen. Sie erprobten in einem Experiment mit 4,5 Millionen Kindern, ob sich durch Früherkennung von Neuroblastomen die Zahl der Todesopfer verringern lässt. Für den Krebs, der vor allem Kleinkinder befällt, gibt es einen erfolgversprechenden Test: Die meisten Neuroblastome scheiden Stoffe aus, die sich im Urin nachweisen lassen. Viele Fachleute waren deshalb überzeugt, dass der Urintest sich nutzen lassen könnte, um Kinder vor dem Krebstod zu retten.

In diesem Fall wurde der Glaube überprüft: In der Studie wurde bei einer Gruppe von Kindern nach dem Tumor gesucht und die Zahl der entdeckten Tumore dann mit der Zahl der Tumore einer Gruppe von Kindern verglichen, bei denen es keine Früherkennung gab. Das Ergebnis war auf den ersten Blick paradox: Denn der Test hatte tatsächlich etliche Tumore aufgespürt, dennoch nahm die Zahl der Todesfälle nicht ab. Damit hatte die Früherkennung ihr Ziel verfehlt. Die Erklärung dafür war, dass der Urintest gerade die gefährlichen Tumore übersehen, stattdessen aber viele entdeckt hatte, die sich offenbar ohne Therapie von selbst wieder zurückgebildet hätten. Weil die Ärzte vor allem diese harmlosen Tumore aggressiv behandelt haben, hat Früherkennung hier zu ernsthaften Schäden geführt. Ohne diese Studie wäre nie entdeckt worden, wie riskant der Test ist.

Gerade solche negativen Ergebnisse sind das stärkste Argument dafür, Früherkennungsverfahren erst nach einer gründlichen Erprobung in guten Studien flächendeckend einzuführen. Gegen dieses Prinzip wird aber immer wieder verstoßen: So wird es zur Früherkennung von Gebärmutterhalskrebs wohl nie hochwertige Studien geben und die Suche nach Prostatakarzinomen und Hautkrebs wird bereits empfohlen, obwohl Studien zum Nachweis des Nutzens noch nicht abgeschlossen sind.

Doch auch wenn es Studien mit positivem Ergebnis gibt, darf man ihre Aussagekraft nicht überschätzen. Studien können dabei helfen, schädliche Früherkennungsmethoden mit Sicherheit auszusortieren. Aber selbst wenn ein Früherkennungs-Test in einer Studie positiv abschneidet, beantwortet das nicht die Frage, welche Patienten nun diejenigen sein werden, die von der Teilnahme profitieren, und wer eher einen Schaden erleiden wird. Studien können Orientierung geben, aber die Entscheidung liegt letztlich beim Patienten.

Der Mammographie-Krieg

Dass auch große Studien Fallstricke bergen, zeigt der Streit um den Nutzen der Mammographie. Bis zum Januar 2000 galt die Röntgen-Früherkennung, die Mammographie, als zuverlässig belegte Methode, um das Risiko zu verringern, an Brustkrebs zu sterben. Die letzte große Debatte drehte sich um die Frage, ob Röntgen-Früherkennung erst für Frauen ab 50 oder schon ab 40 Jahren empfohlen werden sollte. Die Kontroverse war zwar nicht gelöst, aber hatte sich langsam beruhigt. Da erschien im Januar 2000 in der britischen Fachzeitschrift *The Lancet* eine knapp fünf Seiten lange Analyse jener acht Studien, auf denen die Annahme beruht, dass die Früherkennung durch regelmäßige Röntgenuntersuchung das Risiko, an Brustkrebs zu sterben, um etwa 30 Prozent verringert. Was die Autoren Peter Gøtzsche und Ole Olsen vom Nordic Cochrane Center in Kopenhagen da schrieben, sollte das Vertrauen in das Verfahren gründlich erschüttern. Die beiden hatten sich die acht randomisierten und kontrollierten Studien an zusammen über einer halben Million Frauen genauer angeschaut, in denen in den 70er und 80er Jahren die Mammographie erprobt worden war.

Ihre Schlussfolgerung fiel ernüchternd aus: Sie fanden Hinweise auf subtile Verzerrungen in den meisten dieser Studien, die dazu führten, dass der Nutzen der Mammographie überschätzt wurde. Ihre vorläufige Kritik haben sie Ende 2001 dann durch weitere, umfangreiche Arbeiten ergänzt: Sechs der acht Studien beurteilen sie wegen versteckter Fehler nunmehr als nicht verlässlich. In den beiden restlichen Studien ohne Verzerrungen hatte die Mammographie keinen Vorteil ergeben. Für die beiden Dänen fehlte damit die Grundlage, die Mammographie überhaupt zur Früherkennung zu empfehlen.

Seitdem ist die Fachwelt gespalten. Auf die Analyse der Dänen hat es in Fachzeitschriften und auf Kongressen eine Fülle von Entgegnungen und Gegen-Entgegnungen gegeben, deren Stichhaltigkeit selbst für Experten nur noch schwer nachzuvollziehen ist. Festzuhalten bleibt aber, dass kein Land aufgrund der Kritik der Dänen ein bereits bestehendes Brustkrebs-Früherkennungsprogramm eingestellt hat. Und auch in Deutschland wird im Laufe des Jahres 2003 ein Mammographie-Früherkennungsprogramm gestartet.

Länger leben durch Früherkennung?

Wer zur Früherkennung geht, hofft auf die Chance, dadurch sein Leben verlängern zu können. Doch dafür gibt es bislang keine zuverlässigen Beweise. Das Ergebnis der acht Studien war, dass die Frauen, die an Mammographie teilgenommen hatten, möglicherweise etwas seltener an Brustkrebs gestorben waren als ihre Altersgenossinnen, die ihre Brüste nicht regelmäßig hatten röntgen lassen. Doch wenn man alle Todesfälle der beiden Gruppen gegenüberstellt, also beispielsweise auch Tote durch andere Krebsarten und Herz-Kreislauf-Krankheiten mitzählte, dann gab es keinen Unterschied zwischen den beiden Gruppen. Ob die Frauen nur zur Brustkrebs-Früherkennung gegangen waren oder nicht, hatte also insgesamt keinen Einfluss auf ihre Chance, die nächsten zehn oder 15 Jahre zu überleben. Dieses Ergebnis wirkt auf den ersten Blick paradox: Wenn durch die Mammographie weniger Frauen an Brustkrebs gestorben sind, muss es doch auch insgesamt weniger Tote gegeben haben.

Dafür, warum die Studien nicht dieses zu erwartende Ergebnis erbracht haben, gibt es zwei Erklärungen:

Die eine hat mit den statistischen Regeln zu tun, die für solche Studien gelten. In den Mammographie-Studien war Brustkrebs nur eine von vielen Todesursachen. Von 1000 Teilnehmerinnen (die meisten Frauen waren zwischen 50 und 70 Jahre alt) sind im Laufe von zehn Jahren etwa vier an Brustkrebs gestorben, weitere 96 aber an anderen Todesursachen. Wenn nun die Früherkennung dazu führt, dass das Risiko, an Brustkrebs zu sterben, um ein Viertel verringert wird, dann bedeutet das, dass statt vier nur drei pro 1000 Frauen an Brustkrebs sterben. Bezogen auf die Opfer an allen Todesursachen würde das zu einem Rückgang von 100 auf 99 Tote führen. Im Verhältnis dieser Zahlen wird der durch die Mammographie bedingte Unterschied also so klein, dass er leicht in zufälligen Schwankungen der anderen Todesursachen untergehen kann. Diesem statistischen Problem könnte man nur mit größeren Studien begegnen. Um beispielsweise nachzuprüfen, ob Mammographie wirklich das Leben von Frauen im Alter zwischen 50 und 70 verlängert, bräuchte man Studien mit 1,5 Millionen Teilnehmerinnen – was nicht zu realisieren ist.

Ähnliches gilt auch für alle anderen Krebs-Früherkennungsverfahren, die in Deutschland angeboten werden. Für keines gibt es den wissenschaftlich verlässlichen Beweis, dass die Teilnahme daran das Leben verlängert.

Ohne diesen Nachweis ist aber auch nicht auszuschließen, dass ein zweiter Grund dafür verantwortlich sein könnte, dass Teilnehmer an Früherkennungsprogrammen im Durchschnitt nicht länger leben. Möglich ist nämlich auch, dass der Vorteil für jene, die durch Teilnahme an der Früherkennung einen Tumor überleben, dadurch wieder zunichte gemacht wird, dass andere durch direkte oder indirekte Nebenwirkungen der Früherkennung früher sterben.

Das Potenzial dazu hat Früherkennung durchaus. Denn selbst die besten Methoden bringen nur für einen bis maximal zehn von 1000 Teilnehmern die Hoffnung, einen Tumor zu überleben. Das bedeutet: Bei 990 bis 999 Teilnehmern besteht das Risiko, diesen Nutzen wieder zunichte zu machen.

Diese Gefahr besteht vor allem für die Patienten, die eine falsch-positive Diagnose erhalten. Früherkennung hat für sie die Folge, dass oft erheblicher medizinischer Aufwand nötig ist, um unter den vielen nach einem Test als verdächtig identifizierten Befunden die Fehlalarme herauszufiltern. Beim Prostatakarzinom sind dazu beispielsweise invasive Eingriffe, etwa Gewebeentnahmen nötig, die immer auch ein kleines Risiko einer manchmal tödlichen

Komplikation haben, es kann zu Narkosekomplikationen, Infektionen oder Thrombosen kommen.

Zudem steigert Früherkennung das Risiko von zusätzlichen Komplikationen auch dadurch, dass sie Tumore entdeckt, die ohne die gezielte Suche nie aufgefallen wären. Das bedeutet: Früherkennung erhöht die Zahl der Krebspatienten. Diese Patienten werden meist durch riskante Operationen und Chemotherapien behandelt.

Wenn von 1000 Probanden nur ein bis drei von der Früherkennung profitieren, ist es also leicht vorstellbar, dass auch seltene tödliche Komplikationen bei den anderen 997 den Nutzen zumindest teilweise wieder zunichte machen. Diese Opfer werden zudem oft aber nicht als Krebstote gezählt, da die unmittelbare Todesursache eine andere war. Früherkennung würde dann insgesamt nicht »Leben retten«, sondern nur zu einem Austausch von Todesursachen führen.

Weil diese Möglichkeit durchaus plausibel ist, ist es sehr beunruhigend, dass bislang keines der weltweit eingeführten Krebs-Früherkennungsprogramme den zuverlässigen Beweis erbracht hat, dass es das Leben der Teilnehmer verlängert. Auch diese Unsicherheit sollte man bei der Entscheidung für oder gegen Früherkennung im Kopf haben. Denn auf absehbare Zeit wird die Wissenschaft diese Informationslücke nicht schließen können.

Ohne Qualität ist Früherkennung mit Sicherheit gefährlich

In der Medizin ist immer damit zu rechnen, dass die Nebenwirkungen oder Komplikationen einer Therapie schlimmer sein können als die Krankheit. Doch für Früherkennung bedeutet diese Möglichkeit ein besonderes Dilemma: Die meisten, die zur Früherkennung kommen, sind völlig gesund. Das oberste Ziel der Früherkennung muss deshalb sein, deren Gesundheit nicht durch überflüssige Eingriffe zu gefährden.

Ärzte sind aber praktisch nur dazu ausgebildet, Menschen mit Symptomen zu helfen, Kranken eben. Das bedeutet auch, dass ab und zu Komplikationen in Kauf genommen werden müssen. Doch dieselbe Maßnahme, die bei einem Kranken angemessen ist, kann für einen Gesunden eine unzumutbare Gefahr sein. Doch darauf sind Ärzte normalerweise nicht eingerichtet. Derselbe Arzt, der in der Behandlung von Patienten mit Symptomen durchaus gut ist, kann in der Früherkennung schlecht abschneiden, weil seine Ausbildung und Qualitätssicherung nicht ausreichen.

Damit Früherkennung überhaupt einen Nutzen haben kann, muss deshalb das Risiko von Schäden so weit wie möglich reduziert sein. Es ist deshalb ein Kennzeichen von »guten« Früherkennungsprogrammen, wenn für die beteiligten Ärzte und Krankenhäuser besonders strenge Qualitätsvorschriften gelten.

Der Forderungskatalog ist umfangreich: Es beginnt damit, dass die verwendeten Geräte, etwa Röntgengeräte, regelmäßig auf korrekte Funktion überprüft werden müssen. Das Personal braucht eine besondere Ausbildung, damit möglichst wenige falsche Ergebnisse produziert werden. Ein wichtiges Qualitätskriterium ist Übung: Früherkennung funktioniert oft am besten, wenn sie in der Hand von Spezialisten liegt, die nichts anderes tun.

Doch frühe Entdeckung kann nur dann zu besseren Heilungschancen führen, wenn ein entdeckter Tumor so konsequent, aber gleichzeitig auch so schonend wie möglich behandelt wird. Wenn bei der Therapie Fehler gemacht werden, wird entweder die Chance auf Heilung verspielt oder es gibt zu viele Opfer durch Komplikationen und Nebenwirkungen – was ebenfalls den Vorteil durch Früherkennung zunichte machen würde.

Besondere Anforderungen müssen auch an die Zusammenarbeit der Ärzte gestellt werden. Alle beteiligten Experten müssen ihre Ergebnisse laufend untereinander austauschen, um beispielsweise feststellen zu können, wenn die Zahl der falsch-positiven Diagnosen zu groß wird. Wie die Qualitätssicherung der Früherkennung im Detail aussehen sollte, ist von Tumor zu Tumor unterschiedlich, und oft gibt es da auch unter den Experten Meinungsverschiedenheiten.

Unbedingt nötig ist zudem, dass die Daten der Krebspatienten an ein Register gemeldet werden, um Verlauf der Krankheit und Heilung vergleichen zu können. Das ist für Deutschland durchaus ein grundsätzliches Problem: Bislang gibt es hierzulande keine exakte Erfassung der Zahl der Krebserkrankungen. Das Berliner Robert-Koch-Institut, eine Tochterbehörde des Bundesgesundheitsministeriums, gibt jedes Jahr Schätzungen heraus, die bislang auf den Zahlen des Krebsregisters des Saarlandes basieren, erst in den nächsten Jahren sollen auch alle anderen Bundesländer hinzukommen.

Dass diese Krebsregister jetzt erst entstehen, stellt die Qualität der 1971 eingeführten gesetzlichen Vorsorgeuntersuchungen durchaus in Frage. Verlässliche Auswertungen über die Bilanz des Programms gibt es nicht. Mit fast 30-jähriger Verspätung sind derzeit Spezialisten dabei, für einige Krebsarten in Leitlinien und Richtlinien Details festzulegen, wie die Fehlerrate möglichst klein gehalten werden kann.

Tatsächlich könnte in diesen Qualitätsverbesserungen, die um Früherkennungsprogramme herum eingeführt werden, sogar der eigentliche Nutzen der Früherkennung liegen. Denn wenn Früherkennung dazu führt, dass in einem Land Ärzte und Personal besser ausgebildet werden, profitieren davon alle Krebskranken, auch die, die nicht an der Früherkennung teilnehmen.

Spart Früherkennung Geld?

Befürworter von Screening-Programmen argumentieren häufig damit, dass ein einziger verhinderter Todesfall alle Bemühungen und auch Ausgaben rechtfertige. Dieses Argument ist aus mehreren Gründen falsch. Denn nüchtern betrachtet verhindert Früherkennung ja den Tod nicht, sondern schiebt ihn auf. Die Frage muss also lauten: Wie hoch darf der Preis sein für die Verlängerung des Lebens? Das gilt sowohl für den gesundheitlichen Preis, den der Einzelne für die Teilnahme an Früherkennung bezahlen muss, als auch für die finanziellen Belastungen des Gesundheitswesens.

Alle Länder haben das Problem, dass für ihr Gesundheitswesen nur begrenzte Finanzmittel zur Verfügung stehen, die optimal eingesetzt werden sollen. Die Frage ist deshalb, wie man diese knappen Mittel so verwenden soll, dass möglichst viele vorzeitige Todesfälle vermieden werden. Das bedeutet, dass Krebs-Früherkennung sich dem Vergleich mit anderen Vorbeuge- und Vorsorgemaßnahmen stellen muss. Denn selbst wenn sich mit Früherkennung tatsächlich vorzeitige Krebstode vermeiden lassen, kann es sein, dass sich mit demselben Geld auf einem anderen Gebiet mehr Lebensjahre retten lassen würden. Deshalb gilt auch für Früherkennungsprogramme, dass Aufwand und Nutzen in vernünftigem Verhältnis zueinander stehen müssen, sonst haben sie keine Berechtigung.

Was hier vernünftig bedeutet, ist allerdings durchaus umstritten. Fest steht, dass Früherkennung in keinem Fall dazu führt, dass Geld gespart wird, Reihenuntersuchungen und die Qualitätskontrolle kosten nun mal Geld. Meistens müssen mehr als 1000 Teilnehmer untersucht werden, damit ein einziger einen Nutzen haben kann – die Zahlen können zwischen einem von 800 bis einem von 5000 Teilnehmern liegen. Auch die Abklärung falsch-positiver Befunde verschlingt erhebliche Mittel. Oft muss ein Drittel der Ausgaben alleine dafür aufgebracht werden, eigentlich Gesunde von einem falschen Verdacht zu befreien. Je nach Methode und Krebsart kann jedes Lebensjahr, das man durch Früherkennung hinzuzugewinnen hofft, zwischen 10 000 und einigen 100 000 Euro kosten. Allerdings sind solche Kostenberechnungen mit Vorsicht zu genießen, da sie oft auf Zahlen aus dem Ausland beruhen, die nicht ohne weiteres auf Deutschland übertragen werden können.

In diesem Buch spielen Kosten bei der Beurteilung der Früherkennungsprogramme keine entscheidende Rolle. Der Hauptgrund: Das Kennzeichen des gesetzlichen Früherkennungskatalogs ist ja, dass die Angebote für den Einzelnen formal kostenlos sind. Freilich ist das nur eine Illusion: Das Geld, das die Kassen für Früherkennung ausgeben, steht nicht mehr für andere Maßnahmen zur Verfügung, die man daher selbst zahlen muss. Deswegen werden Kostenfragen in Zukunft wichtiger werden. Hinzu kommt, dass Ärzte zunehmend versuchen, ihren Kunden weitere Check-ups so schmackhaft zu machen, dass sie bereit sind, diese aus der eigenen Tasche zu bezahlen.

Leben mit der Angst vor Krebs

Die Diagnose Krebs ist meist der Beginn einer langen Krise. Wer sie erhält, erlebt, wie eine Welt zusammenbricht. Eben hat man vielleicht noch den nächsten Urlaub geplant, plötzlich steht die Möglichkeit in Raum, dass man nie mehr in Urlaub fahren wird. Was ist mit meiner Familie? Was wird aus den Kindern? Schnell setzt sich eine tiefe Furcht fest. Der Tod, sonst eine ferne, abstrakte Möglichkeit, ist plötzlich greifbar. Mit allen Konsequenzen für die Familie, für Partner und Freunde.

Die Furcht vor der Diagnose Krebs ist auch für viele der Grund, gar nicht erst zur Früherkennung zu gehen. Früherkennungsbefürworter halten diese Furcht für eine irrationale Reaktion, weil sie dazu führt, die in ihren Augen schwerwiegendere Bedrohung zu unterschätzen – nämlich den Krebs selbst. Doch so unvernünftig ist diese Furcht gar nicht. Denn eine Krebsdiagnose zu stellen, ist ja genau das Ziel der Früherkennung, nach dem Motto: Lieber früher wissen als früher sterben.

Wie man sich fühlt, wenn man zur Früherkennung geht

Welche Auswirkungen die Früherkennung auf das eigene Wohlbefinden hat, hängt stark von den eigenen Erwartungen ab: Wer von vornherein ein realistisches Bild über Nutzen und Risiken der Früherkennung hat, dem fällt es leichter, mit den Konsequenzen klarzukommen, die sowohl Teilnahme als auch Nicht-Teilnahme nach sich ziehen können.

Allerdings verarbeiten die Menschen die Diagnose Krebs höchst unterschiedlich. Die Fähigkeit, mit den Konsequenzen der Erkrankung klarzukommen, hängt von einer Vielzahl von Details ab: Wie stabil ist die eigene Persönlichkeit? Wie viel Unterstützung bekommt man durch Familie, Freunde oder Ärzte? Es gibt sogar Krebskranke, bei denen die Nähe zum Tod zum Wendepunkt ihres Lebens wurde, an dem sie sich aus Zwängen befreien konnten, gegen die zu wehren sie bislang nicht den Mut aufbrachten.

Die Haltung zur Früherkennung kann viele Facetten haben. Für viele Teilnehmer spielt zum Beispiel eine entscheidende Rolle, dass Früherkennung ihnen die Möglichkeit bietet, etwas für die eigene Gesundheit zu tun. Doch wer selbst die Initiative in die Hand nehmen will, sollte sich darüber im Klaren sein, dass aktives Handeln ebenso riskant sein kann wie Nichtstun. Beides kann richtig und beides kann falsch sein.

Wer an Krebs-Früherkennung teilnimmt, wird mit einer von zwei Aussagen konfrontiert werden: »Wir haben bei Ihnen keinen Hinweis auf einen Tumor gefunden. Bitte kommen Sie zum nächsten Termin wieder.« Oder: »Es gibt da eine Auffälligkeit, die weitere Abklärung nötig macht.«

Wer die erste Auskunft erhält, ist beruhigt. Die Aussicht auf diese gute Nachricht ist ein wichtiger Grund für viele, die zur Früherkennung gehen: Sie empfinden die Teilnahme an Krebs-Früherkennung als Erleichterung. In einigen seltenen Fällen hat die gute Nachricht einen folgenschweren Makel. Denn unvermeidlicherweise übersieht Früherkennung immer wieder einen Krebs. Auch diese Betroffenen gehen erleichtert nach Hause, bis sie dann plötzlich selbst den Tumor entdecken. Der Schock, dass die oft als unfehlbar geltende Früherkennung ihren Krebs übersehen hat, ist dann oft so groß, dass die Patienten den Fehler nicht dem Test, sondern dem Arzt zuschreiben.

Hier wird die fehlende Aufklärung über die Schwächen der Früherkennung leicht für die Ärzte zu einem Bumerang: Oft ist es tatsächlich nicht die persönliche Schuld des Arztes, wenn in der Früherkennung ein Tumor übersehen wird. Doch weil die meisten Patienten über diese Möglichkeit nicht gut aufgeklärt sind, zerstören die durch das Sieb der Früherkennung geschlüpften Tumore das Vertrauen in den Arzt. Für Frauenärzte sind falsch-negative Brustkrebs-Diagnosen in der Früherkennung mittlerweile der häufigste Grund für Schadenersatzklagen geworden. Die mangelnde Aufklärung sorgt so dafür, dass Patienten eine doppelte Krise aushalten müssen: Zur Diagnose Krebs kommt das Gefühl, von seinem Arzt um die Chance zum Überleben betrogen worden zu sein.

Unnötige Sorgen

Auch in der Gruppe, die nach der Untersuchung die Nachricht bekommt, dass etwas nicht in Ordnung ist, sind die psychologischen Folgen keineswegs einheitlich. Das Ausbleiben der erhofften Entwarnung löst Verunsicherung aus. Auch wenn das Risiko, dass hinter der Auffälligkeit wirklich Krebs steckt, immer noch klein ist, beginnt eine Phase des bangen Wartens, die Wochen, manchmal Monate dauern kann. Und das Räderwerk der Medizin ergreift schnell von einem Besitz: Der eben noch Gesunde ist plötzlich ein Patient; die anscheinend harmlose Früherkennungsuntersuchung zieht nun automatisch und ohne dass man sich richtig wehren kann weitere Untersuchungen bis hin zu Operationen nach sich.

Meist steht am Ende dann die Nachricht, dass der Verdacht unberechtigt war: Nur in ein bis zwei von zehn Fällen steckt hinter einer durch Früherkennung entdeckten Auffälligkeit wirklich Krebs. Die Reaktion der Betroffenen ist paradox: Nüchtern betrachtet haben Gesunde Zeit verloren und eine unnötige Krise durchstehen müssen. Doch die Erleichterung über die Entwarnung ist dann schließlich so groß, dass selbst diese Patienten am Ende eher zu Dankbarkeit gegenüber den Ärzten neigen. »In der Phase der Erleichterung nach Ausräumung des Krebsverdachtes wird so leicht niemand die Frage stellen, ob das ganze Vorgehen denn überhaupt gerechtfertigt war«, sagt Johannes Köbberling von der Universität Witten/Herdecke.

Belegt sind die Folgen vor allem bei Frauen, die einen falschen Verdacht auf Brustkrebs überstanden haben. Kennzeichen ist, dass die Frauen sehr unterschiedlich reagieren. Manche Teilnehmerinnen scheuen nach einem falsch-positiven Befund die Früherkennung. Andere werden jedoch, nachdem sie die Krise überstanden haben, die Angst nicht mehr ganz los – und dann zu besonders treuen Anhängern von Früherkennung. Solange Patienten nicht über die Häufigkeit von falsch-positiven Diagnosen aufgeklärt werden, haben sie keine Chance, diese Zusammenhänge zu durchschauen. Untersuchungen von Teilnehmerinnen an Brustkrebs-Früherkennung zeigen, dass die Frauen falsch-positive Befunde wesentlich besser verarbeiten, wenn sie von vornherein darüber aufgeklärt waren, wie häufig diese Irrtümer sind.

Wenn ein Verdacht zur Sicherheit wird

Weitere Untersuchungen können auch dazu führen, dass Früherkennungsteilnehmer nun endgültig mit der Diagnose Krebs konfrontiert werden. Mit der Nachricht beginnen neue, existentielle Unsicherheiten. Die nächste Zeit verbringt man damit, die Behandlung zu besprechen und genauere Auskunft über die eigene Zukunft zu erhalten. Werde ich überleben? Wie viel Zeit bleibt mir im schlimmsten Falle noch?

Das Tückische ist, dass eigentlich kein Patient schnell eine sichere Antwort auf diese Fragen erhält: Wie gut die Heilungschancen waren, weiß man einigermaßen sicher erst, wenn man zehn Jahre später noch frei von einem Rückfall lebt. Doch in dieser Zeit spaltet sich auch die Gruppe der Krebskranken in verschiedene Schicksale auf, die ein ganz unterschiedliches Licht auf die psychologischen Folgen der Früherkennung werfen.

Das Bittere ist, dass nur diejenigen, die trotz Früherkennung an ihrem Tumor sterben, sicher sein können: In ihrem Fall hatte die Früherkennung nicht den versprochenen Nutzen. Dafür aber haben sie durch die frühe Diagnose einige Jahre sorgenfreies Leben verloren – ein erheblicher Preis für die vergebliche Hoffnung auf Heilung.

Und dann gibt es die Gruppe der Patienten, die ihren Tumor tatsächlich überleben. Diese Gruppe ist meist tief überzeugt davon, dass Früherkennung der Grund für die Heilung war. Allerdings kann aus dieser Gruppe keiner sicher sein, ob er sein Überleben wirklich der Früherkennung zu verdanken hat. Meist wird das sogar nur eine Minderheit sein.

Die meisten Überlebenden hätten ihren Krebs auch überlebt, wenn sie nicht an der Früherkennung teilgenommen hätten. Ihr Tumor wäre auch noch heilbar gewesen, wenn die Patienten ihn Jahre später durch Zufall selbst gefunden hätten. Doch das ist harmlos im Vergleich zu dem, was Patienten erdulden, bei denen ein Tumor gefunden wird, der so langsam wächst, dass sie ihn nie bemerkt hätten. Auch diese Patienten fühlen sich durch Früherkennung gerettet, doch in Wahrheit hat sie die Teilnahme an der Früherkennung in eine Krise gestürzt und ihnen das Stigma Krebs angeheftet. Sie sind diejenigen, die durch die Teilnahme an der Krebs-Früherkennung den größten Schaden haben. Früherkennung hat ihre Gesundheit nicht erhalten oder verbessert, sondern manchmal unwiederbringlich zerstört.

Das Problem ist, dass niemand jemals erfahren wird, welcher der Geheilten zu welcher Gruppe gehört. Deshalb kann man niemanden fragen, wie er es bewertet, dass seine Diagnose Krebs überflüssig war.

Erfahrungen gibt es nur damit, wie Patienten reagieren, wenn sie nach Jahren erfahren, dass ein bei ihnen entdeckter und behandelter Tumor eine Fehldiagnose war. Ein drastisches Beispiel stammt aus Essen. Dort hat ein vermutlich verrückter Arzt Mitte der 90er Jahre reihenweise bei völlig gesunden Frauen Brustkrebs diagnostiziert. Vielen Patientinnen wurde daraufhin die Brust amputiert, andere erhielten zusätzlich Chemotherapien. Als sie jedoch erfuhren, dass die Diagnosen falsch gewesen waren, haben sie sehr unterschiedlich reagiert: Viele hatten die Krise gerade überstanden und wollten nicht mehr an ihre Erkrankung erinnert werden. Doch einige Frauen haben eine Selbsthilfegruppe gegründet und mit juristischen Mitteln Schadenersatz erstritten.

Wie man sich fühlt, wenn man nicht zur Früherkennung geht

Wer zur Früherkennung geht, muss also damit rechnen, eine nicht nur früh-, sondern auch vorzeitige oder gar überflüssige Krebsdiagnose verarbeiten zu müssen, ohne dass sein Leben verlängert wird. Doch was sind die psychologischen Konsequenzen, wenn man nicht zur Früherkennung geht?

Für die meisten Verweigerer bedeutet das objektiv, dass sie gesund und ohne weitere Beeinträchtigung leben werden. Irgendwann im Alter wird bei ihnen eine unheilbare, chronische Krankheit beginnen, bei vielen wird das dann auch Krebs sein. Doch daran hätte Früherkennung nichts geändert.

Allerdings wird eine kleine Gruppe dieser Verweigerer irgendwann doch einen der Krebse aufspüren, für die es Früherkennungsangebote gibt. Wie fühlt sich eine 60-Jährige, die die Mammographie verweigert, aber dann an Brustkrebs erkrankt? Oder ein Mann, der nichts von Prostatakrebs-Früherkennung wissen will, aber dann einen Tumor spürt? Vermutlich wird dann in ihm der Gedanke nagen, ob er nicht doch eine Chance vergeben hat, gleichgültig wie klein sie auch gewesen sein mag. Kommt man dann mit den Selbstvorwürfen klar?

Und es wird nicht nur Selbstvorwürfe geben: Der Mythos, der sich um die Krebsvorsorge rankt, sorgt auch dafür, dass die, die nicht zur Früherkennung gehen, sicher sein können, dass von Ärzten, Bekannten und vielleicht auch aus der Familie im Fall einer Krebserkrankung die Frage kommt: Warst du bei der Vorsorge? Worin schon, offen oder unausgesprochen, der Vorwurf mitschwingt: Wer nicht zur Früherkennung geht und dann an Krebs stirbt, hat selbst schuld. Der Vorwurf ist meist falsch. Dennoch ist die vorweggenommene Angst, sich zu wenig um sich gekümmert zu haben, ein wichtiges Motiv, Früherkennung wahrzunehmen.

Und das ist die zentrale Botschaft dieses Buches: Wer nicht zur Früherkennung geht, braucht kein schlechtes Gewissen zu haben. Auch dann nicht, wenn er zu der Minderheit gehört, die später tatsächlich an Krebs erkrankt. Er hatte die Wahl, sich zwischen zwei Möglichkeiten zu entscheiden: Beide haben Chancen und Risiken, beide Entscheidungen können falsch oder richtig sein. Der Preis der Früherkennung ist, dass sie eine erhebliche Zahl von Teilnehmern in Lebenskrisen stürzt, die sie ohne Früherkennung nie gehabt hätten. Wer nicht zur Früherkennung geht, lässt vielleicht eine Chance aus, das eigene Leben zu verlängern.

Die Frage liegt auf der Hand: Kann man die unnötige Belastung vieler Teilnehmer, manchmal sogar echtes Leid oder tödliche Zwischenfälle, für die Früherkennung verantwortlich sein kann, aufwiegen gegen den möglichen Gewinn an Lebenszeit und das Leid, das ein vorzeitiger Tod bedeutet? Auf diese Frage kann keine allgemeingültige Antwort gegeben werden. Die muss jeder selbst finden, weil jeder selbst die Konsequenzen tragen muss. Gleichgültig, ob man sich für oder gegen Krebs-Früherkennung entscheidet: Beide Alternativen können vernünftig sein.

Charakteristisch ist, dass Befürworter der Früherkennung diese Frage für klar beantwortet halten: Die Möglichkeit, wenige Leben zu retten, genügt ihnen als Begründung, bei einer wesentlich größeren Zahl von Teilnehmern Schäden in Kauf zu nehmen. Auch diese Bewertung der Krebs-Früherkennung ist vernünftig. Zum Problem wird es aber, dass die Befürworter so von der Allgemeingültigkeit ihrer Bewertung überzeugt sind, dass sie diese Ansicht auch zu einem allgemeinen gesellschaftlichen Prinzip erheben wollen.

Wie Früherkennungskampagnen das Leben verändern

»Nichts ist fataler für die Gesundheit, als sich zu sehr um sie zu bemühen.« Benjamin Franklin, amerikanischer Erfinder, Staatsmann und Philosoph, hatte Ende des 18. Jahrhunderts sicher nicht die Krebs-Früherkennung im Blick, als er diesen Satz prägte. Doch das Zitat trifft heute den Kern eines Dilemmas, das sich in den Industriestaaten immer mehr zuspitzt. Die Leute leben bei guter Gesundheit immer länger. Doch gleichzeitig kommt das Gefühl, gesund zu sein, mehr und mehr abhanden. Die Furcht vor Krankheiten dominiert.

Doch was ist das eigentlich: Gesundheit? Seit Jahrhunderten versuchen Ärzte diesen Zustand zu beschreiben. Doch damit haben sie ähnliche Schwierigkeit wie mit der Definition von Liebe. Die Weltgesundheitsorganisation hat 1948 Gesundheit als einen »Zustand vollkommenen körperlichen, psychischen und sozialen Wohlbefindens« definiert, »der mehr ist als Abwesenheit von Krankheit«. Doch diese Definition hat mit der Wirklichkeit kaum etwas zu tun: Wie kann es sonst sein, dass manch querschnittsgelähmter Rollstuhlfahrer oder insulinabhängiger Diabetiker sich gesund fühlt und sein Leben genießt – obwohl er nach dieser Definition alles andere als gesund ist.

Tatsächlich ist Gesundheit nichts, was sich objektiv definieren und wie Fieber messen ließe. »Man kann unendlich viel für seine Gesundheit tun; das hat aber oft nicht viel, oft sogar gar nichts damit zu tun, ob und in welchem Maße man sich als gesund empfindet – und Letzteres zählt«, sagt der Psychiater Klaus Dörner.

Sich gesund zu fühlen ist immer eine Frage der eigenen Wahrnehmung, eine flüchtige Empfindung. Gesund fühlt man sich dann, wenn der Körper den eigenen Plänen nicht im Wege steht, wenn man das Vertrauen hat, seine Lebensplanung umsetzen zu können. Dass auch Querschnittsgelähmte und Krebskranke sich gesund fühlen können, hat mit der Fähigkeit des Menschen zu tun, sich in das Unvermeidbare einzufinden, also körperliche Einschränkungen zu verarbeiten und ein neues Gleichgewicht zwischen ihren Plänen und dem Machbaren zu finden.

Der kritische Punkt ist, dass viele Kampagnen zur Förderung der Früherkennung dieses Vertrauen in den Körper und dieses Gleichgewicht ganz gezielt zu zerstören versuchen. Jüngstes Beispiel ist eine nationale Aufklärungskampagne zur Darmkrebs-Früherkennung: »Die Ahnungslosigkeit der Menschen wird subtil, aber äußerst nachhaltig durchbrochen«, rechtfertigt Christa Maar, die Vorsitzende der Felix Burda Stiftung, die Kampagne: »Diese Narbe bleibt, die Botschaft hallt im Bewusstsein des Betrachters lange nach« (siehe Kapitel Darmkrebs S. 199 f.).

Klarer kann man es kaum ausdrücken: Wenn das Gefühl, sich gesund zu fühlen, so beschädigt ist, dass man seinem eigenen Empfinden nicht mehr traut, ist man motiviert, zur Früherkennung zu gehen – um das eben zerstörte Vertrauen wieder zurückzugewinnen. Es ist erstaunlich, dass die Initiatoren solcher Kampagnen offensichtlich davon ausgehen, dass ausgerechnet die Zerstörung des Vertrauens in die eigene Gesundheit eben jene verbessert. Beweise dafür haben sie keine.

Doch zu den unbeantworteten Fragen gehört, welche sozialen und kulturellen Auswirkungen solche Kampagnen haben, die die Suche nach Krankheit in den Vordergrund rücken. Kritik an der Neigung der Medizin, sich immer mehr in den Alltag der Menschen einzumischen, ist nicht neu. Vom österreichischen Philosophen und Schriftsteller Ivan Illich stammt das fast 25 Jahre alte ›Gebet‹: »Und führe uns nicht in die Diagnose, sondern erlöse uns von dem Streben nach Gesundheit«. Für ihn ist »das gesellschaftliche Streben nach Gesundheit zum vorherrschenden pathogenen Faktor geworden.«

Tatsächlich sind Früherkennungskampagnen ja nur ein Teil der Gesundheitswelle, die die Industrieländer erfasst hat.

Auch die Medien sind an dem Wechselspiel beteiligt: Zum einen schildern sie täglich Risiken, denen man ausgesetzt sein kann, und bieten dann vermeintliche Lösungen an, wie man diesen Risiken ausweichen kann. Weil Risiken aus dem Zusammenhang gerissen oder übertrieben werden, geht das Gespür dafür verloren, welche Krankheiten wirklich eine Bedrohung und welche eher selten sind. Etwas für seine Gesundheit und seinen Körper zu tun, wird für Teile der wohlhabenden Bevölkerung zur wichtigsten Freizeitbeschäftigung: Fitness-, Wellness- und Anti-Aging-Welle durchdringen den Alltag einer Gesellschaft, die immer älter und damit auch kränker wird. Der Trend wird durch Pharmaindustrie und manche Ärztegruppen tatkräftig unterstützt: Auch harmlose Veränderungen wie etwa Haarausfall werden zu einem medizinischen Problem umdefiniert, damit Ärzte und Pharmaindustrie dann ihre Hilfe anbieten können.

Gleichzeitig ist die Fähigkeit verloren gegangen, mit dem Risiko von Tod und Krankheit umzugehen. Das hat auch damit zu tun, dass Sterben nicht mehr in der Öffentlichkeit stattfindet, sondern in Heimen und Krankenhäusern. Mangels dieser Erfahrung hat die Angst vor dem Sterben und dem Tod irreal zugenommen, sagt Klaus Dörner: »Die Folge ist, dass die Fähigkeit verloren gegangen ist, das Leben als endlich zu begreifen«.

Die Verkrebsung

Schon der Versuch, über das Risiko Krebs aufzuklaren, kann bei manchen Menschen die Gesundheit beschädigen und zu einer Veränderung in der Wahrnehmung des eigenen Lebens führen. Besonders Frauen stehen unter ständiger Beobachtung der Medizin. Schon 20-Jährige werden von Frauenärzten allen Ernstes aufgefordert, mindestens monatlich nach Brustkrebs zu suchen. Wie verändert sich das Körpergefühl, wenn das Organ, das Teil ihrer Weiblichkeit ist, so zum potentiell gefährlichen Anhängsel umdefiniert wird?

Das Eindringen medizinischer Aspekte in die alltägliche Selbstwahrnehmung bezeichnet die Historikerin Barbara Duden von der Universität Hannover als »Verkrebsung«. Damit meint sie, dass auch völlig Gesunde beginnen, an der Möglichkeit zu leiden, dass sie Krebs haben könnten. »Es bleibt mir unklar, ob das heute propagierte krebsbezogene Benehmen von Ärzten und ebenso von Patientinnen Frauenschmerz lindert, Frauenleid mildert, Frauen entlastet oder aber vorzüglich Frauen erst mit Verkrebsung strapaziert, um sie danach umso leichter einer immer fragwürdigeren Krebstherapie unterwerfen zu können«, sagt sie.

Und das gilt nicht nur für Frauen. Auch viele Männer werden etwas entwickeln, was Barbara Duden »Windschutzscheibenblick« nennt. Wer ein Auto fährt, nimmt mit wachsender Geschwindigkeit immer weniger davon wahr, was um ihn herum und in der vorbeiziehenden Landschaft passiert. Sein Blick bleibt stattdessen auf einen nicht genau definierten Punkt auf der Fahrbahn gerichtet, um einen möglichen Unfall zu vermeiden. Ähnlich sorgt die bewusst geschürte Angst vor Krebs dafür, dass sich die Wahrnehmung des Lebens verändert. Krebsvorsorge zwingt zum Leiden an einer Möglichkeit, die nur mit geringer Wahrscheinlichkeit eintreffen wird.

Ungesund wird dieser Gedanke dann, wenn er sich zu weit in das Leben einschleicht und beginnt, den Alltag zu verändern – genau das wollen Krebsvorsorge-Kampagnen erreichen. »Die von Tests und Wahrscheinlichkeiten gebannte Aufmerksamkeit behindert die eigene Lebendigkeit«, kritisiert Klaus Dörner die Trends, »die subjektiv Gesundheit fördern wollen, in Wirklichkeit aber der Gesellschaft die Vitalität austreiben«.

Was kann man statt Früherkennung gegen Krebs tun?

Lieber auf neue Therapien warten?
Früherkennung ist aus der Not geboren, weil es gegen viele Krebsarten heute noch keine heilende Therapie gibt. Doch wenn die Früherkennungsmethoden heute nur unsichere Vorteile und erhebliche Risiken bieten, was gibt es denn dann für Alternativen für die, die nicht einfach abwarten wollen? Werden die Krebstherapien in zehn Jahren so wirksam sein, dass Krebs dann ohnehin heilbar sein wird?

Der Blick zurück stimmt eher pessimistisch: Was in den vergangenen Jahren an neuen Wirkstoffen auf den Markt kam, brachte nur begrenzte Verbesserungen. Im *British Medical Journal* analysierten italienische Experten die Medikamenten-Neuzulassungen in den Jahren 1995 bis 2000 und kamen zu dem ernüchternden Fazit, dass nur der Preis der Medikamente wirklich innovativ war: Die neuen Medikamente waren meist nicht wirkungsvoller als ihre Vorgänger, dafür aber bis zu 350 mal teurer. Auch Alison Abbott vom Wissenschaftsmagazin *Nature* schätzt die Erfolge der bisherigen Bemühungen nüchtern ein: »Ein ums andere Mal schlugen Substanzen, die in Mäusen wahre Wunder vollbracht haben, bei der Konfrontation mit der klinischen Realität jämmerlich fehl.«

Niemand wird deshalb heute so vermessen sein, Krebs in naher Zukunft für heilbar zu halten – wie etwa der ehemalige US-Präsident Richard Nixon, als er 1971 den »Krieg gegen Krebs« ausrief und einen baldigen Sieg in Aussicht stellte. Dennoch spricht manches durchaus für eine optimistische Sicht auf die Zukunft der Krebstherapie, wenn man die Ziele anders definiert. So ist das Wissen über molekulare Zusammenhänge in der Zelle gerade in den vergangenen Jahren so sprunghaft angewachsen, dass Forscher heute gezielt einzelne Spieler des molekularen Geschehens mit Wirkstoffen zu beeinflussen versuchen.

Einige Ansätze sind durchaus vielversprechend. Eine Strategie versucht, die natürliche Körperabwehr gegen Krebs zu stimulieren. Hintergrund ist die Überlegung, dass Tumorzellen sich von normalen Körperzellen unterscheiden und so eigentlich das Immunsystem auf den Plan rufen müssten. Da Tumorzellen aber kaum Merkmale an ihrer Oberfläche aufweisen, die sie für die Körperabwehr als Feind erkennbar machen, versuchen Wissenschaftler Impfstoffe zu entwickeln, die entweder diese wenigen Merkmale verstärken oder das Immunsystem gezielt aktivieren.

Ein anderer Ansatz zielt direkt auf die Gene ab, die das Tumorwachstum antreiben. Ein Beispiel für solch ein Medikament ist Glivec, ein kürzlich gegen eine Blutkrebs-Variante zugelassenes Medikament, das fast die Hälfte der Patienten von den Krebszellen befreit. Glivec blockiert ein ganz bestimmtes Enzym, das Blutzellen zu Tumorzellen entarten lässt.

Ein anderes Beispiel ist Herceptin, das das Wachstum fortgeschrittener Brusttumore bremst. Ein Wundermittel ist Herceptin allerdings nicht: Es kann als Zusatz zu anderen Therapien die Überlebenszeit von einem Drittel der Frauen um vier bis fünf Monate verlängern, aber sie nicht heilen. Doch auch solche begrenzten Erfolge machen den Forschern Mut, weil sie erstmals sehen, dass das bessere Verständnis des Tumors tatsächlich zu effektiven Medikamenten führen kann.

Darauf hoffen sie auch bei einem weiteren Ansatz, der die so genannten Tumorsuppressorgene ins Visier nimmt. Diese Gene sorgen in der gesunden Zelle dafür, dass das Wachstum nicht außer Kontrolle gerät. Doch in den meisten Tumoren sind diese Steuergene beschädigt oder verloren gegangen. Forscher suchen deshalb nach Wegen, diese Defekte durch Gentherapie zu reparieren, sodass sich Krebszellen praktisch selbst wieder abschalten. Doch obwohl Versuche, Gene in Krebszellen einzuschleusen, seit Jahren laufen, gibt es bisher keine vorzeigbaren Erfolge. Typisch ist eine deutsche Studie an Patientinnen mit Eierstocktumoren: Der Versuch musste vorzeitig abgebrochen werden, weil es ein Jahr nach Behandlungsbeginn den Frauen mit Gentherapie nicht besser ging als denen ohne; stattdessen hatten die Komplikationen sogar zugenommen.

Da Tumore vielfältige Wege gehen, die Wachstumskontrollen außer Kraft zu setzen, erscheint vielen Forschern das pauschale Aushungern der Tumorherde als die vielversprechendste Strategie im Kampf gegen Krebs. Noch bevor ein Tumor die Größe eines Stecknadelkopfs erreicht hat, braucht er eine eigene Blutversorgung, um weiter wachsen zu können. Forscher suchen derzeit nach Medikamenten, die das Wachstum neuer Blutgefäße in dem Tumor verhindern und so die Größe begrenzen. Bisherige klinische Studien verliefen enttäuschend.

Ob Krebstherapien in absehbarer Zeit so weit sein werden, dass die Früherkennung vernachlässigt werden kann, ist deshalb ausgesprochen zweifelhaft. »Es ist naiv anzunehmen, dass wir in soliden Tumoren dramatische Resultate bekommen werden, indem wir ein einzelnes Ziel ins Visier nehmen«, sagt José Baselga von der Uniklinik Barcelona. Diese Erkenntnis schlägt sich auch darin nieder, dass die Krebsforscher ihre Ziele ändern: Die heißen nicht mehr unbedingt Heilung durch ein Mittel, sondern Lebensverlängerung durch eine Kombination mehrerer Mittel. Krebs wird also nicht geheilt, sondern zu einer chronischen Krankheit abgemildert.

Gibt es in Zukunft bessere Tests?

Auch die Suche nach neuen Methoden zur Krebs-Früherkennung läuft auf Hochtouren. Sie sollen Krebs noch früher, noch kleiner entdecken. Dabei geht der Trend generell weg von auf menschliche Sinne angewiesene Verfahren wie Tasten und Durchleuchten hin zu automatisierbaren Labormethoden, wie etwa dem chemischen Nachweis von Tumorproteinen.

Eine neue Qualität wird die Früherkennung mit der Einführung von Gentests erreichen. Da alle Tumore mit zahlreichen Genschäden behaftet sind, könnten Gentests theoretisch auch für Tumorarten in Frage kommen, für die es heute keine Früherkennungsverfahren gibt. Sie können ererbte Gendefekte aufspüren, die die Wahrscheinlichkeit erhöhen, dass ihr Träger eines Tages einen bestimmten Tumor entwickeln wird. Diese vererbten Gendefekte machen allerdings nur einen kleinen Teil der Tumorerkrankungen aus. Der weitaus größte Teil geht auf im Laufe des Lebens erworbene Gendefekte zurück. Mittlerweile sind etliche Genveränderungen bekannt, die Krebswachstum begünstigen.

Noch sind die Gentests nicht so weit ausgereift, dass sie für den routinemäßigen Einsatz taugen. Aber es ist nur eine Frage der Zeit, bis solche Tests zur Verfügung stehen werden – wahrscheinlich für mehr Tumorarten als bisher und für noch frühere Stadien. Möglicherweise werden sie sogar etwas genauer und weniger fehleranfällig sein. Doch auch diese Tests werden nicht frei von Nebenwirkungen sein, so dass sie ihre Tauglichkeit erst in Erprobungen beweisen müssen.

Doch gerade wenn diese Tests das tun, was sie tun sollen, werden sie zu erheblichen Problemen führen. Zum einen werden sie den gesellschaftlichen, moralischen und vielleicht auch finanziellen Druck weiter erhöhen, sich einer noch umfassenderen medizinischen Kontrolle zu unterziehen. Ob das die

Menschen gesünder macht, ist zweifelhaft: Noch mehr Menschen werden in noch jüngeren Jahren zu potenziellen Krebsopfern gestempelt mit der Auflage, sich vorsorglich behandeln zu lassen, sich an strenge Ernährungs- und Verhaltensregeln zu halten und sich noch häufiger kontrollieren zu lassen. Die Verkrebsung wird zunehmen.

Was kann Vorbeugung leisten?

Vorbeugung bietet im Spektrum der zur Verfügung stehenden Maßnahmen die beste Aussicht, Krebs um mehrere Jahre aufschieben zu können. Doch auch für Vorbeugung gilt, dass man sie als Waffe gegen Krebs nicht überschätzen darf. Wenn beispielsweise Klaus Höffken, der Präsident der Deutschen Krebsgesellschaft, suggeriert, Vorbeugung und Früherkennung könnten Krebs daran hindern, in Deutschland zur »Todesursache Nummer eins zu werden«, weckt er Hoffnungen, die mit Sicherheit enttäuscht werden.

Für diese Skepsis gibt es mehrere Gründe: Zum einen ist es ein Problem, dass es zur Vorbeugung gegen Krebs zwar eine Fülle von gut gemeinten, aber nur selten wissenschaftlich überprüften Ratschlägen gibt. Einiges spricht dafür, dass Ernährung großen Einfluss auf Krebsentstehung und -wachstum hat. Bereits 20 Jahre alt ist die Schätzung, dass gesunde Ernährung das Krebsrisiko um ein Drittel vermindern könnte. Diese Zahl wurde 1997 durch eine Studie des World Cancer Research Funds bestätigt, die weltweit die Krebs-Erkrankungsraten verschiedener Länder verglichen hat. Der Report kommt zu der Schlussfolgerung, dass bei anderer Lebensweise in den Industriestaaten etwa ein Drittel der Tumore vermieden werden könnten. Was den Ratschlag problematisch macht, ist freilich, dass niemand so genau weiß, was gesunde Ernährung ist. Britische Forscher zeichneten im September 2002 denn auch ein zurückhaltendes Bild von den Möglichkeiten, durch Ernährung Krebs vorzubeugen. Denn bislang gibt es noch keine Studien, in denen Freiwillige die Wirkungen verschiedener Ernährungsweisen gezielt erprobt haben. Zwar stellen eine Fülle von Untersuchungen Beziehungen her – etwa zwischen Fleischkonsum und Darmkrebs oder Fettverzehr und Brustkrebs –, doch die meisten dieser Analysen weisen allenfalls schwache Zusammenhänge nach, die immer auch durch andere Faktoren und versteckte Verzerrungen bedingt sein könnten. »Bislang lautet der vernünftige Ratschlag, ein gesundes Gewicht zu bewahren, Alkoholkonsum zu begrenzen und sich ausgewogen mit genügend Früchten, Gemüse und Getreide zu ernähren«, schreiben die Forscher. Auch die Deutsche Krebsgesellschaft konzentriert ihren Ratschlag zur Ernährung auf die Botschaft, mehr Obst und Gemüse zu essen, nach Möglichkeit fünfmal am Tag.

Dahinter steckt ein doppelter Effekt: Wer zu jeder Mahlzeit Obst und/oder Gemüse isst, verzehrt weniger von anderen, eventuell weniger gesunden Nahrungsmitteln. Und gleichzeitig nimmt er mit der pflanzlichen Nahrung Tausende von Inhaltsstoffen auf, denen Forscher vorbeugende Wirkungen gegen Krebs zutrauen.

Einige Forscher hoffen zudem, durch chemische Prävention gegen Krebs vorbeugen zu können. Bisherige Versuche mit Medikamenten, Vitaminen und Ballaststoffen sind zwar eher enttäuschend oder widersprüchlich ausgefallen. Aber derzeit sind weitere fast zwei Dutzend Medikamente und Pflanzenextrakte in der Erprobung, die möglicherweise die Entstehung oder das Wachstum von Krebs hemmen können. Doch diese Studien sind noch nicht weit genug, um schon etwas zu den Erfolgsaussichten sagen zu können. Die Pille zur Krebsvorbeugung wird es auf absehbare Zeit wohl nicht geben.

In dem Ratschlag, zur Vorbeugung von Krebs ein gesundes Gewicht zu halten, steckt auch ein zweites Konzept der Vorbeugung: Bei Menschen, die sich regelmäßig und viel bewegen, scheint Krebs später aufzutreten als bei Bewegungsmuffeln.

Bleibt ein dritter, vermutlich der wichtigste Ratschlag zur Krebsvorbeugung: nicht zu rauchen. Tabak ist die entscheidende Ursache für den Tod der fast 38 000 Lungenkrebsopfer pro Jahr in Deutschland. Davon wären mehr als 90 Prozent durch Verzicht aufs Rauchen vermeidbar. Von 1000 60-jährigen Rauchern sterben vor dem 70. Geburtstag etwa 100 an Lungenkrebs, insgesamt sterben 340, wenn man alle Todesursachen zusammennimmt, darunter etwa weitere 100 an Herzinfarkten und Schlaganfällen (Tabelle 4, Seite 38 unten). Von 1000 gleich alten Nichtrauchern müssen nur fünf innerhalb des nächsten Jahrzehnts mit Tod durch Lungenkrebs rechnen, insgesamt sterben 150 (Tabelle 3, Seite 38 oben). Das bedeutet: Wenn 1000 60-jährige Raucher nicht rauchen würden, würde 95 der Tod durch Lungenkrebs vor dem 70. Lebensjahr erspart, fast 200, wenn man alle Todesursachen mit einbezieht. Das ist etwa das 50- bis 100-fache dessen, was Krebs-Früherkennung leisten kann. Doch auch für Nichtraucher gilt, dass sie nicht unsterblich sind – im Durchschnitt leben sie aber sieben Jahre länger als Raucher.

Tatsächlich könnte Vorbeugung sogar dazu führen, dass insgesamt die Zahl der Krebstoten zunimmt. Der Grund für diese paradox klingende Möglichkeit liegt darin, dass sich Krebs eigentlich nur dadurch verhindern lässt, indem man vorher an etwas anderem stirbt. Doch wenn man genau hinschaut, stellt man fest, dass die Ratschläge, die Krebsärzte zur Vorbeugung gegen Krebs geben, fast dieselben sind, die Herz-Kreislauf-Spezialisten gegen Herzkrankheiten geben. Das heißt: Wer etwas gegen Krebs tut, tut auch etwas gegen Herzinfarkt. Das unterstreicht zwar, dass gesunde Ernährung und ausreichend Bewegung die besten Mittel sind, sein Risiko zu verringern, vor dem 70. Lebensjahr an Krebs zu erkranken. Doch falls sich herausstellen sollte, dass die Vorbeugungsratschläge gegen Krebs noch besser gegen Herz-Kreislauf-Krankheiten wirken, würden sie die Zahl derjenigen, die in hohem Alter an Krebs sterben, noch erhöhen. »Der Tod kann nicht vermieden werden, deshalb besteht die Hauptaufgabe der Krebsvorbeugung durch Ernährung erstens darin, die Zahl vorzeitiger Krebserkrankungen deutlich zu verringern, und zweitens in dem Versuch, viele der Tumore zu verhindern, die erst im höheren Alter auftreten«, schreibt der World Cancer Research Fund.

Der Bericht widerspricht auch der Idee, dass Vorbeugung die deutsche Krebsstatistik innerhalb weniger Jahre verändern könnte. Bereits vorhandene Tumore sind ja kaum noch rückgängig zu machen. Der World Cancer Research Fund schätzt, dass es zehn bis 60 Jahre dauert, bis die Vorbeugung durch Ernährung spürbare Auswirkungen zeigt.

Akteure

In diesem zweiten Teil werden die Akteure vorgestellt, die an der Früherkennung beteiligt sind. Alle gesunden erwachsenen Frauen und Männer bilden zusammen die Gruppe der möglichen Konsumenten. Nehmen sie die Früherkennung wahr, werden sie zu Patienten. Um sie herum scharen sich die Anbieter: Ärzte, Unternehmen, Krankenkassen sowie Politik und Verwaltung. Die Anbieter folgen unterschiedlichen Motiven, aber sie verfolgen ein gemeinsames Ziel: möglichst viele Menschen für die Früherkennung zu gewinnen.

Patienten

Vom Gesunden zum Patienten

Vorsorgekampagnen richten sich an Gesunde. Nimmt ein Mensch die Früherkennung wahr und geht deswegen zum Arzt, wird aus ihm – unabhängig davon, wie der Test ausgeht – ein Patient. Das klinische Wörterbuch Pschyrembel definiert den Patienten so: »allgemeine Bezeichnung für einen Kranken; im engeren Sinne ein an einer Erkrankung bzw. an Krankheitssymptomen Leidender, der ärztlich behandelt wird; auch für einen Gesunden, der Einrichtungen des Gesundheitswesens zu Diagnose oder Therapie in Anspruch nimmt«.

Vielleicht ist es ja eine tief sitzende Scheu vor diesem Identitätswandel, der manche Menschen gegenüber Früherkennungsprogrammen skeptisch sein lässt. »Screening ist das Geschäft, Patienten zu produzieren«, bringt es der Epidemiologe Hazel Thornton in einem Editorial der Fachzeitschrift *British Medical Journal* auf den Punkt. Und weil »Patient zu werden nicht auf die leichte Schulter genommen werden darf«, so Thornton weiter, würde das Screenen ganz eigene ethische Probleme aufwerfen. Von denen aber hierzulande keine Rede ist.

Wenn es etwa um das Recht der Patienten auf Information geht, dann setzt das Nachdenken der Ärzte erst kurz vor der Therapie an. Statt sich kritisch mit dem von ihnen geforderten Identitätswandel vom Gesunden zum Patienten und mit den möglichen Folgeschäden der Früherkennung auseinander zu setzen, predigen sie seit Jahren, dass es weit besser um die Krebsbilanz in Deutschland stünde, wenn nur mehr Menschen die Angebote zur Früherkennung nutzen würden. Dabei weiß niemand so genau, wie viele Menschen derzeit zu welcher Früherkennung gehen – wie viele die regulären Tests in Anspruch nehmen, wie viele sich aus eigener Tasche mal eben zwischendurch checken lassen und wie viele einen konkreten Krebsverdacht vortäuschen, um etwa kostenlos einen Test zu bekommen, der von Rechts wegen dem Abklären verdächtiger Tastbefunde vorbehalten sein sollte.

Aus den Abrechnungen der gesetzlichen Krankenversicherungen geht hervor, dass sich in den vergangenen Jahren die Zahl der Maßnahmen zur Krebs-Früherkennung bei Frauen bis auf 17 Millionen erhöht hat, während die Zahl bei den Männern nach einem Hoch im Jahr 1996 wieder auf den Wert von 1994 mit knapp 1,7 Millionen zurückgefallen ist. Diese Daten sind jedoch wenig aussagekräftig: Sie sagen weder etwas über die Art der Früherkennung noch über das Alter der Teilnehmer und natürlich auch nichts über die Leistungen der privaten Kassen und die selbst bezahlten Untersuchungen aus.

Die letzten Zahlen, die wenigstens nach Altersgruppen aufgesplittet sind und keine Fehler enthalten, stammen aus dem Jahr 1990. Die Daten belegen, dass nicht einmal jeder fünfte 65- bis 75-jährige Mann an den Untersuchungen teilnahm. In den anderen Altersgruppen waren es noch weniger. Bei den Frauen beanspruchte in der Altersgruppe der 25- bis 60-Jährigen jede zweite bis dritte die Tests. Bei den 20- bis 25-Jährigen und den über 65- bis 70-Jährigen war es nur jede fünfte und bei den über 75-Jährigen nur noch jede zehnte.

Die dürftige Datenlage ist ein großes Manko der Früherkennung. Eine detaillierte Datenerhebung wäre keine Erbsenzählerei, sondern wissenschaftlich dringend geboten, sagt der Münchner Epidemiologe Dieter Hölzel: Ohne Daten über die Teilnehmer ist die Bewertung einer Methode nicht möglich. So kann die Annahme, dass Früherkennung Leben rettet, für die deutsche Vorsorgepraxis letztlich weder bewiesen noch widerlegt werden.

Zumindest was die Frauen betrifft, hält Marie-Luise Dierks von der Medizinischen Hochschule Hannover die Klagen über eine generelle Vorsorgemüdigkeit für unangebracht. Sie verweist darauf, dass die Programme zur Krebs-Früherkennung knapp über 80 Prozent der Frauen bekannt sind, von denen die meisten das Angebot auch annehmen – wenn auch nicht alle mit großer Regelmäßigkeit. Die offizielle Zahlen beziehen nur die Frauen ein, so Dierks, die turnusmäßig zur Früherkennung gehen.

Die Motive der Patienten

Marie-Luise Dierks hat sich gezielt damit befasst, wie Frauen zur Brustkrebs-Früherkennung stehen. Sie befragte Frauen nach ihren Motiven, ob und warum sie die Untersuchungen regelmäßig, ab und zu oder gar nicht wahrnehmen. Dabei konnte sie zehn verschiedene Frauentypen charakterisieren.

1. Die Vertrauensvolle:
Sie macht das, was der Arzt ihr rät. Nach seiner Vorgabe tut sie alles, um ihr Krebsrisiko zu vermindern und um sich nichts vorwerfen zu müssen, falls sie doch Krebs bekommt.

2. Die Früherkennungsbewusste:
Sie hat sich mit dem Thema Früherkennung kritisch auseinander gesetzt. Ein hohes Maß an Verantwortung für ihren Körper prägt ihre positive Grundeinstellung gegenüber den Untersuchungen.

3. Die Ängstliche:
Krebsfälle in ihrer Familie oder ihrem Bekanntenkreis lassen sie jede medizinische Maßnahme ausschöpfen, um ihr Risiko zu vermindern. Die Zeit zwischen den Untersuchungen erlebt sie als sehr unangenehm.

4. Die Gesundheitsbewusst-Kritische:

Für sie ist der Arzt eher Ausführender als fachliche Autorität. Sie entscheidet selbst, welche Untersuchungen sie für sinnvoll hält. Mammographie sieht sie wegen der Strahlenbelastung kritisch.

5. Die Vergessliche:

Obwohl sie vom Sinn der Untersuchungen überzeugt ist, vergisst sie öfter den Gang zum Arzt und das Selbstabtasten oder sie findet dafür keine Zeit – und wird deshalb von ihrem schlechten Gewissen geplagt.

6. Die Nachlässige:

Sie nimmt die Angebote nur wahr, wenn der Arzt sie unmittelbar darauf hinweist. Das Thema Früherkennung beschäftigt sie ansonsten nicht besonders, weil sie auch nicht davon ausgeht, an Krebs zu erkranken.

7. Die Verdrängende:

Sie geht eher selten zur Früherkennung, weil sie sich mit dem Thema gar nicht befassen möchte. Sie will ihren aktuellen Gesundheitszustand lieber nicht kennen, weil sie die Heilungschancen in jedem Fall für gering hält.

8. Die Schamhafte:

Sie empfindet die Untersuchung beim Frauenarzt als so peinlich, dass sie sich der gynäkologischen Früherkennung verweigert. Zur Mammographie wäre sie aber bereit.

9. Die Kritisch-Ablehnende:

Sie misstraut nicht nur dem Arzt, sondern dem ganzen medizinischen System. Zur Früherkennung geht sie nicht, weil sie findet, dass dadurch Leiden eher hervorgerufen als verhindert werden.

10. Die Ängstlich-Ablehnende:

Obwohl sie ihr eigenes Krebsrisiko hoch einschätzt, geht sie aus Angst vor dem Ergebnis nicht zur Früherkennung. Sie beruft sich auf Frauen, die trotz regelmäßiger Vorsorge an Krebs gestorben sind.

Auch wenn Marie-Luise Dierks nur das Verhalten von Frauen betrachtet hat, dürften die Gründe für Ablehnung oder Akzeptanz auch für Männer zutreffen: Vertrauen dem Arzt gegenüber und hohes Gesundheitsbewusstsein als Gründe für eine positive Haltung, Nachlässigkeit, Scham und Misstrauen gegenüber dem Medizinsystem als Gründe für eine negative Einstellung. Interessant ist dabei, dass Angst vor Krebs sowohl für als auch gegen die Früherkennung sprechen kann.

Patient und Arzt

In beinahe allen Gesundheitsfragen holt sich der Patient ärztlichen Rat. Die Krebs-Früherkennung macht da keine Ausnahme. Der Arzt führt dabei nicht nur die Untersuchungen aus, er tritt auch als Ratgeber auf: Er empfiehlt oder warnt, er motiviert aktiv oder verhält sich neutral. Als Argumentationshilfe gegenüber dem Patienten dienen ihm mitunter Broschüren der Deutschen Krebsgesellschaft und der Deutschen Krebshilfe, die sich wiederum auf ärztliche Fachleute berufen.

Die unantastbare Autorität der Ärzte von einst ist allerdings nicht mehr gefragt. Eine Studie der Akademie für Technikfolgenabschätzung in Stuttgart zum Thema Patientensouveränität fand heraus, dass 93 Prozent aller Patienten umfassende und verständliche Informationen für sehr wichtig halten, damit sie eine autonome Entscheidung treffen können. Die Patienten emanzipieren sich also zunehmend vom Halbgott in Weiß.

Das ist auch gut so, bekräftigen bei jeder Gelegenheit die Ärztevertreter. Während der Europäischen Woche gegen Krebs Anfang Oktober 2002 etwa, die ganz im Zeichen der Patientenrechte stand, überboten sich die Mediziner auf einer Pressekonferenz der Deutschen Krebsgesellschaft geradezu mit Solidaritätsadressen an die Patienten. So sagte Wolfgang Hiddemann, Professor für Innere Medizin an der Ludwig-Maximilians-Universität in München: »Während das Verhältnis zwischen Arzt und Patient über Jahrhunderte von einem paternalistischen Arztbild geprägt war, in dem der Arzt über die medizinischen Maßnahmen in alleiniger Verantwortung entscheidet, ist heute die Anerkennung der individuellen Entscheidungsfreiheit des Patienten in den Mittelpunkt gerückt.«

Klaus-Peter Hellriegel, Vorsitzender der Berliner Krebsgesellschaft, betonte auf derselben Veranstaltung gar das verbriefte Recht der Patienten auf Information: »Der Arzt steht in der Pflicht, der Patient hat das Recht. Wenn der Patient das Gefühl hat, der Arzt respektiere seine Rechte nicht in ausreichendem Maße, hat er die Möglichkeit, diese einzufordern.«

Für die Patienten selbst stellt sich die Situation allerdings etwas anders dar: »Der Patient im deutschen Gesundheitssystem wird von den Kassen und Ärzten bevormundet, von der Politik wird er vernachlässigt«, findet Ekkehard Bahlo von der Deutschen Gesellschaft für Versicherte und Patienten (DGVP).

Der mündige Patient, wie ihn sich »der verantwortungsvolle Arzt wünscht« (Hellriegel), stellt in der Praxis allerdings auch eine große Herausforderung dar – mancher Mediziner würde wohl sagen, er ist eine rechte Plage: Er möchte nicht nur, dass der Arzt seine Ansichten darlegt und begründet, er erwartet zudem, dass der Arzt sein Wohl, also das des Patienten, und nicht sein eigenes im Auge hat. Der Arzt darf also nicht einseitige Informationen anbieten, sagt etwa Ingrid Mühlhauser von der Universitätsklinik Hamburg:

»Die Wahrscheinlichkeit, dass ein Patient die Zustimmung zur Untersuchung nach voller Information ablehnt, darf kein Grund sein, die Information nicht zu geben.«

Die Realität sieht jedoch anders aus: So dienen Broschüren der Krebsgesellschaften nicht dem Zweck, Menschen über die Möglichkeiten der Krebs-Früherkennung zu informieren. Die Broschüren wollen sie vielmehr zur Teilnahme überreden. Die Entscheidung, ob er die Früherkennung für sinnvoll hält, wird damit nicht dem Einzelnen überlassen, sondern er wird mit der bereits in Expertengremien getroffenen Entscheidung, dass Früherkennung auf jeden Fall sinnvoll ist, konfrontiert. Wer dem nicht folgen will, gilt als verantwortungslos.

Eine Beratung über erwiesenen und nicht erwiesenen Nutzen, über mögliche Fehlalarme und eventuell übersehene Krebsherde ist auch vom Gesetzgeber lediglich in einem Fall vorgesehen: Die gerade aktualisierten Richtlinien zur Krebs-Früherkennung des Bundesausschusses der Ärzte und Krankenkassen schreiben eine Beratung nur für die Darmkrebs-Früherkennung vor. Vor dem Schnelltest auf Blut im Stuhl soll der Patient über »Ziel und Zweck« des Programms informiert werden. Auf mögliche »Nachteile« dagegen kommt der Arzt erst vor einer Darmspiegelung zu sprechen. Denn anders als alle anderen Früherkennungstest birgt die Darmspiegelung selbst deutliche Risiken – wenn etwa das bis zwei Meter lange Endoskop einer Biegungen des Gedärms nicht folgen will und die Darmwand durchstößt. Außerdem kann der Arzt noch während der Bestandsaufnahme bereits therapeutisch eingreifen, indem er auffällige Veränderungen entfernt.

Wie Patienten entscheiden, wenn sie mit den Argumenten für und gegen eine Früherkennungsuntersuchung konfrontiert werden, ist nicht vorherzusehen. So kommen manche Studien zu dem Schluss, dass sich ein erheblicher Anteil der Informierten gegen den Test entscheidet, wenn ihm auch die möglichen Schäden dargelegt werden. Die Erfahrungen von Johannes G. Schmidt, Arzt aus Einsiedeln in der Schweiz, bestätigen diese Annahme: »Alle Frauen beziehungsweise Patientinnen in meiner Praxis, vor die ›wahre‹ Nutzen-Risiko-Bilanz gestellt, haben sich gegen eine Teilnahme am Brustkrebs-Screening entschieden – meist mit einem Gefühl der Erleichterung.«

Allerdings sind viele Patienten gegenüber manchen Schäden der Früherkennung sehr tolerant. So ergab eine Studie an 479 Frauen zum Thema Mammographie-Screening, dass knapp 40 von 100 befragten Frauen mehr als 10 000 falsch-positive Fehlalarme für akzeptabel halten, wenn damit ein Leben gerettet werden kann. Das sagen selbst die Frauen, die bereits die Folgen eines Fehlalarms zu tragen hatten.

Vielleicht ist die Autonomie der Patienten größer als gemeinhin angenommen, schließlich nehmen viele Menschen die Früherkennungsangebote nicht wahr. Sie haben sich, sagt Marie-Luise Dierks, gegen oder zumindest nicht aktiv für die Teilnahme entschieden, wenn auch selten aus Überzeugung, sondern meist aus Unlust, Scham, Zeitmangel – und fast immer mit einem schlechten Gewissen. Aber immerhin autonom.

Patient und Krankenkassen

Für die Krankenkassen teilt sich das Heer der Versicherten in zwei Lager, wie etwa die AOK in ihrer Broschüre *Krebsvorsorge für Frauen und Männer – Chancen nutzen* deutlich macht. Da sind auf der einen Seite die Abtrünnigen, wie etwa Klaus F. (53), der sagt: »Krebsvorsorge? Ohne mich! Wenn ich Krebs habe, will ich es so spät wie möglich erfahren. Ich möchte mein Leben genießen.« Und da sind auf der anderen Seite die Gefolgsleute, wie Britta T. (34): »Krebsvorsorge und die jährliche Früherkennungsuntersuchung bin ich mir und meiner Familie einfach schuldig. Ich lebe aktiv und bewusst.« Beiden wird zugestanden, das Leben genießen zu wollen. Doch anders als Klaus F. »fühlt sich Britta T. dabei für ihre Gesundheit verantwortlich.«

Die Sicht der Kassen auf den Patienten ähnelt der der Krebsgesellschaften: Der Patient hat nicht selbst zu entscheiden, sondern er hat sich den Argumenten pro Früherkennung anzuschließen. Falls er sich eine eigene Meinung erlaubt, handelt er verantwortungslos – nicht nur gegenüber sich selbst, sondern auch gegenüber der Familie. Die Broschüren und Mitgliederzeitschriften sollen den Patienten nicht nur zur Früherkennung bewegen, sie wollen ihm unterschwellig auch klarmachen, wie sehr sich die Kasse um seine Gesundheit sorgt: Er erhält selbst dann Leistungen, wenn er gar nicht krank ist. Den Imagewandel von der Kranken- zur Gesundheitskasse kann so jeder am eigenen Leib nachvollziehen.

Der organisierte Patient

Zu den vehementesten Befürwortern der Früherkennung gehören Patienten, bei denen bereits ein Tumor entdeckt wurde. Viele fühlen sich als Überlebende, denen die Früherkennung das Leben gerettet hat, weil der Tumor gerade noch rechtzeitig behandelt werden konnte. Andere beschäftigen sich wegen ihrer Krankheit mit dem Thema Krebs und propagieren die Früherkennung als eine wirkungsvolle Strategie im Kampf gegen Krebs, unanhängig davon, ob sie selbst von den Früherkennungsprogrammen profitiert haben. Ein Beispiel hierfür ist Christine Tetzlaff, Erzieherin aus dem schwäbischen Bodelshausen: Als sie beim Duschen einen Knoten in der Brust entdeckte, sah sie sich gezwungen, sich mit dem Thema Brustkrebs auseinander zu setzen. Damals fand sie Halt in der Frauenselbsthilfe nach Krebs, deren Leiterin sie später wurde. Die Gruppe lädt Experten zu Informationsveranstaltungen ein und kämpft für eine bessere Früherkennung.

Deutschlandweite Kreise zieht die Koalition Brustkrebs, die ihre Aktionen professionell organisiert. Am 20. Oktober 2001 etwa schaffte sie in einer Sternfahrt 500 Teilnehmerinnen aus dem gesamten Bundesgebiet nach Berlin, um dort mit ihnen die schnelle Einführung der europäischen Leitlinien zu Früherkennung, Versorgung und Forschung zu fordern.

Eine international agierende und besonders schlagkräftige Initiative ist die Felix Burda Stiftung, benannt nach dem an Darmkrebs gestorbenen Sohn von Christa Maar und dem Verleger Hubert Burda. Die Felix Burda Stiftung erklärte den März 2002 zum Aktionsmonat und setzte eine bundesweite Kampagne in Gang, die ihresgleichen sucht: Mit Plakaten, Veranstaltungen und einem ganzen Heer von Prominenten setzt sie sich dafür ein, »Darmkrebs in Deutschland endlich von seinen Tabus zu befreien«, so Christa Maar. Das Ziel ist klar, die Parole griffig: 30 000 Darmkrebstote »sind 30 000 zu viel«, denn »Darmkrebs lässt sich durch Früherkennung verhindern oder heilen«. Dass ihrem in jungen Jahren erkrankten Sohn die auf Menschen jenseits der Lebensmitte zielende Früherkennung nichts genützt hätte, spielt keine Rolle. Das Thema an sich und vielleicht auch der Wunsch, etwas Gutes zu tun, scheint Maar und ihren Mitstreitern Motivation genug zu sein.

Oft lässt sich allerdings echte Betroffenheit nur schwer von weitergehenden Interessen trennen. Für Pharmafirmen etwa sind Patientenverbände ein Geschenk des Himmels. Ein wenig finanzielle und vielleicht auch logistische Unterstützung genügen und die Patienten können ihre eigenen Ziele verfolgen – und nebenbei als perfekte Lobbyisten auch die Ziele der Unternehmen. Das ist für die Firmen nicht nur billig, sondern auch effektiv: Wenn Hunderte Brustkrebspatientinnen für die Verbesserung der Therapie demonstrieren, ist das weit glaubwürdiger und erzeugt damit weit mehr öffentliches Interesse, als wenn ein Pharmaunternehmen selbst aktiv wird. Hinzu kommt, dass Pharmafirmen hierzulande ihre verschreibungspflichtigen Arzneien nicht öffentlich bewerben dürfen, Patientenverbände sich hingegen sehr wohl dafür einsetzen können, dass bestimmte Medikamente und Methoden zugelassen und verbreitet werden.

Das Beispiel der Brustkrebspatientinnen ist nicht aus der Luft gegriffen: Die Koalition Brustkrebs wurde von dem Unternehmen Hoffmann-La Roche mit einer siebenstelligen Summe gesponsert. Eine Roche-Mitarbeiterin saß sogar mit Stimmrecht im innersten Kreis der Gruppe und wurde aus erster Hand über Pläne und Strategien informiert. Ein Interessenkonflikt nahte: Roche hat kürzlich mit Herceptin ein neues und teures Brustkrebsmedikament auf den Markt gebracht. Auch wenn das Medikament nicht explizit Gegenstand der Demonstration war, so wird doch zumindest die Aufmerksamkeit gegenüber dem Thema und damit der Druck auf Ärzte erhöht, das neue Mittel einzusetzen. Als der Koalition klar wurde, dass die enge Einbindung des Unternehmens die Unabhängigkeit und Glaubwürdigkeit zu beschädigen drohte, ist sie am Streit, wie man zukünftig mit Pharmafirmen zusammenarbeiten soll, zerbrochen.

Nicht nur Unternehmen, auch Politiker stellen sich gerne in den Dienst von Patientenverbänden, gerade wenn es um das populäre Thema Früherkennung geht. So trat als Hauptrednerin beim Berliner Treffen der Koalition Brustkrebs das Bundestagsmitglied Helga Kühn-Mengel auf und die Schirmherrschaft hatte Gesundheitsministerin Ulla Schmidt. Wo das Engagement für die gute Sache aufhört und das Taktieren anfängt, um eigene Ziele zu verfolgen und Pluspunkte für Person und Partei zu sammeln, ist oft nur schwer auszumachen.

Das Koalieren der Patienten mit Industrieunternehmen und Politikern ist legal und wäre auch nicht weiter schlimm, wenn dabei nicht ein gruppenübergreifender Meinungssog entstehen würde, der abwägende Sichtweisen niederbügelt. So sehen sich die Krankenkassen gezwungen, Methoden, deren Nutzen wissenschaftlich umstritten oder sogar widerlegt ist, beizubehalten oder neu einzuführen, weil einer entfesselten Massenbewegung mit rationalen Argumenten nicht beizukommen ist.

Manche Firmen gehen dabei so weit, die Stimmung in der Bevölkerung ganz gezielt anzuheizen. Findet sich dafür keine geeignete Patientengruppe, gründen sie eben ihre eigene: Um ihren Labortest zur Früherkennung von Viren, die in manchen Fällen zu einem Gebärmutterhalskrebs führen können, in den Markt zu drücken, rief die US-Firma Digene die Initiative »Women for HPV-Testing« ins Leben. Diese initiierte Aktion rekrutierte Prominente für die gute Sache und richtete eine Homepage ein, von der aus man die Einführung des Tests per vorbereiteter Mail fordern konnte. Ihren Sitz hat die Initiative allerdings bei einer Hamburger PR-Firma und eine Vorsitzende gibt es nicht.

Der prominente Patient

Ob Prominente etwas von einer Sache verstehen oder nicht, tut der Aufmerksamkeit, die sie erzeugen, keinen Abbruch. So eignen sie sich hervorragend als Zugpferd für populäre Themen wie die Früherkennung. Und die Prominenten selber scheinen das Thema Vorsorge für so unverfänglich zu halten, dass sie offensichtlich nicht überprüfen, wie seriös die Aktionen sind, für die sie ihren Namen hergeben: Selbst Digenes potemkinsche Frauen-Initiative »Women for HPV-Testing« kann sich mit den Sympathieträgerinnen Rita Süssmuth, Sabine Christiansen und Nina Ruge schmücken.

Spitzenreiter im Rekrutieren Prominenter ist die Felix Burda Stiftung: Zu den Unterstützern des Darmkrebsmonats März 2002 zählen unter anderem Iris Berben, Senta Berger, Johannes B. Kerner, Jörg Pilawa und Harald Schmidt. Die Botschaft, die die Prominenten vertreten müssen, ist denkbar einfach. »Der Feind heißt Darmkrebs. Die Rettung heißt Früherkennung«, gibt etwa Uschi Glas zum Besten. Höchste Weihen erhielt die Initiative vor kurzem, als sie sich mit Initiativen anderer Länder im Vatikan zu einer Besprechung der weltweiten Strategie zusammenfand. Der Papst, selber Darmkrebs-Opfer, brach höchstpersönlich in einer Ansprache eine Lanze für die Früherkennung: »Eine wachsende Verfügbarkeit technischer und pharmazeutischer Mittel«, so Medizinexperte Johannes Paul II., »ermöglicht in den meisten Fällen eine rasche Erkennung der Krebssymptome und einen schnellen und wirksamen Eingriff«.

Selbst wenn Prominente ihrem Leiden erliegen, müssen sie noch für die Sache herhalten: Der *Stern* nahm den Tod von Regine Hildebrandt zum Anlass, die Situation in Deutschland zu geißeln. Im Editorial zog Chefredakteur Thomas Osterkorn über den »Skandal um die Vorsorge« her. Vor allem, weil »Deutschland bei der Früherkennung ein Entwicklungsland ist«, so Osterkorn, würden jährlich 18 000 Frauen an Brustkrebs sterben.

Ärzte

Für den Hausarzt war es ein Routinegespräch. »Sie sind zwar noch etwas zu jung, aber ich glaube, es ist kein Fehler, jetzt schon etwas für die Krebsvorsorge zu tun«, bot er seinem Patienten an. Einigermaßen überrascht reagierte er aber, als der 38-Jährige, der wegen Kreislaufproblemen in seine Sprechstunde gekommen war, das Angebot dankend ablehnte, mit einem Stuhltest nach Darmkrebs zu suchen.

Sein Nein verblüffte den Doktor so sehr, dass er sich trotz vollem Wartezimmer auf ein längeres Gespräch einließ. Und schnell wurde klar, dass er die Bilanz der Krebs-Früherkennungsuntersuchung, die er täglich an seinen Patienten praktizierte, gar nicht kannte – also auch nicht in der Lage war, Patienten ernsthaft über die Vor- und Nachteile aufzuklären. Doch das Gespräch hatte offenbar einen bleibenden Eindruck hinterlassen. Zwei Wochen später erhielt der Patient Post von seinem Arzt: Der hatte einen Zeitungsausschnitt kopiert, der die Schwächen des Stuhltests bestätigte.

Sicher eine der angenehmeren Varianten, wie Ärzte auf Kritik an der Krebsvorsorge reagieren. Unter den 375 000 deutschen Ärzten gibt es ein breites Spektrum von Ansichten und Einstellungen zur Früherkennung. Das reicht vom verbissenen Propagandisten, der jeden Kritiker der Krebsvorsorge wütend attackiert, bis zum ausgesprochenen Skeptiker, der Früherkennung für eine Einmischung in Dinge hält, die einen Arzt nichts angehen. Doch für die meisten Ärzte ist Früherkennung einfach Teil ihres Alltags, über den sie nicht tiefer nachdenken, weil er schon immer da war. Früherkennung ist für Ärzte so alltäglich, dass sie es meist nicht einmal für nötig halten, darüber aufzuklären, dass die Untersuchungen auch Risiken haben können.

Für die Lässigkeit gibt es ein ganzes Bündel von Gründen: eingeschliffene Gewohnheiten, Mängel der Ausbildung und finanzielle Interessen überlagern sich mit Konflikten, die aus dem Selbstbild entstehen, das Ärzte von sich selbst haben. Jedes pauschale Etikett wäre deshalb falsch.

Der informierte Arzt

Die Frage, warum so viele Ärzte ihre Patienten nicht offen über die Bilanz der Früherkennung informieren, kann in den meisten Fällen so beantwortet werden: Viele Ärzte kennen die Bilanz von Nutzen und Schaden schlicht selbst nicht. Um den Nutzen von Früherkennungsmethoden beurteilen zu können, bräuchten Ärzte ein grundsätzliches Verständnis der Grenzen von Diagnoseverfahren. Doch dieses Wissen wird ihnen im Medizinstudium nicht oder nur flüchtig vermittelt.

Die Folgen der mangelhaften Ausbildung beschreibt Gerd Gigerenzer vom

Berliner Max-Planck-Institut für Bildungsforschung in seinem Buch *Das Einmaleins der Skepsis*. Der Psychologe hat mit seinem Mitarbeiter Ullrich Hoffrage in München und Düsseldorf 48 Ärzte aus Krankenhäusern und Kliniken getestet: Internisten, Röntgen-, Frauen- und Hautärzte – also Fachleute, die täglich mit Früherkennung zu tun haben.

Die Ärzte sollten als Beispiel die Treffsicherheit der Mammographie zur Früherkennung von Brustkrebs berechnen. Gigerenzer präsentierte den Medizinern die dazu nötigen drei Zahlen auf verschiedene Weise. 24 Ärzte erhielten Prozentzahlen – also beispielsweise die Angabe, dass 0,8 Prozent der Frauen Brustkrebs haben. Kaum zu glauben, aber 22 der 24 Ärzte waren nicht in der Lage, auf Basis dieser Angaben die Aussagekraft zu berechnen – die meisten hatten die Sicherheit der Mammographie massiv überschätzt. Weitere 24 Ärzte bekamen statt der Prozentwerte die Häufigkeiten in absoluten Zahlen genannt – also statt der Angabe »0,8 Prozent der Frauen haben Brustkrebs« die inhaltlich identische Angabe »acht von 1000 Frauen haben Brustkrebs«. Diese Änderung hatte immerhin zur Folge, dass elf der 24 Mediziner nun das richtige Ergebnis berechnen konnten. Für Gigerenzer ist das ein Indiz, dass die Art und Weise, wie üblicherweise im Zusammenhang mit Früherkennung mit Zahlen umgegangen wird, auch die Fachleute verwirrt, weil sie nicht gelernt haben, die wahre Bedeutung zu durchschauen.

Die Schlussfolgerung: Wenn also nur wenige Ärzte das Einmaleins der Früherkennung durchblicken, dann ist es kein Wunder, dass sie es kaum einem Patienten erklären können.

Diese Wissenslücken des Medizinstudiums werden auch später nicht aufgefüllt. Bei der Weiterbildung während des Berufslebens verlassen sich die meisten Ärzte auf so genannte Meinungsbildner. Das ist eine besondere Klasse von Ärzten: Die Experten, meist Professoren von Universitäten und großen Kliniken, genießen bei der Mehrzahl der Ärzte und Patienten großes Vertrauen. Sie übernehmen die Aufgabe, ihren Kollegen in Vorträgen und Artikeln den Stand des Wissens zu vermitteln.

Charakteristisch für die Haltung der Meinungsbildner sind die Informationsbroschüren der Fachgesellschaften und Krankenkassen, die zum Thema Krebs-Früherkennung im Umlauf sind. Anke Steckelberg, Andrea Balgenroth und Ingrid Mühlhauser von der Universität Hamburg haben im Jahr 2001 17 deutsche Verbraucher-Informationsbroschüren zum Thema Darmkrebs-Früherkennung daraufhin überprüft, welche Informationen sie bieten. Das Urteil fiel ernüchternd aus: »Keine der 17 analysierten Broschüren erfüllte die Ansprüche an eine umfassende, unabhängige, transparente, aktuelle und evidenzbasierte Verbraucherinformation.« Mit anderen Worten: Die Broschüren sollen nicht neutral über Früherkennung informieren, sondern die Leute zur Teilnahme überreden.

Meist werden die Informationen durchaus in guter Absicht zurückgehalten. Man muss den Hintergrund der Experten kennen: Die engagiertesten Früherkennungsbefürworter sind Krebsspezialisten, die täglich Tumorpatienten behandeln.

Sie müssen immer wieder hilflos zusehen, wie ihre Patienten an Krebs sterben; auch sehr junge Opfer sind darunter. Sie erleben deshalb aus nächster Nähe, welche Katastrophe beispielsweise der Krebstod einer jungen Mutter für die Familie bedeutet. Da ist es also durchaus verständlich, dass aus der Perspektive eines solchen Arztes Früherkennung geradezu harmlos wirkt und die Risiken vernachlässigbar scheinen.

Doch gerade wegen ihres Berufs ist die Wahrnehmung der Krebsärzte verzerrt. Während sie verlässliche Partner sind für die, die Krebs haben, sind sie nicht zwangsläufig auch gute Ratgeber für Gesunde. Denn die weitaus überwiegende Mehrzahl der Menschen hat eben keinen Krebs, und es gilt, auch deren Interessen zu schützen. Krebsexperten erleben nicht mit, was mit denen geschieht, die die negativen Konsequenzen der Früherkennung zu spüren bekommen. Doch weil sie motiviert und auf ihrem Gebiet glaubwürdige Experten sind, ist die Verlockung groß, ihrem Ratschlag auch auf Gebieten zu folgen, auf denen sie keine Fachleute sind, sondern letztlich nur ihre private Meinung kundtun.

Der Arzt, das Volk und der Einzelne

Neben den Wissenslücken gibt es jedoch weitere Einflüsse auf die Haltung der Ärzte zur Früherkennung. Einer ergibt sich aus der doppelten Verantwortung der Mediziner. Paragraph eins der für alle deutschen Ärzte verbindlichen Berufsordnung legt fest: »Der Arzt dient der Gesundheit des einzelnen Menschen und des ganzen Volkes.«

Krebs-Früherkennung ist jedoch ein typisches Beispiel für Bevölkerungsmedizin: Sie fordert von vielen die Bereitschaft, Opfer zu bringen – und sei es auch nur an Zeit –, während nur wenige davon einen Vorteil erwarten können.

In der doppelten Verantwortung für den Einzelnen und das Allgemeinwohl liegt für Ärzte also ein Konflikt, den sie in der Aufklärung ihrer Patienten lösen müssen. Ärzte stehen in der gesetzlich verankerten Pflicht, jeden Patienten über die Konsequenzen und Unsicherheiten einer Untersuchung aufzuklären – wenn einer es nicht tut, kann ihm ein Schadenersatzprozess drohen. Und weil Früherkennung sich an Gesunde wendet, muss die Aufklärung sogar noch gründlicher sein als die von Kranken. Ein Kranker, der mit einem Leiden seinen Arzt aufsucht, will Hilfe. Und je schwerer das Leiden ist, desto eher können Risiken der Behandlung akzeptiert werden, solange eine Maßnahme begründete Aussicht auf einen Nutzen hat. Doch die Situation ist fundamental anders, wenn ein Arzt einem Gesunden eine Früherkennungsuntersuchung vorschlägt. Die Toleranz gegenüber Risiken muss hier viel kleiner sein, weil sonst die Untersuchung die eben noch vorhandene Gesundheit beschädigen könnte. Wenn ein Arzt einen Gesunden zur Früherkennung auffordert, braucht er deshalb zum einen besonders zuverlässige wissenschaftliche Beweise, dass er bei einer »beträchtlichen Anzahl« derer, die an der Früherkennung teilnehmen, tatsächlich den »Verlauf der Erkrankung abändern kann«. Das ist keine neue Forderung: Der britische Arzt Archie Cochrane hat sie bereits vor über 30 Jahren formuliert. Außerdem muss der Arzt seinen Patienten aber auch besonders sorgfältig über die Konsequenzen aufklären.

Doch je ehrlicher ein Arzt seinen Patienten aufklärt, desto größer wird die Wahrscheinlichkeit, dass sich dieser dann gegen die Teilnahme entscheidet. »To sell or to tell« lauten die sich ausschließenden Alternativen: Entweder ein Arzt verkauft die Früherkennung oder er erklärt sie seinen Patienten – und redet sie damit vielen aus.

Eine Aufklärung zieht jedoch häufig heftige Schelte von meist selbst mit Ärzten besetzten Institutionen, wie der Deutschen Krebsgesellschaft und der Deutschen Krebshilfe, aber auch der Krankenkassen nach sich. Diese Institutionen fordern die Ärzte ausdrücklich dazu auf, ihre Aufgabe fürs Gemeinwohl wahrzunehmen – also Patienten zur Teilnahme an Früherkennung zu motivieren. Sie erwarten, dass der Arzt seine alte Rolle als väterlicher Berater spielt, der weiß, was gut für seine Patienten ist – und diese nicht mit allzu vielen Details verunsichert.

Doch väterliche Ärzte alten Typs gehen mehr und mehr das Risiko ein, bei den modernen Patienten ihre Vertrauensbasis zu verspielen. Eine wachsende Zahl von Patienten informiert sich außerhalb der Arztpraxis: Beratungsstellen, Hotlines und vor allem das Internet bieten leichten Zugang zu Informationen. Das heißt: Ein Arzt, der seinen Patienten entscheidende Informationen vorenthält, muss damit rechnen, dass dieser sich das Wissen anderswo besorgt und sich dann die Frage stellt, warum ihn sein Arzt nicht informiert hat.

Zum eigenen Wohl

Zum Konflikt zwischen Gemeinwohl und Wohl des Einzelnen kommt hinzu, dass Ärzte auch ihr eigenes Wohl im Blick haben. Gerade niedergelassene Mediziner sind Unternehmern vergleichbar, die einen mittelständischen Betrieb mit oft mehreren Angestellten am Laufen halten sollen. Die zunehmende Finanznot des Gesundheitswesens sorgt dafür, dass Ärzte Vorsorgeuntersuchungen auch unter dem Aspekt beurteilen müssen, wie sie sich auf ihr Einkommen auswirken. Kein Arzt kann sich eine Medizin leisten, die ihn bankrott gehen lässt.

Grundsätzlich ist Früherkennung als Einnahmequelle für die Ärzte interessant, denn Massenuntersuchungen bieten auf den ersten Blick durchaus die Aussicht, auch Geld in Massen zu verdienen. Und wer es als Arzt darauf anlegt, dem fällt es nicht schwer, unter vier Augen fast jeden Patienten vom Sinn einer lukrativen Untersuchung zu überzeugen. Dabei hilft sowohl das grundsätzliche Vertrauen, das Patienten ihrem Arzt entgegenbringen, als auch die Tatsache, dass viele Menschen ohnehin grundsätzlich aufgeschlossen sind gegenüber Früherkennung.

Allerdings sind durchaus nicht alle Früherkennungsuntersuchungen für Ärzte lukrativ. So wird die gesetzliche Krebsvorsorge aus dem begrenzten Budget der Krankenkassen bezahlt. Für die Vorsorge-Untersuchungen veranschlagt eine von der Kassenärztlichen Bundesvereinigung herausgegebene Liste der Zeitprofile bei Frauen im Durchschnitt 15, bei Männern 13 Minuten, als Honorar können die Mediziner pro Patient zwischen zehn und 15 Euro abrechnen.

Deshalb überlegt sich mancher Arzt, ob er seine knappe Zeit nicht besser nutzen kann, indem er seinen Patienten alternativ oder zusätzlich private Leistungen zur Früherkennung anbietet.

Im Vordergrund steht dabei eine Liste so genannter individueller Gesundheitsleistungen. Der IGeL genannte Katalog enthält meist Untersuchungen, die ihren Wert nicht bewiesen haben und deshalb nicht von den Kassen bezahlt werden, die aber aus Sicht der Ärzte attraktiv genug erscheinen, um bei vielen Patienten auf Interesse zu stoßen. Wer nicht privat versichert ist, muss die Untersuchungen jedoch aus eigener Tasche bezahlen.

Mittlerweile haben sich sogar von Ärzten mitgegründete Firmen wie die Kölner MedWell Gesundheits AG auf das Marketing solcher Gesundheitsleistungen spezialisiert, darunter sind auch fast ein Dutzend Krebs-Früherkennungsuntersuchungen. Die Untersuchung des ganzen Körpers auf Hautkrebs durch Hautärzte ist für etwa 30 Euro zu haben, aber auch der bei Urologen derzeit beliebte PSA-Test findet sich auf der Liste: Für etwa 15 bis 25 Euro bieten sie den Test fast jedem älteren Mann zur Früherkennung von Prostatakrebs an. Ob die Suche wirklich das Risiko verringert, an Prostatakrebs zu sterben, ist unbewiesen. Dennoch suggerieren Urologen beispielsweise in einer im Oktober 2002 zusammen mit dem ZDF herausgegebenen Broschüre, dass Männer durch den Test ihr Leben verlängern können. Das »sollte Ihnen Ihre Gesundheit wert sein. Denn Sie haben nur ein Leben«, heißt es da. Würde ein Arzt seine Patienten aufklären, ohne ihnen zu sagen, dass es keine zuverlässigen Beweise für den Nutzen des PSA-Tests gibt, würde er sich Ärger mit dem Berufsrecht einhandeln. Denn dort ist der Spielraum für Marketing eng begrenzt: »Berufswidrig ist das Verhalten, wenn die gegebenen mündlichen oder schriftlichen Informationen insbesondere unsachlich, unwahr, unwürdig, unseriös, vergleichend, täuschend oder zur Täuschung geeignet, anpreisend, primär auf einen Werbeeffekt abzielend sind«, so formulieren es die Kassenärztlichen Vereinigungen.

Tatsächlich löst die Gratwanderung der Ärzte, ihr Honorar mit Untersuchungen aufzubessern, die für die Patienten von zweifelhaftem Nutzen sind, auch innerhalb der Ärzteschaft Widerspruch aus. Das *Deutsche Ärzteblatt*, Standesorgan der Ärzteschaft, kritisierte im Frühjahr 2002, dass manche Praxis auf dem Weg zum Gesundheitsladen sei. »Viele Ärzte glauben sich mit ihrer Handlungsweise im Recht – auch weil sie sich mit ihren Nöten und Kosten von der Gesetzlichen Krankenversicherung im Stich gelassen fühlen«, schreibt Norbert Jachertz, der Chefredakteur des *Ärzteblattes*. »Über kurz oder lang wird der Patient merken, dass sein Doktor, dem sein volles Vertrauen gehört und dem er deshalb sogar die neuen, merkwürdigen Empfehlungen abgenommen hat, sein Vertrauen missbraucht hat. Dann ist die Basis des Arztberufes dahin.«

Auch hinter den Kulissen liefern sich verschiedene Ärztegruppen immer wieder heftige Auseinandersetzungen darum, wer am Honorartopf für Früherkennung beteiligt werden soll. Dieser Streit hat für Patienten spürbare Nachteile. Beispielsweise müssen für ein Früherkennungsprogramm Qualitätskriterien festgelegt werden, die unter anderem regeln, welche Ausbildung ein Arzt haben muss, damit er Früherkennung betreiben und abrechnen darf. Je strenger die Anforderungen an die Ausbildung werden, desto besser wäre das für die Patienten. Doch strenge Anforderungen bedeuten auch, dass nur eine kleine Zahl der Ärzte das Recht erhält, eine Untersuchung abrechnen zu können. Die Folge ist, dass gut ausgebildete Ärzte ein Interesse an eher strengen Qualitätskriterien haben. Die weniger gut ausgebildeten möchten jedoch möglichst weiche Kriterien, um auch an den Honoraren beteiligt zu sein.

Solche Auseinandersetzungen ums Geld werden vor allem innerhalb der Kassenärztlichen Vereinigungen geführt. Sie sind für Fragen der Abrechnung und Verteilung der Honorare zuständig. Die Vorsitzenden werden von den Ärzten ihres Bezirks gewählt. Das heißt: Wer unpopuläre Entscheidungen gegen die Mehrheit seiner Wähler trifft, also etwa Geld von einer großen Gruppe auf eine kleine umverteilt, muss damit rechnen, nicht mehr wiedergewählt zu werden.

Streitigkeiten um die Verteilung von Honoraren haben zum Beispiel dazu geführt, dass in Deutschland zehn Jahre später als etwa in den USA oder den Niederlanden gravierende Qualitätsmängel bei der Brustkrebs-Früherkennung behoben wurden: Bessere Qualität hätte das Einkommen vieler Ärzte beschnitten. Erst unter wachsendem öffentlichen Druck haben Ärzte und Krankenkassen Verbesserungen der Qualität beschlossen.

Zum Konflikt zwischen den Eigeninteressen und denen von Patienten und Gesellschaft kommen noch weitere hinzu, wenn Ärzte als Berater oder Referenten für die Firmen arbeiten, die Früherkennungstests anbieten. Die Unternehmen haben ja ein ganz offensichtliches Interesse an der Botschaft »Mehr Früherkennung«, denn die steigert den Absatz ihrer Produkte. Die Firmen greifen in Werbung und Marketing gerne auf prominente Ärzte zurück, die von den Unternehmen gesponserte Vorträge halten und Artikel schreiben. Diese Meinungsbildner lassen sich manchmal so eng in das Marketing der Unternehmen einbinden, dass sie bereit sind, wichtige Informationen zu verschweigen, die den Firmen unlieb sind. Internationale Fachzeitschriften fordern deshalb mittlerweile von ihren Autoren, dass sie ihre Zusammenarbeit mit Firmen deklarieren, damit sich die Leser selbst ein Bild über Interessenkonflikte machen können. Diese Transparenz ist in Deutschland bislang nicht üblich.

Interessenkonflikte können auch dann entstehen, wenn Ärzte Politiker beraten. Auch Politiker greifen gerne den verbreiteten Glauben an die Krebs-Früherkennung auf, freilich nicht ohne die Hoffnung, dass etwas von der Sympathie gegenüber Früherkennung auch auf ihre Person abfärbt. Als der Bundestag beispielsweise über die Einführung der Mammographie zur Früherkennung von Brustkrebs diskutierte, waren sich die Parteien einig, dass es Verbesserungen geben muss. Meinungsverschiedenheiten gab es zwischen Regierung und Opposition eigentlich nur in der Frage, wessen Idee das Thema ursprünglich gewesen sei.

Doch Früherkennung hat für Politiker noch einen weiteren Reiz. In der alternden Bevölkerung nehmen chronische Krankheiten wie Krebs zu, die die Medizin oft nicht heilen, sondern nur lindern kann. Die Linderung führt dazu, dass Betroffene länger mit Krebs oder den Folgen eines Herzinfarktes leben, die Zahl der chronisch Kranken weiter ansteigt und damit auch die Kosten fürs Gesundheitswesen, ohne dass Regierungen bislang Wege gefunden haben, diese Spirale zu begrenzen.

Die Aufgabe der Politiker wäre, die Lebensbedingungen so zu gestalten, dass Krankheiten später auftreten: Vordergründig müsste die Politik gegen das Rauchen vorgehen, gesunde Ernährung und Bewegung fördern. Doch die beste Gesundheitspolitik besteht darin, Arbeitslosigkeit und Armut zu bekämpfen und soziale Bedingungen und Bildung zu verbessern. Weil diese Verbesserungen sehr mühsam sind und manchmal außerhalb der Möglichkeiten der Politik liegen, neigen Regierungen derzeit dazu, die Verantwortung für Krankheit zunehmend auf den Einzelnen zu verlagern. Denn sobald diese Verantwortung einmal akzeptiert ist, fällt es dem Staat leichter zu begründen, dass er einen steigenden Teil der Kosten für Gesundheit dem Einzelnen aufbürdet.

Die Nebenwirkung besteht darin, dass sich chronisch Kranke immer öfter den Vorwurf gefallen lassen müssen, selbst für ihre Krankheiten verantwortlich zu sein. »Während diejenigen, die an Viren oder Bakterien sterben, im Allgemeinen als unglücklich betrachtet werden und Sympathien erhalten, gelten die, die krebs- oder herzkrank werden, zumindest zum Teil als selbst schuld an ihrer Erkrankung«, beobachtet der britische Arzt Michael Fitzpatrick. Auf diese Weise trägt die Überschätzung der Früherkennung dazu bei, dass Krebskranken die Solidarität entzogen wird. Fatal ist, dass Ärzte, die in der Beratung von Politikern den Nutzen der Früherkennung übertreiben, diesen Trend unterstützen.

Zwischen Erfahrung und Beweis

Dass Ärzte so gerne an den Mythos Krebsvorsorge glauben, hat mit ihrem Selbstbild zu tun: Der Glaube an die Kraft der Früherkennung ist eng mit dem Glauben an die Kraft der Ärzte verwoben. Johannes Köbberling, selbst Arzt und Ex-Präsident der Deutschen Gesellschaft für Innere Medizin, glaubt nicht, dass bei den Kollegen finanzielle Interessen der Hauptgrund für die Überschätzung der Früherkennung sind. »Viel wichtiger erscheint mir, dass auch der Arzt gerne bereit ist, die Illusion der Krankheitsvermeidung und der Krankheitsheilung im frühen Stadium aufrecht zu erhalten. Seine spezifische Rolle im Medizinbetrieb wird dadurch kontinuierlich bestätigt.«

Diese Bestätigung der eigene Rolle hat mehrere Facetten: Wenn Arzt und Patienten an den Mythos Vorsorge glauben, stärkt das ihr Verhältnis zueinander. Früherkennung führt ja meist zu einer Beruhigung der Sorge um die eigene Gesundheit. Das empfinden Patienten als angenehm und zeigen das dann auch ihrem Doktor. Ärzte mögen es deshalb gerne, ihren Patienten eine gute Nachricht zu überbringen. Doch auch wenn ein Befund positiv ist und die Nachricht negativ, sehen viele Ärzte darin eine Selbstbestätigung. Ohne ihr Zutun wäre der Krebs ja nicht entdeckt worden.

Diese heile Welt bekäme erhebliche Risse, wenn Arzt und Patienten darüber sprechen würden, dass Früherkennung mehr falsche als richtige Diagnosen liefert und dass viele eigentlich Gesunde Schäden und Nebenwirkungen auszuhalten haben. Und es würde die tägliche Arbeit der Ärzte nicht einfacher machen, wenn sie ihren Patienten die Unsicherheiten der Früherkennung erklären müssten, statt das lieb gewonnene Gefühl von Sicherheit zu bekräftigen. Auf Kritik an Früherkennung reagieren viele Ärzte deshalb fast reflexartig mit dem Vorwurf, das wurde die Patienten verunsicher und übersehen dabei, dass sie selbst es sind, die bei ihren Patienten ein falsches Gefühl der Sicherheit erschaffen haben.

Die Grenzen der Erfahrung zeigen sich da, wo ein Arzt die wirklichen Konsequenzen seines Tuns nur sehr schwer oder gar nicht mitbekommen kann. Angenommen eine Früherkennungsuntersuchung führt dazu, dass einer von 1000 Patienten eines Arztes von seinem Krebs geheilt werden kann. Das heißt, dass ein Hausarzt, der im Jahr vielleicht 500 Patienten untersucht, alle zwei Jahre damit rechnen kann, dass einer seiner Krebspatienten seinen Tumor überlebt – das wären etwa 15 bis 20 Patienten im Laufe seines gesamten Berufslebens. Diese Zahlen machen deutlich, dass es für einen einzelnen Arzt unmöglich ist, unter seinen Patienten jene zu erkennen, die von seiner Krebs-Früherkennung profitiert haben könnten. Auch wenn umgekehrt trotz oder wegen der Früherkennung 20 Patienten sterben würden, würde er das nicht erkennen können. Alles, was er sieht, sind die Reaktionen der Patienten. Doch dass seine Patienten zufrieden sind, sagt wenig aus über die wahren, oft erst nach Jahren spürbaren Ergebnisse seiner Arbeit.

Sich zu sehr auf die eigene Erfahrung zu verlassen, kann für einen Arzt sogar gefährlich sein. Es gibt in der Geschichte der Medizin viele Beispiele dafür, dass sich feste Überzeugungen der Mehrheit der Ärzte nach einiger Zeit als Illusion herausgestellt haben. Die Überschätzung der eigenen Erfahrung wird aber zu einem ernsten Problem, wenn sie dem Arzt die Sicht auf bessere Alternativen verstellt.

Ablesen lässt sich das beispielsweise daran, dass sich neue und erwiesenermaßen bessere Therapien keineswegs sofort in der Praxis durchsetzen. Ärzte brauchen oft zehn Jahre, bis sie sich von ihre alten Gewohnheiten trennen und sinnvolle Neuerungen umsetzen, selbst wenn die neuen Therapien tödliche Komplikationen vermeiden. Der Hinweis auf dieses Problem ist keineswegs neu. Der Züricher Psychiater Eugen Bleuer hat die Überschätzung der Erfahrung bereits 1912 autistisch-undiszipliniertes Denken genannt. Er meinte damit eine Denkweise, »die nicht die Wahrheit sucht, sondern Erfüllung von Wünschen«. Unter dem enormen Erwartungsdruck ihrer Patienten neigen Ärzte dazu, Zweifel durch Hoffnung zu ersetzen: Anstatt mit Früherkennungsmethoden so lange zurückhaltend umzugehen, bis es zuverlässige wissenschaftliche Beweise für ihren Nutzen gibt, sind sie auch ohne Beweise bereit, die Methoden für den Masseneinsatz zu empfehlen. Doch Hoffnung als Motiv birgt ein Risiko: Denn je größer die Zahl der Patienten, denen ein Arzt eine Früherkennungsuntersuchung empfohlen hat, umso schmerzlicher wird es, wenn der Ratschlag sich dann irgendwann in wissenschaftlichen Studien doch als nutzlos oder schädlich herausstellt. Dann steht nicht mehr nur der Test, sondern auch die Glaubwürdigkeit des Mediziners auf dem Spiel.

Doch dass die Erfahrung des Arztes klare Grenzen hat, bedeutet nicht, dass sie nutzlos ist. Die Kunst besteht vielmehr darin, die Grenzen der eigenen Erfahrung anzuerkennen und dort, wo sie unzuverlässig wird, andere Wissensquellen zu nutzen. Das ist die Grundidee einer Medizinerbewegung, die vor etwa 20 Jahren vor allem in England und Kanada entstanden ist, langsam aber auch in Deutschland Fuß fasst. Sie vertritt eine so genannte evidenzbasierte Medizin, abgeleitet vom englischen evidence based medicine. Gemeint ist damit eine Medizin, die sich auf wissenschaftliche Nachweise stützt. Das sind in erster Linie gut gemachte, so genannte randomisierte, kontrollierte Studien.

Das Grundprinzip besteht darin, eine ausreichend große Anzahl von Freiwilligen per Losverfahren auf zwei Gruppen aufzuteilen und dann nur einer der Gruppen zum Beispiel die Früherkennung anzubieten.

Das Konzept der evidenzbasierten Medizin ist im Prinzip simpel: Auf der einen Seite steht das vorhandene, aktuelle Wissen der Medizin, auf der anderen Seite der Patient. Dazwischen steht der Arzt vor der Aufgabe, aus dem Berg von Informationen jenen Teil herauszudestillieren, der seinem Patienten weiterhilft. Das Besondere der evidenzbasierten Medizin sind die Methoden und die Sorgfalt, mit der Ärzte dieses Wissen extrahieren.

International haben sich einige Institutionen entwickelt, die sich auf die Ausarbeitung evidenzbasierter Analysen spezialisiert haben. Dazu gehört zum Beispiel die Cochrane-Collaboration – ein internationales Netzwerk von kritischen Wissenschaftlern, die bereits mehr als 1400 systematische Übersichtsarbeiten erstellt haben und über das Internet verbreiten. Das deutsche Zentrum arbeitet in Freiburg.

In Großbritannien analysieren die Experten des UK National Screening Committee (NSC) die wissenschaftlichen Daten zu allen Vorsorge- und Früherkennungsuntersuchungen anhand von 19 Qualitätskriterien, die noch strenger formuliert sind als die Kriterien der Weltgesundheitsorganisation WHO. Aus diesen Analysen leiten die britischen Experten Empfehlungen ab, an denen sich dann die nationalen Gesundheitsministerien von England, Schottland, Irland und Wales orientieren. Die Arbeit des NSCs schlägt sich auch in einer beispielhaften Informationspolitik nieder: Broschüren und Fachartikel, auf die man bequem über das Internet zugreifen kann, weisen explizit auf die Unsicherheiten und möglichen Schäden der einzelnen Tests hin.

In den USA gibt es zwei mit staatlichen Mitteln finanzierte Institute, die sich um die Analyse medizinischen Wissens bemühen. Zum einen sind das die Nationalen Krebsinstitute der USA (NCI). Die Behörde beauftragt Expertengremien mit den Analysen, die dann in unterschiedlichen Versionen für Patienten und Ärzte in einer frei zugänglichen Internet-Datenbank zur Verfügung gestellt werden (cancer.gov). Zum anderen ist das die U.S. Preventive Services-Task-Force (abgekürzt: USPSTF, frei übersetzt etwa: US-Einsatztruppe für Prävention). Diese US Task-Force erarbeitet im Auftrag des amerikanischen Gesundheitsministeriums möglichst hochwertige Zusammenfassungen des medizinischen Wissens. Charakteristisch ist, dass diese Gremien in der Regel zu deutlich skeptischeren Bewertungen von Früherkennung kommen als deutsche Fachgesellschaften.

In Deutschland liegt die Entscheidung über die Aufnahme von Früherkennungsuntersuchungen ins Programm der Krankenkassen in der Hand des Bundesausschusses der Ärzte und Krankenkassen. Der Ausschuss, in dem Vertreter beider Gremien sitzen, hat erst in jüngster Zeit damit begonnen, Früherkennungsuntersuchungen nach objektiven Kriterien zu bewerten. Für private Leistungen gibt es in Deutschland gar keine transparente Beurteilung des Nutzens.

Doch die systematischen Analysen des Wissens stellen nur die erste Ebene der evidenzbasierten Medizin dar. Auf der zweiten Ebene spielen dann die Expertise und Erfahrung des Arztes die entscheidende Rolle. Er muss beurteilen, welche besonderen Risikofaktoren sein Patient hat und welche Alternativen für ihn in Frage kommen. Dann muss er ihn über deren Stärken und Unsicherheiten aufklären – dazu gehört auch, dass ein Arzt seinem Patienten ehrlich eingesteht, wenn es keine sicheren Beweise für den Nutzen seines Ratschlags gibt. Idealerweise entscheiden Patient und Arzt gemeinsam, welche Alternative die sinnvollste ist.

Wenn Ärzte so sorgfältig mit ihren Patienten den Sinn der Krebsvorsorge besprechen würden, bekämen sie ein ernsthaftes Problem: Zeitmangel. Eine sorgfältige Erläuterung der Vor- und Nachteile der Krebs-Früherkennung wäre wahrscheinlich wesentlich zeitaufwendiger als die Untersuchung selbst. Daher lautet die Forderung: Wenn Ärzte ihre Patienten gründlich über die Konsequenzen der Früherkennung aufklären sollen, müssen sie auch dafür bezahlt werden.

Industrie

Ohne die Pharmaindustrie wäre es um die moderne Medizin schlecht bestellt: Aus ihren Labors stammen mehrere hundert Medikamente, die schwere Krankheiten verhindern, heilen oder zumindest etwas erträglicher machen. Impfstoffe und Antibiotika gehören dazu; auch einige Chemotherapeutika haben aus ehemals tödlichen Krebsarten heilbare Erkrankungen gemacht. Dass die Industrie mit diesen Produkten immer auch saftige Profite gemacht hat, nimmt ihr niemand ernsthaft übel. Was solche guten Produkte auszeichnet, ist, dass die kommerziellen Interessen der Firmen sich mit den gesundheitlichen der Patienten treffen. Eine Firma, die nach jahrelanger Forschungsarbeit und riskanten Investitionen ein neues Produkt auf den Markt bringt, das gegen ein ernstes Gesundheitsproblem hilft, hat ein gutes Recht auf einen ordentlichen Profit, der es ihr erlaubt, die Entwicklung weiterer Produkte zu finanzieren.

Doch die Pharmabranche hat auch eine dunkle Seite: Sie bringt laufend neue Produkte heraus, deren Nutzen weniger klar zu erkennen oder sogar zweifelhaft ist. Das müssen deshalb nicht zwangsläufig gleich schlechte Produkte sein, also solche, die zwar dem Hersteller Profite bringen, aber für Patienten nutzlos oder sogar schädlich sind. Allerdings ist der Nachweis, ob ein Produkt den Patienten nun nutzt, nichts nutzt oder schadet, in keiner Branche so schwer zu erbringen wie in der Medizin. Ob ein Krebs-Früherkennungstest tatsächlich die Heilungschancen verbessert, können meist nur Studien an Zehntausenden von Teilnehmern nachweisen, die Jahre dauern. In Deutschland ist es bislang aber nicht üblich, vor der Einführung eines Screening-Tests solche Studien zu fordern. Die Folge ist, dass bei den meisten zur Früherkennung von Krebs empfohlenen Untersuchungen nicht klar ist, ob sie nun gut oder schlecht sind. In der Mehrheit der Fälle ist der Nutzen meist unklar oder umstritten.

Diese Unsicherheit liefert den Hintergrund für das Marketing der Pharmafirmen: Die Firmen verwenden massive Anstrengungen darauf, die möglichen Vorteile der eigenen Produkte in ein günstiges Licht zu rücken, mögliche Nachteile aber unerwähnt zu lassen. Wie groß der Aufwand ist, zeigt sich daran, dass internationale Pharmafirmen heute mehr Geld für Marketing ausgeben als für die Suche nach neuen, besseren Produkten.

Krebs-Früherkennung macht da keine Ausnahme. An ihr sind sogar zwei Gruppen von Pharmafirmen interessiert: Zum einen sind das die Diagnostika-Unternehmen – oft Ableger der großen Pharmafirmen –, die Labortests, aber auch Geräte wie Endoskope und Röntgenmaschinen anbieten. Zum anderen sind das aber auch Pharmafirmen, die Krebstherapien verkaufen. Aus ihrer Sicht führt Früherkennung unter Umständen dazu, dass die Zahl der – erkannten – Krebskranken steigt, und damit die Zahl derjenigen, die mit ihren

Medikamenten behandelt werden. Für beide Branchen gilt: Je mehr Menschen zur Früherkennung gehen, desto größer ist ihr Umsatz.

Schweigen ist Silber, Reden ist Gold

Der Umsatz eines Produkts hängt zum einen ab vom Preis, zum anderen von der Zahl der Käufer, also der Größe des Markts. In der Medizin ist Markt gleichbedeutend mit der Zahl der Patienten. Pharmafirmen bringen den Umsatz ihrer Produkte deshalb häufig durch eine Doppelstrategie in Schwung. Zuerst versuchen sie, bestimmte Krankheiten als wichtiges und bislang unterschätztes Problem ins öffentliche Bewusstsein zu rücken. »Wenn die Leute dann vom Bedarf an Behandlung überzeugt sind, besteht der nächste Schritt darin, das neue Produkt einzuführen und von seinen einzigartigen Vorteilen zu berichten«, beschreiben Joe Collier und Ike Iheanacho vom britischen Verbraucherbund die Strategie.

Bei diesen Kampagnen suchen Pharmafirmen oft engen Kontakt zu Ärzteorganisationen und Fachgesellschaften. Denn es wirkt wesentlich glaubwürdiger, wenn Ärztegremien auf eine angeblich wichtige, bislang unbehandelte Krankheit hinweisen. Und weil auch die Ärztegremien meist davon profitieren, wenn die Definition von Krankheit ausgeweitet wird, sind sie gerne zu gemeinsamen Kampagnen mit Pharmafirmen bereit. »Der Wettbewerb zwingt zur Erschließung neuer Märkte. Das Ziel muss die Umwandlung aller Gesunden in Kranke sein, also in Menschen, die sich möglichst lebenslang sowohl chemisch-physikalisch als auch psychisch für von Experten therapeutisch, rehabilitativ und präventiv manipulierungsbedürftig halten, um ›gesund leben‹ zu können«, beschreibt der Hamburger Psychiater Klaus Dörner im *Deutschen Ärzteblatt* die Strategie.

Bei der Krebs-Früherkennung ist dieser Idealzustand der Medikalisierung aller praktisch erreicht: Weil jeder ein kleineres oder größeres Risiko hat, an Krebs zu erkranken, wird jeder ab einem gewissen Alter zu einem potenziellen Kunden der Früherkennungsindustrie. Das Problem der Sparte besteht eher darin, dass die Beteiligung der Deutschen aus Sicht der Firmen nicht hoch genug ist. Fast jeder, der sich für mehr Krebs-Früherkennung einsetzt, kann deshalb mit der Unterstützung der Industrie rechnen.

Charakteristisch ist, dass die Firmen oft nicht direkt in Erscheinung treten, sondern sich hinter möglichst neutral auftretenden Agenturen oder Verbänden zu verbergen suchen. Ein Beispiel ist das Infozentrum für Prophylaxe und Früherkennung. Dahinter steht der Frankfurter Verband der Diagnostica Industrie e.V., der auch die Interessen der Unternehmen vertritt, die in Deutschland Krebs-Früherkennungstest anbieten. Wie verstecktes Marketing aussehen kann, zeigte ein freizügiges Angebot, welches das

Infozentrum im Oktober 2002 allen deutschen Tageszeitungen machte: Über die Internetseiten konnten die Redaktionen eine halbe, bereits zum Abdruck vorbereitete Zeitungsseite mit Texten und Bildern zum Thema Gesundheit abrufen. Die äußerlich neutral erscheinenden Texte enthielten in Wahrheit schlichte Werbung für Früherkennungstest: Einer der Texte warb auf 90 Zeilen für die Prostata-Früherkennung, für einen Stuhltest auf Darmkrebs und für einen Test auf Gebärmutterhalskrebs. Der Artikel unterschlug zudem wichtige aktuelle Informationen, beispielsweise dass zu dem Zeitpunkt die Darmkrebs-Früherkennung in Deutschland komplett reformiert worden war.

Ähnlich intransparent gestalten sich häufig die Beziehungen zwischen Industrie und Ärzten. Pharmafirmen unterhalten einen Vertreterstamm, der Ärzte ständig mit Unternehmens-, Markt- und Produktinformationen versorgt. Ein besonderes Augenmerk richtet sich aber auf die Meinungsbildner, die eine wichtige Rolle in der Ausbildung der Ärzte haben. Das macht sie auch zu besonders umworbenen Vertretern der Ärzteschaft. Einige der Experten haben ihren Bekanntheitsgrad vor allem der Pharmaindustrie zu verdanken. Dahinter steht ein Mechanismus, dem Ärzte, die Forschung betreiben wollen, nur sehr schwer entgehen können. Medizinische Forscher sind angewiesen auf die Kooperation mit Pharmafirmen, weil andere Geldgeber meist nicht zur Verfügung stehen. Doch das kann einen schleichenden Verlust der Unabhängigkeit bedeuten. Für einen Arzt mit wissenschaftlichen Ambitionen bedeutet ein Forschungsprojekt, dass er die Ergebnisse auf Kongressen vortragen und in Fachzeitschriften veröffentlichen kann. Das macht ihn bekannt, verschafft ihm Renommee und fördert seine Karriere. Wenn dieser berufliche Aufstieg auf industriefinanzierten Studien beruht, begründet das mitunter jedoch eine tief verwurzelte Dankbarkeit gegenüber dem Geldgeber, die die Neutralität des Arztes gegenüber den Produkten der Firmen gefährdet. Aus Sicht der Industrie zahlt sich die Kooperation also nicht nur dadurch aus, dass der Forscher nützliche Ergebnisse liefert. Hinzu kommt, dass die Förderung den Forschern hilft, im Laufe ihrer Karriere zu führenden Mitgliedern in einflussreichen Fachgremien wie den Fachgesellschaften zu werden. Also da, wo sie den Firmen nützlich sein können.

Gleichzeitig versuchen die Firmen auch direkten Einfluss zu nehmen auf jene Gesellschaften, in deren Händen die fachliche Beurteilung der Produkte liegt. Die Pharmaindustrie fördert gezielt jene Fachgesellschaften, deren Position dem eigenen Geschäft nützt. Indem sie deren Kongresse und Pressekonferenzen finanziert, stellt sie sicher, dass aus dem Spektrum der Meinungen die freundlichen wesentlich leichter an die Öffentlichkeit dringen als die Ansichten von Kritikern, die ohne solche PR-Unterstützung bleiben.

Der Verlust der Unabhängigkeit spitzt sich zu, wenn Experten als gut bezahlte Referenten auf Fortbildungsveranstaltungen der Industrie auftreten, um dort direkt das Verhalten der Ärzte zu beeinflussen. Wie gezielt Pharmafirmen Meinungsbildner für ihr Marketing einsetzen, beschreibt ein Bericht des holländischen Gesundheitsministeriums. Das Ministerium hatte 1999 mehrere Firmen gezwungen, einem Inspektor Einblick in ihre Marketingpläne zu geben, die normalerweise ein streng gehütetes Betriebsgeheimnis sind. Der Bericht führt auf, dass die Firmen ein Zehntel ihres Marketingbudgets für reine Promotionstreffen eingeplant hatten. Dort halten Meinungsbildner vor oft mehreren hundert Ärzten Referate, deren Inhalt regelmäßig mit den Firmen abgesprochen ist. Die Referenten sehen die Veranstaltungen als Information der Ärzte. In den analysierten Marketing-Plänen der Industrie lesen sich die Aufgaben ganz anders: Es gehe darum, zu »überzeugen, dass das betreffende Arzneimittel das Beste ist; die Anzahl der behandelten Patienten zu erhöhen; Ärzte zu bearbeiten, an Studien teilzunehmen«, zitiert der Bericht. Für ihre Überzeugungsarbeit wurden an die prominenten Experten etwa drei Prozent des Marketingbudgets als Honorare ausgeschüttet. Obwohl der Anteil eher klein erscheint, ist er laut Report des Ministeriums substanziell, da es immer noch Millionensummen sind, die auf eine relativ kleine Gruppe von Referenten verteilt werden.

Natürlich werden die engen finanziellen Verflechtungen der Ärzte mit der Industrie meist verschwiegen: Die Experten sollen als unabhängig gelten, während sie in Wirklichkeit bewusst oder unbewusst finanzielle Interessen ihrer Industriepartner vertreten.

Die Vielfalt und Enge der Beziehungen zwischen Ärzten und Pharmaindustrie untergräbt mittlerweile weltweit und in allen Bereichen die Glaubwürdigkeit der Medizin. Die führenden internationalen Medizinjournale haben sich bereits damit abgefunden, dass es praktisch keinen Experten gibt, der wirklich unabhängig und frei von Interessenkonflikten ist. Sie sehen in mehr Transparenz den einzigen Ausweg: Autoren von Fachzeitschriften müssen eine schriftliche Erklärung über ihre diversen Engagements abgeben, damit sich die Leser ihre eigene Meinung über deren Glaubwürdigkeit bilden können.

Kalkulierter Großmut

Immer offensichtlicher bieten Pharmafirmen auch Selbsthilfegruppen Unterstützung und Zusammenarbeit an. Die Patientenorganisationen leiden unter chronischem Geldmangel, die Mitarbeiter bewältigen ihre Arbeit oft nach Feierabend. Deshalb nehmen Selbsthilfegruppen meist dankbar das Angebot an, mit dem Geld einer Pharmafirma ein Büro unterhalten zu können, Broschüren zu drucken oder einen Internetauftritt einzurichten. Die Firmen hoffen dann, dass etwas von der Glaubwürdigkeit der Selbsthilfegruppen auch auf ihren Namen abfärbt.

Zudem gibt es auch ein ganz praktisches Interesse der Pharmafirmen an Selbsthilfegruppen. Die Firmen brauchen für die Zulassung ihrer Medikamente Studien an Krebskranken. Dabei ist Zeit Geld: Je schneller Patienten gefunden werden, die an einer Studie teilnehmen, desto früher kann das Medikament zugelassen werden. Für ein Unternehmen kann jeder Tag Verzögerung einen Umsatzausfall von 150 000 bis 250 000 Euro bedeuten. Selbsthilfegruppen versprechen da Zugang zu Patienten. Auch aus diesem Grund unterstützt beispielsweise der Pharmariese Hoffmann-La Roche Brustkrebs-Selbsthilfegruppen. Doch auch hier gilt, dass die Qualität des Medikaments und der Studien darüber entscheidet, ob die Patienten letztendlich Opfer oder Profiteure solcher Kooperationen sind. Wenn Studien tatsächlich eindeutige Antworten geben, ob ein Medikament hilft oder nutzlos ist, bringt die Teilnahme auch den Patienten einen Gewinn.

Beim näherem Hinsehen zeigt sich, dass hinter vielen Kampagnen zu Krebs-Früherkennung nicht Hersteller von Krebstests stehen, sondern Unternehmen, die Krebstherapien verkaufen. Denn die Umsätze der Diagnostika-Branche sind in Deutschland im Vergleich zu denen der Pharmabranche relativ klein. Im Jahr 2000 hat die Pharmaindustrie in Deutschland im Kassenbereich 32,9 Milliarden Euro mit Arzneimitteln umgesetzt, aber nur für knapp drei Milliarden Euro Diagnostika verkauft, zu denen auch einige Krebstests zählen. Früherkennungstests sind in der Regel nicht teuer: Der Test auf verstecktes Blut im Stuhl kostet beispielsweise knapp 80 Cent. Marketing stößt da schnell an Grenzen.

Mit solchen Beschränkungen müssen die Unternehmen, die Therapien gegen die Krebsarten anbieten, die bei der Früherkennung gefunden werden, nicht kämpfen. Ein Beispiel liefert Takeda Pharma, der deutsche Ableger eines japanischen Unternehmens. Die Firma macht unter anderem auf einer Webseite intensiv Werbung für die Früherkennung von Prostatakrebs (www. prostata.de). Dort gibt das Unternehmen unter anderem Hilfestellung, wie man eine Selbsthilfegruppe gründet. Und im Oktober 2002 hat es Takeda Pharma zusammen mit einer Baumarktkette geschafft, eine besonders verheißungsvolle Kampagne zur Früherkennung von Prostatakrebs auf den Weg zu bringen: Das ZDF-Gesundheitsmagazins *Praxis* veröffentlichte eine von der Firma gesponserte Broschüre, in der der Berufsverband der Deutschen Urologen und die Deutsche Gesellschaft für Urologie auf 17 Seiten vor allem für den PSA-Test zur Früherkennung von Prostatakrebs werben.

Takedas Engagement ist leicht zu erklären: Das Unternehmen vertreibt das Hormonpräparat Leuprorelin zur Behandlung von Prostatakrebs, das Ärzte zunehmend auch bei Patienten mit kleinen Tumoren einsetzen. Für Takeda bedeutet Früherkennung also eine Ausweitung des Marktes und – vor allem –

eine Umsatzsteigerung: Alleine von 2000 bis 2001 ist der Umsatz des Unternehmens mit dem Mittel um fast 22 Millionen Euro angestiegen. Zählt man zwei weitere Mittel dazu, werden mehr als 70 000 Männer mit der Therapie behandelt. Früherkennung sorgt also mit Sicherheit dafür, dass Takeda profitiert. Ob die Patienten auch davon profitieren, ist allerdings fraglich.

Krankenkassen

Was die Kassen zahlen müssen

Wer bei einer gesetzlichen Krankenkasse versichert ist, hat seit 1971 regelmäßig Anspruch auf Untersuchungen zur Krebs-Früherkennung. Dieses Recht ist im fünften Sozialgesetzbuch, Abschnitt »Leistungen zur Früherkennungen von Krankheiten«, Paragraph »Gesundheitsuntersuchungen« (§ 25 des SGB V) festgeschrieben. Art und Umfang der Leistungen, so heißt es dort, bestimmt der Bundesausschuss der Ärzte und Krankenkassen. Wer mehr Untersuchungen möchte, als der Ausschuss für sinnvoll hält, muss sie als so genannte individuelle Gesundheitsleistung aus eigener Tasche bezahlen. Der PSA-Test zur Früherkennung von Prostatakrebs etwa wird von den Kassen nicht bezahlt, da sie seinen Nutzen für nicht erwiesen ansehen.

Dem Bundesausschuss gehören neun Ärzte- und neun Kassenvertreter sowie drei neutrale Personen an. Speziell mit Früherkennung befasst sich der Arbeitsausschuss Prävention. Welche Themen bei welcher Sitzung auf der Tagesordnung stehen, wird kurzfristig entschieden, beispielsweise wenn neue wissenschaftliche Erkenntnisse vorliegen oder ein Thema verstärkt öffentlich diskutiert wird. 1990 und 1994 wurden die Richtlinien leicht modifiziert. Im Oktober 2002 trat mit der Aufnahme der Darmspiegelung die größte Veränderung seit gut einem Vierteljahrhundert in Kraft. Ab 2003 wird flächendeckend die Mammographie als Früherkennungsmaßnahme eingeführt.

Leistungen der gesetzlichen Krankenkassen für Frauen

Organ	Methode	Alter	Intervall
Genitalien	Begutachten, Pap-Abstrich	ab 20	jährlich
Brust	Abtasten (mit Lymphknoten)	ab 30	jährlich
	Mammographie (ab 2003)	50 bis 69	zweijährlich
Haut	Begutachten	ab 30	jährlich
Darm	Abtasten	ab 50	jährlich
	Test auf Stuhlblut	50 bis 55	jährlich
	Test auf Stuhlblut oder Darmspiegelung	ab 55 ab 55, ab 65	zweijährlich zweimal

Tabelle 6   Quelle: Bundesausschuss der Ärzte und Krankenkassen

Leistungen der gesetzlichen Krankenkassen für Männer

Organ	Methode	Alter	Intervall
Genitalien	Begutachten	ab 45	jährlich
Prostata	Abtasten (mit Lymphknoten)	ab 45	jährlich
Haut	Begutachten	ab 45	jährlich
Darm	Abtasten	ab 50	jährlich
	Test auf Stuhlblut	50 bis 55	jährlich
	Test auf Stuhlblut oder Darmspiegelung	ab 55 ab 55, ab 65	zweijährlich zwei mal

Tabelle 7   Quelle: Bundesausschuss der Ärzte und Krankenkassen

Derzeit bezahlen die Kassen Untersuchungen zur Früherkennung von Brust-, Gebärmutterhals-, Prostata- und Darmkrebs. Haut und Genitalien werden nicht nach einem speziellen Verfahren untersucht, sondern nur begutachtet (inspiziert).

1997 wurden die Aufgaben und Kompetenzen des Bundesausschusses erweitert: Seitdem soll er auch »diagnostische und therapeutische Verfahren des bestehenden Leistungskataloges einer Prüfung hinsichtlich ihres Nutzens, ihrer medizinischen Notwendigkeit und ihrer Wirtschaftlichkeit unterziehen«. Mit anderen Worten: Das Gremium soll den Leistungskatalog auch entrümpeln.

Nicht Glauben, sondern Wissen

Das ist jedoch ein heikles Thema: Weder Ärzte noch Krankenkassen sind besonders erpicht darauf, sich durch Leistungskürzungen den Unmut der Patienten beziehungsweise der Versicherten zuzuziehen. Selbst längst als untauglich eingestufte Verfahren wie das Abtasten der Prostata werden nicht einfach ad acta gelegt. Erst wenn die Bevölkerung beim Thema Früherkennung rationalen Argumenten zugänglich ist, sagen Kassen- und Ärztevertreter, könnten auch solche Maßnahmen ohne allzu großen Imageschaden gestrichen werden. Das Peinliche dabei: Kassen und Ärzteverbände haben mit ihrer jahrelangen einseitigen Propaganda das Fundament selbst gelegt, an dem sie jetzt nicht rütteln wollen.

Immerhin lässt sich der Bundesausschuss bei seinen Entscheidungen zunehmend vom Konzept der evidenzbasierten Medizin leiten, betont Bernhard Gibis, bei der Kassenärztlichen Bundesvereinigung zuständig für Fragen der

Versorgungsqualität. Evidenzbasierte Medizin heißt: Die Zuverlässigkeit aller vorhandenen Erkenntnisse wird bewertet und anschließend eine begründete Empfehlung ausgesprochen – es zählt also nicht Glauben, sondern Wissen. Auch bei der praktischen Umsetzung von Vorsorgeangeboten gelten heute strengere Regeln. So werden sich die Bestimmungen zum neu organisierten Mammographie-Screening an den europäischen Richtlinien orientieren. Für die niedergelassenen Radiologen und Frauenärzte ein herber Schlag: Während sie bislang am so genannten grauen, das heißt unreglementierten Screening gut verdient haben, müssen sie sich jetzt an strenge Richtlinien halten. Die Mammographie beim Arzt um die Ecke wird es deshalb nicht mehr geben.

Die evidenzbasierte Beurteilung neuer Methoden ist dem Bundesausschuss ebenso ein Anliegen wie den Krankenkassen selbst: Sie beschäftigen hoch qualifizierte Mitarbeiter, welche die Chancen und Risiken von Verfahren kritisch unter die Lupe nehmen. Der Medizinische Dienst der Spitzenverbände (MDS), eine kasseneigene Beratungsinstitution, kommt etwa nach Auswertung der wissenschaftlichen Literatur zu dem Schluss, dass der von dem Ärzteverband gutgeheißene PSA-Test zur Früherkennung des Prostatatumors keinen Sinn macht.

Solch abwägende Beurteilungen dringen jedoch zum Versicherten selten durch. Was bei ihm ankommt, klingt meist ganz anders. So heißt es in der AOK-Broschüre *Krebsvorsorge für Frauen und Männer – Chancen nutzen* über das Abtasten der Prostata: »Die Untersuchung ist schmerzfrei und von hoher Treffsicherheit. Also, wann melden Sie sich zur Früherkennungsuntersuchung an?« Im Kapitel »Umstritten« geht es nicht etwa um mögliche Schäden der Früherkennung, sondern nur um die »Diskussion um krebserzeugende Umwelteinflüsse«.

Trotz eines kritischen Abwägens in Einzelfragen ist die generelle Marschrichtung der Kassen beschlossene Sache: In einem Positionspapier, das die Arbeitsgemeinschaft der Spitzenverbände der Krankenkassen im Mai 2002 vorstellte, legen sich die gesetzlichen Krankenversicherer pauschal auf einen weiteren Ausbau der Vorsorge fest. »Gesundheitspolitik und Gesundheitsvorsorge müssen konsequent auf Prävention ausgerichtet werden.« Also weg von der heilenden, hin zur vorbeugenden Medizin. Langfristig, so die Überzeugung der Kassen, ließe sich damit Geld sparen. Dass die Früherkennung unter dem Strich die Kassen entlastet, sagt Bernhard Gibis von der KBV, sei jedoch eine »empirisch unzureichend belegte Hypothese« – etwas salopper ausgedrückt: eine kühne Behauptung. Die Kostendiskussion, so Gibis, stehe in Deutschland schließlich erst ganz am Anfang.

Buhlen um die Versicherten

Um beim Prestigethema Früherkennung vor ihren Versicherten möglichst gut dazustehen und andere nicht so gut aussehen zu lassen, wird hinter den Kulissen mit harten Bandagen gekämpft: So bezeichnete die AOK die Untersuchung zur Lungenkrebs-Vorsorge des Unternehmens MedWell als unseriös, worauf MedWell-Vorstand Lothar Krimmel konterte: »Der Kampf gegen den Killerkrebs Nr. eins mit fast 40 000 Toten pro Jahr ist keine Spielwiese für die Selbstdarstellung von Kassenfunktionären.« An Lungenkrebs Erkrankte, so MedWell in einer Pressemitteilung, könnten die AOK auf Schadensersatz verklagen, weil sie ihnen die Früherkennung verweigere. Diese Behauptung ist ebenso haltlos wie die gesamte MedWell-Kampagne.

Auch das Bundesversicherungsamt (BVA) sieht sich immer wieder in die Rolle des Tugendwächters gedrängt: 1995 untersagte es etwa der Techniker Krankenkasse (TK), ihren Versicherten die Mammographie zur jährlichen Früherkennung kostenlos anzubieten. An 371 000 Versicherte hatte die TK bereits Gutscheine verschickt. Ein werbewirksamer Schachzug, urteilte die AOK, und ein verantwortungsloser obendrein – kurz zuvor hatte nämlich die deutsche Mammographiestudie die Qualität der Untersuchungen als völlig unzureichend bewertet. Auch die Kassenärztliche Bundesvereinigung verurteilte das Vorpreschen der TK: Die Mammographie »als Marketing-Strategie zu benutzen«, empörte sich Wolfgang Mohr vom Vorstand der KBV, sei klar abzulehnen.

Auf Konfrontationskurs mit dem Bundesversicherungsamt liegt ganz besonders die Securvita BKK. Der auf Naturheilverfahren und Vorsorge spezialisierten gesetzlichen Kasse ist das, was die Bundesanstalt für sinnvoll hält, zu wenig. »Jedes Jahr«, glaubt Securvita-Vorstand Ellis Huber, »könnten Tausende von Todesfällen bei Haut- und Brustkrebs durch bessere Früherkennung und Vorsorge verhindert werden«. Rund ein Dutzend Rechtsstreite ficht die Kasse mit der BVA derzeit aus.

Im Gegensatz zu den gesetzlichen Kassen müssen sich die privaten Versicherer nicht mit den Richtlinien des Bundesausschusses der Ärzte und Krankenkassen herumschlagen. Sie können anbieten, was sie wollen. Die Continentale Krankenversicherung etwa wirbt mit einem speziellen Ergänzungstarif, der dem Versicherten ein wahres Sammelsurium an zusätzlichen Früherkennungsmaßnahmen anbietet. Neben dem PSA-Test und der Mammographie deckt die Extrazahlung unter anderem auch Ultraschalluntersuchungen der Brust und anderer Organe ab. Ob sich damit Tumore überhaupt frühzeitig entdecken lassen und welche Schäden solche Tests anrichten können, scheint unwichtig. Hauptsache, die Liste mit den Tests ist möglichst lang.

Tumorarten

Dieser dritte Teil bietet Informationen zu den einzelnen Tumorarten: über den aktuellen Stand der Früherkennung, die Organe, Therapiemöglichkeiten, Zahlen zu Neuerkrankungen und Todesfällen sowie über die verschiedenen Methoden der Früherkennung. Besonders ausführlich sind die Tumorarten abgehandelt, die von den gesetzlichen Früherkennungsrichtlinien in Deutschland abgedeckt werden.

Brustkrebs

Riskantes Deutschland

Maria Arndt (Name geändert) erinnert sich noch genau, wann sie die Kontrolle über ihr Leben aus der Hand gegeben hat. Das war 1974, als die damals 33-Jährige zum ersten Mal zur Brustkrebs-Vorsorgeuntersuchung ins Offenbacher Stadtkrankenhaus ging. Nichts brachte sie auf den Gedanken, am Rat ihres Frauenarztes zu zweifeln, mit einer Röntgenuntersuchung nach Krebsknoten in der Brust zu suchen: Wenn sie Krebs hätte, so glaubte sie, würde er früher erkannt, wenn nicht, besäße die Gewissheit, dass alles in Ordnung sei. Als ihre Brüste zum ersten Mal unter das Röntgengerät gelegt wurden, fühlte sie sich gesund, hatte keinerlei Schmerzen und Beschwerden – bis auf eine Allergie.

Doch der Frauenarzt der Klinik zerstörte schnell ihr Gefühl, gesund zu sein: Er zeigte sich besorgt, weil Maria Arndt bereits Anfang 20 ein gutartiger Knoten entfernt worden war. Sein Rat war eindringlich: Sie müsse unbedingt nächstes Jahr wiederkommen. Drei Jahre lang folgte sie der Aufforderung, bis der Arzt 1977 auf einem Röntgenbild der Brust verdächtige Veränderungen in ihrem Gewebe entdeckte. »Ich müsse sofort in der Klinik bleiben, mein Mann solle meine Utensilien von zu Hause holen, hieß es«, erinnert sich Maria Arndt.

Die Ärzte amputierten ihr im September 1977 beide Brüste, ohne vorher durch Entnahme einer Gewebeprobe den Krebsverdacht zu bestätigen, und ersetzen sie durch Silikonimplantate. Erst 20 Jahre später sollte sie von anderen Ärzten erfahren, dass die Diagnose ein Fehler war. Man hatte Maria Arndt verschwiegen, dass die nach der Amputation untersuchten Gewebeproben gutartig waren. Sie hatte nie Brustkrebs gehabt.

Doch die falsche Mammographie-Diagnose sollte für die junge Frau noch weit schlimmere Folgen haben als den Verlust der Brüste, denn sie vertrug die Silikonimplantate nicht. In ihrem Gehirn begannen sich Entzündungsherde zu bilden, die die Ärzte anfangs für multiple Sklerose hielten. Ihr Augenlicht verschlechterte sich, sie verlor die Sprache, das Gehen fiel ihr zunehmend schwerer. Bis 1997, nach 20-jährigem Leiden, Freiburger Ärzte die entzündeten Implantate in einer riskanten Operation entfernten. Danach schrumpften die Hirnentzündungen, ihre Behinderungen bildeten sich teilweise wieder zurück. Doch Maria Arndt bleibt gesundheitlich gezeichnet. Heute versucht sie, die Ärzte, die sie 1977 grundlos operiert haben, vor Gericht zur Rechenschaft zu ziehen.

Es wäre schön, wenn man sicher sein könnte, dass Maria Arndts Schicksal ein Einzelfall ist. Doch in Deutschland haben mit Sicherheit viele weitere Frauen in den letzten Jahrzehnten für ihren Glauben an die Brustkrebs-Früherkennung einen erheblichen gesundheitlichen Preis bezahlt. Was Maria

Arndt zum Verhängnis wurde, war ein Arzt, der sich nicht über die Grenzen seiner Fähigkeiten im Klaren war, und deshalb wichtige Kontrollen unterlassen hat.

Gute Ärzte, schlechte Ärzte

Es hat lange gedauert, bis sich in Deutschland das Bewusstsein dafür durchgesetzt hat, wie wichtig Qualitätssicherung in der Brustkrebs-Früherkennung ist. Fast 25 Jahre nach Maria Arndts Brustamputation soll das Risiko solch drastischer Fehler jetzt deutlich kleiner werden: Im Laufe des Jahres 2003 wird für Ärzte, die die Röntgen-Früherkennung von Brustkrebs anbieten wollen, ein Katalog von Vorschriften gelten, die in einer »Europäischen Leitlinie« zusammengefasst sind. Das ist eine von europäischen Experten im Auftrag der EU-Kommission erstellte Telefonbuch-dicke Sammlung von Regelungen. Dazu gehört, dass Mammographie-Aufnahmen von zwei Ärzten begutachtet werden müssen – und beide müssen pro Jahr mindestens 5000 Aufnahmen auswerten. Die meisten deutschen Ärzte kamen bis Ende des Jahres 2002 auf deutlich weniger Mammographien, Doppelbefundung war hier zu Lande die Ausnahme. Zudem müssen die an der Betreuung der Frauen beteiligten Spezialisten ihre Ergebnisse ständig untereinander austauschen und vergleichen. Nur so können Radiologen erfahren, wie oft ihre Befunde richtig oder falsch waren, um gegebenenfalls ihre Fehlerrate vermindern zu können. Ohne diese Rückmeldung und Selbstüberprüfung können die Ärzte nichts dazulernen. Doch auch ein Früherkennungsprogramm nach europäischen Leitlinien ist nicht frei von Fehlern, deren Häufigkeit ist jedoch geringer. Die Gratwanderung, ob letztlich Nutzen oder Schaden überwiegen, bleibt jedoch auch trotz Qualitätssicherung erhalten.

Verbunden mit der Einführung der Qualitätsvorschriften ist die Aufnahme der Röntgen-Früherkennung in den Katalog der Leistungen, die die gesetzlichen Krankenkassen bezahlen. Nach und nach sollen alle Kassenpatientinnen im Alter zwischen 50 und 69 alle zwei Jahre zur Mammographie in eine Spezialpraxis eingeladen werden.

Mit der Einführung von Qualitätsvorschriften wird ein Missstand beendet, der Krankenkassen, Ärzten und Politikern Jahre lang bekannt war und der dennoch viel zu lange toleriert wurde. Die Mammographie ist ein Beispiel, wie eine Untersuchungsmethode sogar nationale Gesetze unterlaufen kann. Während Länder wie Schweden, England und die Niederlanden bereits in den 80er und 90er Jahren damit begonnen haben, Ärzte speziell zur Früherkennung durch Mammographie auszubilden, blieb das Verfahren in Deutschland umstritten. Die Röntgenuntersuchung zur Früherkennung von Brustkrebs gehörte nicht zum Leistungskatalog der gesetzlichen Krankenkassen, die Krebsvorsorge basierte weiterhin nur auf der Tastuntersuchung durch den Arzt und der Anleitung zum Selbstabtasten. Offiziell bedeutet es in Deutschland sogar einen Verstoß gegen Strahlenschutzregelungen, bei gesunden Frauen die Brust zu durchleuchten.

Doch in dem Maße, in dem die Mammographie zur Früherkennung im Ausland immer mehr Akzeptanz fand, waren deutsche Ärzte und Frauen immer weniger bereit, auf die vermeintlich gute Methode zu verzichten. Und die Ärzte fanden einen Weg, ihren Kassenpatientinnen trotz Verbots eine Mammographie auf Kosten der Krankenkassen anzubieten. Denn was die deutschen Kassen zahlten, waren kurative Mammographien bei Frauen, bei denen besondere Risiken vorlagen oder ein Verdacht abgeklärt werden musste – die also beispielsweise selbst einen Knoten getastet hatten.

Weil Verdacht ein dehnbarer Begriff ist, war es in Deutschland kein Problem, eine Früherkennungsmammographie auch bei Kassenpatientinnen abzurechnen: Der Arzt braucht nur eine kleine Unebenheit als Knoten zu diagnostizieren. Und die Ärzte meinten es dabei durchaus gut mit ihren Patientinnen: Mit Duldung der Kassen fanden in Deutschland pro Jahr zwischen zwei und vier Millionen Mammographien als halblegales, ›graues‹ Screening statt, hinzu kamen privat abgerechnete Mammographien.

Damit gab es sogar zwei- bis viermal mehr Mammographien zur Früherkennung als zur Diagnose. Auf diese Weise lasteten die Mediziner auch ihre Geräte aus: Alleine im niedergelassenen Bereich hatten 1999 etwa 2500 bis 3000 Ärzte in ungefähr 2000 Praxen eine Mammographie-Berechtigung. Hinzu kamen die Geräte an den Krankenhäusern.

Da aber offiziell keine Röntgen-Früherkennung existierte, gab es auch keine Qualitätsvorschriften, an die sich die Ärzte halten mussten. So gehört es zu einem Früherkennungsprogramm, dass Mediziner versuchen, die Zahl der falschen Verdachtsdiagnosen möglichst klein zu halten. Von 1000 Frauen erkranken je nach Alter eine bis zehn pro Jahr. Die Kunst besteht darin, diese wenigen Frauen zu finden und gleichzeitig bei den übrigen 990 bis 999 möglichst wenige Fehler zu machen.

Das Fehlen von Qualitätskontrollen hatte spürbare Nachteile zur Folge: So schätzt der Sachverständigenrat für die konzertierte Aktion im Gesundheitswesen, der das Bundesgesundheitsministerium berät, dass in Deutschland jahrelang etwa 100 000 unnötige Brustoperationen an gesunden Frauen durchgeführt wurden, weil Ärzte bei der Beurteilung der Röntgenbilder zu oft Fehler machten. »Diese Versorgungspraxis ist medizinisch und ethisch nicht gerechtfertigt, da nicht hinreichend qualitätsgesicherte Früherkennungsmammographien ... nachweislich mehr schaden als nützen«, schreibt der Sachverständigenrat in einem Gutachten. Mit anderen Worten: Das bis Ende 2002 in Deutschland praktizierte halblegale Screening war meist so schlecht, dass es für eine Frau gesünder war, keine Mammographie machen zu lassen.

Bewegung kam erst Ende der 90er Jahre in die Diskussion. Ärzte und Krankenkassen hatten sich auf Modellversuche geeinigt, die erproben sollten, wie sich in Deutschland solche Früherkennungsprogramme etablieren lassen könnten, wie es sie etwa in Schweden, England und den Niederlanden bereits gab. Im Jahr 2001 haben dann in Bremen und Wiesbaden, 2002 in der Weser-Ems-Region drei Mammographie-Modellprojekte begonnen. Ursprünglich sollte nach Abschluss der ersten Phase dieser Projekte etwa im Jahre 2003 entschieden werden, ob die Früherkennung deutschlandweit eingeführt wird.

Doch dann schaltete sich die Politik ein. Brustkrebs und die Mängel der Früherkennung wurden zum Thema des Bundestagswahlkampfs 2002. SPD und Bündnis 90/Die Grünen brachten sogar einen Antrag in den Bundestag ein, Mammographie-Früherkennung zur Kassenleistung zu machen. Und nachdem die Politik den Qualitätsmängeln zehn Jahre zugeschaut hatte, machte sie nun Druck. Im Sommer 2002 setzte der Bundestag Ärzten und Kassen ein Ultimatum: Wenn sie nicht bis Anfang 2003 ein Früherkennungsprogramm samt Qualitätssicherung einrichteten, würden sie per Gesetz dazu gezwungen.

Auch die Krankenkassen und Ärzte wurden aktiv. Sie schrieben im Jahr 2002 auch für Ärzte, die kurative Mammographien abrechnen wollten, verbindliche Prüfungen vor: Den Radiologen und Frauenärzten wurde beispielsweise eine Sammlung von Mammographien vorgelegt, die sie beurteilen mussten. Als erstes Bundesland führte Bayern die Prüfungen ein. Das Ergebnis war ernüchternd: Etwa ein Drittel der Ärzte, die bereits seit Jahren Patientinnen geröngt hatten und nun weiterhin eine Mammographie-Berechtigung haben wollten, fiel durch, weil ihre Fehlerrate zu hoch war.

Dass Ärzte und Politiker plötzlich zur Einführung solcher Kontrollen bereit waren, hatte mit einem Medizinskandal zu tun, der klar belegte, dass Maria Arndt kein Einzelfall war. Mitte der 90er Jahre machten zahlreiche Frauen aus der Umgebung Essens ähnlich böse Erfahrungen. Für sie war eine harmlose Mammographie bei einem Essener Radiologen der Beginn einer medizinischen Odyssee, an deren Ende Chirurgen bis 1997 mehr als 100 Frauen eine oder beide Brüste amputierten, viele Patientinnen mussten Chemotherapien und Bestrahlungen überstehen – obwohl die meisten keinen Krebs hatten.

Hauptverantwortlich für die Fehldiagnosen war ein Essener Pathologe, der in den Gewebeproben, die den Frauen entnommen worden waren, Brustkrebs diagnostizierte, obwohl die meisten in Wahrheit völlig gesund waren. Als die Ermittlungen sich zuspitzten, beging der möglicherweise geistesgestörte Arzt Selbstmord, indem er sein Labor in Brand setzte. Das Feuer vernichtete auch die Akten und die archivierten Gewebeproben, die seine Fehldiagnosen vor Gericht hätten beweisen könnten.

Bezeichnend ist aber, dass es Jahre gedauert hat, bis seinen Essener Kollegen auffiel, dass etwas nicht stimmen konnte. Nach dem Urteil einer Expertenkommission der Deutschen Gesellschaft für Senologie (Brustheilkunde) trägt der Pathologe deshalb die Schuld nicht alleine: Er stand vielmehr am Ende einer »defekten apparativen und operativen Diagnosekette«, die insgesamt versagt habe.

Tatsächlich ist Selbstüberschätzung die größte Gefahr des bisherigen deutschen Systems der Krebs-Früherkennung. Es gibt keinen Grund zu vermuten, dass die Essener Ärzte schlechter waren als ihre Kollegen in anderen Städten. Bei Krebs-Früherkennung ist schon ein durchschnittlicher Arzt nicht gut genug.

Aufbau der Brust

Ein Organ im lebenslangen Wandel

Die Brust ist ein Stück spezialisierte Haut. Sie besteht aus denselben drei Gewebetypen wie das Organ, das unseren Körper einhüllt. 1. Bindegewebe und Kollagenfasern geben der Brust Halt und innere Stabilität. 2. Fettgewebe ist einerseits ein lokaler Reservespeicher, andererseits aber auch das Polster, in den 3. das Drüsengewebe eingebettet ist.

Schema der weiblichen Brust

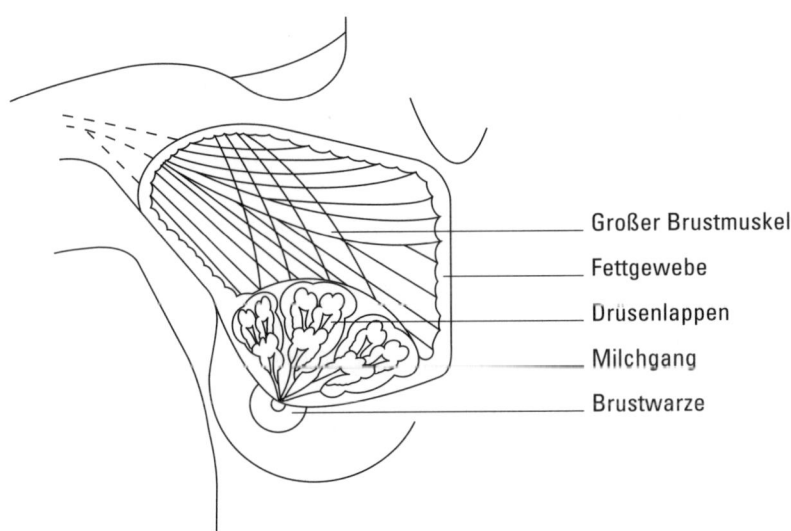

Großer Brustmuskel

Fettgewebe

Drüsenlappen

Milchgang

Brustwarze

Die Zellen in den Drüsenlappen der Brust sind für krebsartige Veränderungen besonders anfällig.

Abbildung 2   nach: Deutsche Krebshilfe

Das Drüsengewebe jeder Brust besteht aus zwölf bis 20 traubenartig miteinander verbundenen Drüsenlappen (Lobulus), die in der Stillzeit die Milch produzieren. Das Drüsengewebe ist durch ein System aus Milchgängen (Ductus) miteinander verbunden und bildet so die Brustdrüse. Diese Gänge sammeln die Milch und transportieren sie bis zur Brustwarze.

Eingeflochten in das Gewebe ist ein Netzwerk aus Blutgefäßen, die die Brust mit Sauerstoff, Hormonen und Nährstoffen versorgen; daneben sammeln Lymphgefäße Gewebeflüssigkeit mitsamt allen Bestandteilen ein und liefern größere Produkte wie etwa Krankheitskeime oder Trümmer abgestorbener Zellen an den örtlichen Lymphknoten ab, wo sie vom Immunsystem überprüft werden.

Krebs entsteht generell häufiger in solchen Geweben, die über Jahrzehnte hinweg die Fähigkeit zur Teilung und Vermehrung behalten. Das trifft auch auf das Drüsengewebe zu: Vor allem während der Embryonalentwicklung, der Pubertät und Schwangerschaft vermehren sich Drüsenzellen, während das Gewebe in anderen Phasen schrumpft, weil Zellen absterben.

Die erste Wachstumsphase ist bereits mit der Anlage der Brustdrüse während der Embryonalentwicklung abgeschlossen. Schon vor der Geburt falten sich aus der Haut kleine Drüsenknospen nach innen. Diese Knospen ruhen dann bis zum Beginn der Pubertät. Mit der Geschlechtsreife setzt die zweite Wachstumsphase ein.

Von nun an durchläuft die Brust parallel mit der Monatsregel einen Wachstumszyklus: Unter dem Einfluss der Eierstockhormone – Östrogene und später auch Gestagene – legt sie bis zur Blutung um 20 bis 40 Gramm zu: Ein Teil des Zuwachses beruht darauf, dass sich Drüsenzellen vermehren, hinzu kommt, dass die Brust stärker durchblutet wird und vermehrt Wasser einlagert. Diese Veränderungen bereiten die Brust auf eine mögliche Schwangerschaft und die ihr folgende Milchproduktion vor; manche Frauen spüren in dieser Phase jeden Monat knotige Veränderungen. Wenn aber keine Eibefruchtung stattfindet, bildet sich die Brust jeweils mit dem Beginn der Monatsblutung zurück.

Die dritte Phase der völligen Ausreifung des Drüsengewebes setzt erst während der ersten Schwangerschaft ein. Dann reifen die Läppchen zu milchproduzierenden Drüsen heran. Beobachtungen deuten darauf hin, dass das Drüsengewebe der Brust in dieser – manchmal jahrzehntelangen – Wartephase bis zur ersten Schwangerschaft etwas anfälliger ist für Störungen, die Zellen zu Krebszellen entarten lassen. Vermutlich vermindert eine frühe Schwangerschaft das Krebsrisiko, weil sie diese anfällige Phase verkürzt.

Die vierte Phase der Reifung beginnt mit den Wechseljahren. Das Drüsengewebe bildet sich weitgehend wieder zurück. Das verringert die Anfälligkeit für neu entstehenden Krebs, allerdings können vorher entstandene Krebszellen diese Rückbildung überstehen – und sich zu Tumoren auswachsen.

Diagnose und Therapie

Krebstypen

Brustkrebs – medizinisch Mammakarzinom – kann in sehr verschiedenen Formen und Typen auftreten. Die Weltgesundheitsorganisation unterscheidet 19 Typen, davon sind 17 so genannte invasive Karzinome, die bereits in das umgebende Gewebe eingewachsen sind – ein klares Zeichen von Bösartigkeit: Manche Krebstypen haben eine ausgesprochen gute Heilungsrate von über 80 Prozent, andere eine wesentlich schlechtere.

Die Heilungschance hängt vor allem davon ab, ob der Tumor bei Diagnose bereits in Lymphknoten oder andere Organe Tochterzellen gestreut hat, wo sie später Metastasen bilden können. Auf die Frage, ab welcher Größe ein Brustkrebs sich im Körper ausbreitet, gibt es bislang keine klare Antwort. Alles ist möglich: Ärzte finden sehr kleine Tumore von nur wenigen Millimetern Durchmesser, die trotzdem bereits Metastasen gebildet haben. Und es gibt Tumore, die ohne Früherkennung nur zufällig entdeckt bereits mehrere Zentimeter groß sind, aber trotzdem nur lokal wachsen und mit der Operation vollständig entfernt werden.

Diagnose und Therapie

Wenn ein verdächtiger Knoten durch Tasten oder eine Mammographie entdeckt wird, ist einiger Aufwand nötig, bis sich beurteilen lässt, ob er tatsächlich bösartig ist. In neun von zehn Fällen stellt sich bei weiteren Röntgenaufnahmen, Ultraschall-Untersuchungen oder einer Magnetresonanztomographie heraus, dass es sich um einen gutartigen Befund wie etwa eine Zyste handelt, die durch einen Stich entleert werden kann. Oder es sind gutartige Wucherungen des Fettgewebes (Lipome) oder des Bindegewebes (Fibrome).

Wenn sich der Verdacht auf Bösartigkeit auf diese Weise nicht ausschließen lässt, dann ist eine Biopsie nötig. Gut ausgerüstete setzen Kliniken bei neun von zehn Patientinnen auf minimal invasive Verfahren, um eine Gewebeprobe zu nehmen: Unter örtlicher Betäubung wird mit einer Nadel (Stanzbiopsie oder Feinnadelbiopsie) oder einem Spezialgerät (Vakuumbiopsie) eine Gewebeprobe aus der Brust entnommen. Das ist ein relativ kleiner Eingriff, der ambulant vorgenommen werden kann. Dann beurteilt ein Pathologe in Ruhe die Gewebeprobe. Wenn er tatsächlich Krebs findet, gibt es keinen Grund zu übertriebener Eile: Frau und Ärzte können in Ruhe gemeinsam beraten, was weiter zu tun ist.

Von den Details hängt es ab, ob brusterhaltend operiert werden kann – dann wird nur der Knoten mit einem Saum gesunden Gewebes entfernt –, oder ob die Brust ganz amputiert werden muss. Die endgültige Beurteilung des Tumors und der Heilungschancen sind aber erst nach der ersten Operation möglich. Gute Kliniken können bei sieben von zehn Patientinnen brusterhaltend operieren.

Bei der Operation werden auch Lymphknoten entnommen, um sie auf Tumorzellen zu untersuchen. Das entnommene Gewebe wird erneut zu einem Pathologen geschickt, der beurteilt, ob der Operateur den Tumor komplett entfernt hat, welche Eigenschaften die Tumorzellen haben und ob die Lymphknoten frei von Krebszellen waren. Von dem Ergebnis hängt die weitere Therapie ab: Ein Teil der Frauen muss erneut operiert werden, ein Teil erhält Bestrahlungen; andere zusätzlich eine Hormon- oder Chemotherapie.

In-Situ-Karzinome

Mit der Einführung der Mammographie wird immer häufiger eine Gewebeveränderung gefunden, von der nicht klar ist, wie gefährlich sie wirklich ist: das »duktale Carzinoma in situ« (DCIS). Quelle dieser Veränderung sind Wandzellen eines Milchgangs in der Brustdrüse. Die Besonderheit des oft nur wenige Millimeter großen In-Situ-Karzinoms ist, dass die Tumorzellen in das Innere des Milchgangs hinein wachsen, während sich invasiver Brustkrebs auch in das umliegende Fett- und Bindegewebe ausbreitet. Bei Mammographie-Untersuchungen fällt diese Veränderung auf, weil mehr als drei Viertel der In-Situ-Karzinome Kalk ablagern, der auf dem Röntgenbild entdeckt werden kann. Ein zweites, in den Milchläppchen wachsendes In-Situ-Karzinom, das Lobuläre, wird nur selten und eher per Zufall entdeckt, weil es keinen Kalk ausscheidet. In der Folge ist mit In-Situ-Karzinom die Milchgang-Variante gemeint. Die Kalkablagerungen sorgen dafür, dass das In-Situ-Karzinom mittlerweile immer häufiger diagnostiziert wird: Etwa zwei von zehn Patientinnen mit Brustkrebs haben diese Diagnose.

In der Ärzteschaft gibt es deutliche Meinungsunterschiede, was diese Veränderung bedeutet. Für die meisten ist das In-Situ-Karzinom eine Krebs-Vorstufe – sie empfehlen die brusterhaltende Operation, je nach Einzelfall mit Bestrahlung, aber manchmal auch eine Brustamputation. Andere halten das für eine Überdiagnose, weil sie glauben, dass zahlreiche durch die Mammographie entdeckte In-Situ-Karzinome für die Frauen nie zu einem Problem geworden wären, wenn man nicht nach ihnen gesucht hätte.

Die Schwierigkeit liegt darin, dass Ärzte das Verhalten eines In-Situ-Karzinoms bei der Diagnose nicht vorhersagen können. Deshalb werden alle Frauen aggressiv behandelt. Allerdings gibt es bislang keine Beweise dafür, dass Frauen, deren In-Situ-Karzinom behandelt wurde, länger leben oder seltener an Brustkrebs sterben als die, deren In-Situ-Karzinom nicht behandelt wird.

Zumindest ist ein In-Situ-Karzinom kein Grund zur Panik. US-Forscher haben 2002 das Schicksal von 7072 Frauen nachverfolgt, bei denen zwischen 1978 und 1989 ein In-Situ-Karzinom diagnostiziert wurde. Insgesamt sind 145 Frauen innerhalb von zehn Jahren nach Diagnose an Brustkrebs gestorben, hingegen 414 an Herz-Kreislauf-Erkrankungen, 734 an anderen Todesursachen – Brustkrebs war also letztlich für zwei Prozent der Frauen die Todesursache. Auch die Frauen dieser Studie waren fast alle operiert worden, einige zusätzlich bestrahlt, sodass aus diesen Daten keine Schlüsse gezogen werden können, ob die guten Überlebensaussichten nun ein Erfolg der Therapie waren oder ein Hinweis auf die Harmlosigkeit der Gewebeveränderungen – oder auf beides. Wie auch immer: Auch wenn ein kleiner Teil der Frauen mit der Diagnose In-Situ-Karzinom doch an Brustkrebs stirbt, ist die Gewebeveränderung an sich keine lebensbedrohliche Erkrankung.

Dass nicht jeder Tumor eine Bedrohung ist, zeigen auch Autopsie-Untersuchungen von Frauen, die an anderen Todesursachen gestorben sind: Wenn die Ärzte intensiv suchten, fanden sie bei einer von sieben Frauen im Alter zwischen 40 und 70, also in der Spanne, in der Mammographie zur Früherkennung eingesetzt wird, ein In-Situ-Karzinom in der Brust. Wie groß die Zahl der stillen Tumore tatsächlich ist, wäre für die Beurteilung der Bilanz der Früherkennung wichtig. Denn jeder entdeckte stille Tumor bedeutet für die Frau einen ernsten Schaden: Sie wird unnötig in Krebsangst versetzt, operiert und vielleicht bestrahlt.

Neuerkrankungen und Todesfälle

Neuerkrankungen

Brustkrebs ist die häufigste Krebserkrankung bei Frauen, er ist für etwa ein Viertel der Krebsneuerkrankungen verantwortlich. 1998 sind 46.295 Frauen an Brustkrebs erkrankt, das waren 1167 weniger als 1997.

Nach Zahlen des Berliner Robert-Koch-Instituts hat in Deutschland wie in allen anderen Ländern der EU in den letzten 20 Jahren die Zahl der Brustkrebserkrankungen deutlich zugenommen, offenbar ist der Trend aber in den letzten Jahren gestoppt.

Todesfälle

Brustkrebs ist für jeden fünften Krebstodesfall bei Frauen verantwortlich (1998). Die Zahl der Todesopfer ist etwas genauer bekannt als die der Neuerkrankungen, sie wird vom Statistischen Bundesamt erfasst: Im Jahr 2000 sind 17 814 Frauen an Brustkrebs gestorben, 1997 waren es noch 18 378. Damit scheint zumindest ein langjähriger Anstieg der Zahl der Todesopfer gestoppt.

Im Durchschnitt werden in Deutschland nach Zahlen des Robert-Koch-Institutes 58 von 100 Frauen von Brustkrebs geheilt – als geheilt gelten Frauen, die zehn Jahre nach der Diagnose nicht an Brustkrebs gestorben sind.

Der internationale Vergleich spricht dafür, dass in Deutschland Brustkrebspatientinnen schlechter behandelt werden, als es sein müsste. Seit Ende der

Altersverteilung der Brustkrebs-Neuerkrankungen

Neuerkrankte pro 100 000 Frauen

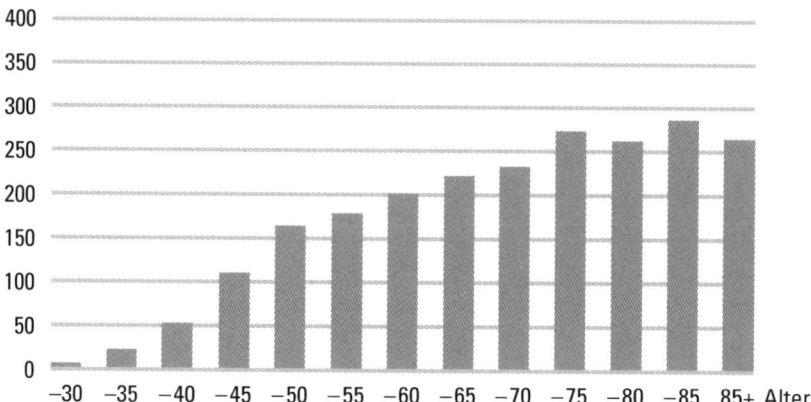

Die Zahlen geben an, wie viele von 100 000 Frauen einer Altersgruppe pro Jahr an Brustkrebs erkranken (Daten von 1989–1998 aus dem Saarland).

Diagramm 1   Quelle: Arbeitsgemeinschaft Bevölkerungsbezogener Krebsregister

Brustkrebs-Todesfälle seit 1955

Mortalitätsrate pro 100 000 Frauen

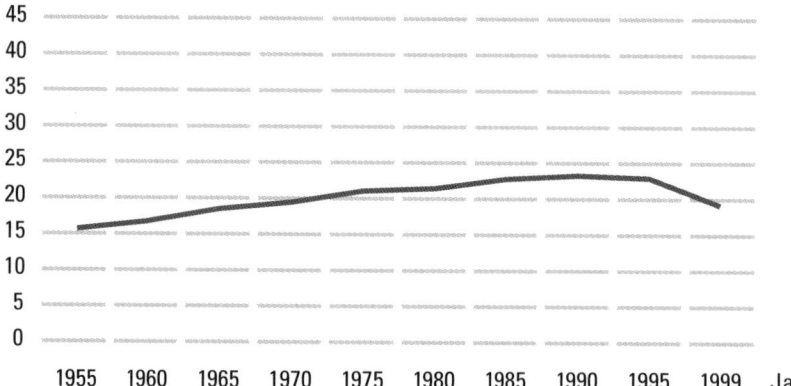

Da die Bevölkerung seit 1955 im Durchschnitt deutlich älter geworden ist, ist bei der Alterskrankheit Krebs die absolute Zahl der Todesfälle wenig aussagekräftig. Hier wird deshalb die so genannte standardisierte Mortalitätsrate angegeben, die die Altersunterschiede ausgleicht. Bis 1990 gelten die Zahlen für Westdeutschland, danach für Gesamtdeutschland.

Diagramm 2   Quelle: DKFZ

Brustkrebs-Todesfälle und Risiko des Einzelnen

Altersgruppe	Anzahl der Brustkrebstoten	anteilig an 100 Brustkrebstoten	Sterberisiko pro Jahr
vor 40	434	2	1 zu 46 000
40 bis 50	1 364	8	1 zu 4 400
50 bis 60	2 820	16	1 zu 1 700
60 bis 70	3 997	22	1 zu 1 300
70 bis 80	4 560	26	1 zu 860
über 80	4 639	26	1 zu 490
Gesamt	17 814	100	

Tabelle 8   Quelle: Statistisches Bundesamt, 2000

80er Jahre ist in England und den USA trotz steigender Zahl an Erkrankungen die Rate der Frauen, die an Brustkrebs sterben, deutlich gesunken. Möglicherweise haben diese Länder schneller bessere Therapien eingeführt als Deutschland. Einige Fachleute glauben zudem, dass auch die Einführung der Mammographie zur Früherkennung in den Ländern die Zahl der Brustkrebstoten verringert hat.

Die Zahlen der Kranken und Toten beschreiben aber nur unscharf die Bedeutung von Brustkrebs. Wichtig ist auch das Alter, in dem eine Krankheit auftritt. Betroffene erfahren im Durchschnitt mit 63,5 Jahren von der Diagnose – das ist relativ jung. Diejenigen, die 2000 an Brustkrebs gestorben sind, waren im Durchschnitt etwa 70 Jahre alt, das mittlere Sterbealter einer Frau liegt in Deutschland aber bei 79 Jahren. Das bedeutet: Brustkrebs ist bei vielen der betroffenen Frauen kein Tumor, der am Ende des Lebens kommt, dann also, wenn auch andere Todesursachen nicht mehr weit entfernt sind, sondern er tötet oft vorzeitig. Diese Eigenschaften machen es verständlich, dass Frauen und Ärzte gerade gegen Brustkrebs auf Erfolge durch Früherkennung hoffen.

Bei Früherkennung geht es nicht darum, Brustkrebs zu vermeiden, sondern den Tod durch Brustkrebs zu verhindern. Maßgeblich für die Bedeutung der Früherkennung ist deshalb das Risiko einer einzelnen Frau, an Brustkrebs zu sterben. Im Jahr 2000 sind in Deutschland insgesamt 449 816 Frauen gestorben. Brustkrebs war bei 17 814 die Todesursache, das sind etwa vier Prozent – also eine von 25 Frauen. Andersherum ausgedrückt: Von 25 toten Frauen sind 24 nicht am Brustkrebs gestorben. Auch wenn Brustkrebs die »häufigste« Krebsart ist, ist er letztlich nur eine von vielen Todesursachen. Damit ist schon die erste Grenze der Früherkennung aufgezeigt: Da 24 von 25 Frauen nicht an Brustkrebs sterben, kann eine Früherkennung zwangsläufig auch ihr Leben nicht retten.

Das setzt die Bedrohung durch den Tumor bereits in ein anderes Licht. Aber: Bedrohung ist ein subjektives Gefühl. Ein Risiko von eins zu 25 mag für die eine Frau klein sein, einer anderen aber Angst einjagen.

Risikofaktoren und Vorbeugung

Vorbeugung

Brustkrebs ist ein Tumor, der in der Tat Anstrengung zur echten Vorbeugung verdienen würde. Doch zu den bitteren Wahrheiten gehört, dass es praktisch keine praxistauglichen Ratschläge zur Vorbeugung gibt. Anders gesagt: Es mangelt zwar nicht an Ratschlägen, doch keiner ist wirklich zuverlässig wissenschaftlich untermauert. Europäische Forscher vergleichen derzeit, ob sich aus dem unterschiedlichen Ernährungsverhalten der Europäer Rückschlüsse auf die Krebsvorbeugung ziehen lassen. Und in den USA läuft seit Beginn der 90er Jahre eine Studie an mehreren 10 000 Frauen, in der Ernährungsumstellungen (mehr Obst und Gemüse, weniger Fett) zur Vorbeugung gegen Brustkrebs erprobt werden – mit Ergebnissen ist nicht vor 2005 zu rechnen.

Kennzeichnend für die Situation ist, dass die einzige wissenschaftlich untermauerte Maßnahme zur Vorbeugung von Brustkrebs die Einnahme von Medikamenten ist: Eine Hand voll Studien belegen, dass Medikamente wie Tamoxifen oder Raloxifen, die die Wirkung von Hormonen wie Östrogen teilweise blockieren, bei besonders gefährdeten Frauen das Risiko verringern können, an Brustkrebs zu erkranken. Doch ob die Medikamente auch das Leben der Frauen verlängern, ist fraglich.

Risikofaktoren

Englische Wissenschaftler der Universität Oxford haben im Jahr 2001 52 internationale Studien neu ausgewertet, an denen etwa 160 000 Frauen teilgenommen hatten. Aus diesen Daten haben sie für Frauen im Alter zwischen 20 und 80 Jahren das Risiko abgeschätzt, an Brustkrebs zu erkranken und zu sterben. Ihre Zahlen lassen sich ganz gut auf Deutschland übertragen. Auch wenn man sie nicht auf das Prozent genau nehmen kann, geben sie doch eine Orientierung. Schon die Durchschnittswerte relativieren das Risiko: Bis zum 80. Geburtstag müssen zehn von 100 Frauen damit rechnen, an Brustkrebs zu erkranken; etwa drei von 100 Frauen sterben schließlich an dem Krebs. Die britische Analyse zeigt aber auch, dass Durchschnittswerte oft in die Irre führen, weil sich das persönliche Risiko einer Frau je nach individuellen Faktoren durchaus zehnfach von dem durchschnittlichen Risiko ihrer Altersgenossinnen unterscheiden kann. Diese Unterschiede haben auch entscheidenden Einfluss darauf, welchen Nutzen sich eine Frau von der Früherkennung erhoffen kann. Heute sind eine Reihe von Faktoren identifiziert, die das Risiko beeinflussen, an Brustkrebs zu erkranken. Die wichtigsten sind: Alter, familiäre Belastung, Zahl und Zeitpunkt der Schwangerschaften und Einzelheiten des Hormonstoffwechsels.

Alter

Alter ist der Risikofaktor mit den deutlichsten Auswirkungen. Bei Frauen unter 30 ist Tod durch Brustkrebs sehr selten: 2000 hat es zwölf Opfer in Deutschland gegeben, vermutlich hatten sie eine durch einen Gendefekt bedingte erbliche Anfälligkeit. Frauen, in deren Familien bereits enge Verwandte an Brustkrebs erkrankt sind, haben ein erhöhtes Risiko, ebenfalls an Brustkrebs zu erkranken. Allerdings werden 90 bis 95 von 100 Tumoren bei Frauen diagnostiziert, die keine erkrankte Verwandte haben. Die folgenden Zahlen beziehen sich auf diese große Gruppe ohne Vorerkrankung in der Familie.

Die Abschätzungen zeigen deutlich, wie das Risiko mit dem Alter zunimmt: Bis zum 40. Geburtstag werden vier von 1000 Frauen an Brustkrebs erkranken, eine wird daran sterben. Mit 50 hat es 17 von 1000 getroffen, vier sind tot; mit 70 sind es 50 von 1000 Frauen, 13 sind tot.

Doch je älter eine Frau ohne Brustkrebs geworden ist, desto kleiner wird das Risiko, dass sie noch erkrankt und stirbt. Von 1000 30-Jährigen müssen 77 damit rechnen, vor dem 80. Geburtstag an Brustkrebs zu sterben. Von 1000 Frauen, die gesund 50 geworden sind, sind es noch 25, denen der Tod durch Brustkrebs droht, bevor sie 80 werden.

Familiäre Belastung

Die Abschätzungen fallen etwas anders aus, wenn Frauen eine oder mehrere enge Verwandte haben, die bereits an Brustkrebs erkrankt sind. Einen spürbaren Einfluss gibt es aber nur, wenn Verwandte ersten Grades betroffen sind – also Mutter, Schwester oder Tochter. Wenn beispielsweise nur die Großmutter oder eine Kusine betroffen sind, ist das ohne Bedeutung für das eigene Risiko.

Doch selbst wenn in der engeren Familie bereits Brustkrebs aufgetreten ist, ist der Tumor bei Verwandten eine Seltenheit. Wenn etwa in 1000 Familien die Mutter bereits erkrankt wäre, würden von 1000 Töchtern bis zum 50. Geburtstag 37 erkranken. Damit ist das Risiko etwa doppelt so hoch wie bei einer Frau, die keine Betroffenen in der Familie hat. Wenn es zwei Fälle in der Familie gibt, steigt das Risiko noch einmal auf 80 von 1000.

Gene

Auch die Frauen mit erkrankten Familienmitgliedern sind keine einheitliche Gruppe. Denn auch wenn eine enge Verwandte bereits Brustkrebs hat, muss nicht unbedingt eine genetische Anfälligkeit im Spiel sein. Meist ist es Zufall,

Erkrankungsrisiko für Brustkrebs nach Anzahl betroffener Verwandter 1. Grades

Von 1000 Frauen erkranken in den nächsten 10 Jahren

jetziges Alter	ohne betroffene Verwandte	mit einer betrof- fenen Verwandten	mit zwei betrof- fenen Verwandten
20	0	1	2
30	4	10	20
40	14	25	52
50	19	32	53
60	23	35	56
70	25	42	57

Die Tabelle gibt an, wieviele von 1000 gesunden Frauen, die keine, eine oder zwei betroffene Verwandte ersten Grades haben, in den nächsten zehn Jahren an Brustkrebs erkranken.

Tabelle 9   Quelle: Collaborative Group on Hormonal Factorism Breast Cancer, 2002

wenn beispielsweise auch die Schwester an Brustkrebs erkrankt. Bislang sind Mediziner aber nur bei einem kleinen Teil der Familien in der Lage zu beurteilen, ob hinter der Häufung nun Zufall oder eine genetisch bedingte Anfälligkeit steckt.

Das liegt daran, dass bislang erst zwei Gene sicher identifiziert sind, die das Risiko für Brustkrebs und Eierstockkrebs stark erhöhen. Allerdings scheinen diese beiden Gene nur für die Hälfte der erbliche bedingten Fälle von Brustkrebs verantwortlich zu sein, weitere Kandidaten gibt es zwar, die müssen aber erst noch bestätigt werden. Insgesamt zeigt sich, dass die beiden bislang entdeckten Brustkrebs-Gene BRCA-1 und BRCA-2 (breast-cancer-gene-1 und -2) nur bei wenigen Familien die Ursache der Häufung von Brustkrebs sind.

Ältere ausländische Studien deuten darauf hin, dass von zehn Frauen, die Veränderungen in einem der beiden Gene tragen, fünf bis acht im Laufe ihres Lebens an Brustkrebs erkranken, viele davon schon vor dem 50. Lebensjahr. Das läge 20- bis 30fach über dem Bevölkerungsdurchschnitt. Allerdings gibt es Experten, die das für eine Überschätzung des Risikos halten, weil die bisherigen Studien sich auf Familien konzentrieren, in denen zu dem genetisch bedingten Risiko noch weitere Risikofaktoren hinzukommen.

Kinder und Schwangerschaft

Kinder zu bekommen und zu stillen senkt das Risiko, an Brustkrebs zu erkranken, vermutlich weil in der Schwangerschaft die bislang gleichsam im teilungsbereiten Wartezustand verharrende Brustdrüse ausreift. Bei zwei Kindern sinkt dadurch das Risiko um mehr als ein Fünftel gegenüber einer kinderlosen Frau. Wenn die Frau das erste Kind vor dem 30. Geburtstag zur Welt bringt, sinkt das Risiko noch einmal um etwa ein Viertel im Vergleich zur ersten Geburt nach 30. Das heißt eine Frau mit zwei Kindern, von denen sie zumindest eines vor ihrem 30. Geburtstag zur Welt gebracht hat, hat ihr Risiko, an Brustkrebs zu sterben, gegenüber dem Durchschnitt um ein Drittel bis die Hälfte verringert.

Regelblutungen und Hormone

Das Brustkrebsrisiko korreliert, wie Wissenschaftler heute vermuten, mit der Gesamtdosis bestimmter Geschlechtshormone, vor allem Östrogene, der eine Frau im Laufe ihres Lebens ausgesetzt ist. Zu ändern ist daran wenig: Östrogene gehören zu den für die weibliche Entwicklung entscheidenden und unverzichtbaren Hormonen. Die Östrogenproduktion beginnt mit der Pubertät in den Eierstöcken und endet mit den Wechseljahren, danach werden kleinere Östrogenmengen noch im Fettgewebe gebildet.

Mehrere Studien weisen darauf hin, dass die Zahl der Monatszyklen, die eine Frau zwischen erster und letzter Regelblutung durchmacht, sich auf das Brustkrebsrisiko auswirkt. Diese Zeitspanne kann von Frau zu Frau um mehr als zehn Jahre variieren. Frauen, die ihre ersten Tage mit 15 hatten, haben nach einer Analyse europäischer Forscher ein um etwa ein Siebtel niedrigeres Brustkrebsrisiko als Frauen, bei denen vor dem 13. Geburtstag die Regelblutung einsetzte. Und Frauen, deren Wechseljahre vor dem 45. Geburtstag einsetzen, haben ein um die Hälfte niedrigeres Risiko als Frauen, die erst mit 55 in diese Phase eintreten.

Offenbar erhöht allerdings auch die künstliche Zufuhr von Östrogenen durch eine Hormontherapie nach den Wechseljahren das Brustkrebsrisiko. Eine 1997 erschienene Analyse internationaler Studien kommt zu der Schlussfolgerung, dass eine langjährige Einnahme der beliebten Präparate zwischen zwei und zwölf zusätzliche Brustkrebserkrankungen bei 1000 Frauen verursacht.

Ob die Pille einen spürbaren Einfluss auf das Brustkrebsrisiko hat, ist nach den bisherigen Studien unsicher: Offenbar erhöhen die hormonellen Verhütungsmittel das Risiko leicht, dieser Effekt scheint zehn Jahre nach dem Absetzen aber wieder verflogen zu sein.

Lebensstil

Bereits seit Jahrzehnten versuchen Forscher herauszufinden, ob Ernährung, Lebensstil oder Umwelteinflüsse das Brustkrebsrisiko beeinflussen. Die Ergebnisse sind bis heute widersprüchlich geblieben. So gibt es zwar einen statistischen Zusammenhang zwischen Alkohol, Fett und Brustkrebs, doch der Zusammenhang ist für diese beiden Faktoren nicht besonders deutlich oder einheitlich, sodass sich dahinter andere Faktoren verbergen können. Fette sind zudem ein Gemisch aus zahlreichen Substanzen, von denen einige das Brustkrebsrisiko eher zu verringern, andere es aber zu erhöhen scheinen.

Frauen mit starkem Übergewicht haben nach den Wechseljahren ein erhöhtes Risiko, an Brustkrebs zu erkranken, dafür ist es vor den Wechseljahren niedriger. Möglicherweise liegt das daran, dass das Körperfettgewebe nach dem Ausfall der Eierstöcke in den Wechseljahren Östrogene produziert, die das Wachstum von Brustkrebs antreiben könnten. Allerdings haben diese Frauen offenbar ein kleineres Risiko für Knochenschwund und die dadurch bedingte Anfälligkeit für Knochenbrüche. Rauchen hat offenbar keinen großen Einfluss auf das Brustkrebsrisiko.

Frühere Brusterkrankungen

Frühere Erkrankungen der Brust haben in der Regel keine Bedeutung für das Brustkrebsrisiko, die wichtigste Ausnahme ist ein seltene Zellwucherung, die atypische Hyperplasie. Hier ist das Risiko etwa so erhöht, als hätte man zwei bereits erkrankte Verwandte.

Früherkennung

Ärzte empfehlen zur Früherkennung von Brustkrebs derzeit eine Kombination von drei Methoden: Selbstabtasten, Tastuntersuchung durch den Arzt und regelmäßige Röntgenaufnahmen der Brust. Eine ältere Untersuchung zeigt, dass Anfang der 90er Jahre 71 von 100 Brustkrebsen von den Frauen selbst gefunden wurden, 13 hatte ein Arzt ertastet und 16 wurden durch eine Vorsorge-Mammographie gefunden. Die aktuelle Bewertung der deutschen Experten zu diesen drei Verfahren fasst eine etwa 200 Seiten starke Brustkrebs-Leitlinie zusammen, die eine große Ärzteallianz im März 2002 verabschiedet hat. An dieser Leitlinie waren praktisch alle Gruppen beteiligt, die mit Frauen und Brustkrebs zu tun haben, darunter die Deutsche Gesellschaft für Senologie, die Deutsche Krebsgesellschaft und die Deutsche Krebshilfe. Danach empfehlen die Ärzte folgendes Programm:

1. »Die Selbstuntersuchung der Brust trägt wesentlich zur individuellen Motivation und Bewusstseinsförderung für präventive Maßnahmen bei. Die

regelmäßige, sachgerechte Selbstuntersuchung begünstigt die Entdeckung von Karzinomen. Auch wenn die Wirksamkeit der Selbstuntersuchung nicht überschätzt werden darf, muss die Selbstuntersuchung der Brust Bestandteil eines Früherkennungsprogramms sein und bleiben. Sie kann nicht früh genug erlernt und begonnen werden, soll jedoch ab dem 30. Lebensjahr regelmäßig erfolgen.«

2 »Die ärztliche palpatorische und inspektorische Untersuchung von Brustdrüse und regionären Lymphabflussgebieten muss Bestandteil jedes Früherkennungsprogramms sein und soll zumindest ab dem 40. Lebensjahr lebenslang in regelmäßigen Abständen durchgeführt werden. Studienergebnisse zeigen, dass gerade ab dem 40. Lebensjahr durch die ärztliche palpatorische und inspektorische Untersuchung der Brustdrüse und der Lymphabflussgebiete in Kombination mit der Mammographie die Brustkrebs-Früherkennung wirksamer zu gestalten ist.«

3. »Die Mammographie ist zur Zeit die einzige für die Erkennung von Brustkrebsvorstufen oder frühen Tumorstadien allgemein als wirksam anerkannte Methode. Prospektiv randomisierte Studien zeigen, dass mit der Einführung einer Screening-Mammographie als Röntgenreihenuntersuchung eine altersabhängige Brustkrebssterblichkeitsreduktion um 20 bis 40 Prozent möglich ist. Aufgrund der randomisierten Studien ist eine Wirksamkeit der Früherkennungs-Mammographie für Frauen zwischen dem 50. und 70. Lebensjahr, neuerdings auch zwischen dem 40. und 50. Lebensjahr, belegt, aber auch nach dem 70. Lebensjahr anzunehmen.«

Weitere Methoden, beispielsweise Ultraschalluntersuchungen, sollen nach der Leitlinie nur in besonderen Fällen eingesetzt werden.

Selbstabtasten

Kaum ist die Brust gewachsen, sollen sich Frauen auch schon Sorgen um Brustkrebs machen. Bereits mit 20 Jahren soll sich jede Frau mit dem Risiko Brustkrebs befassen, ab 30 sogar monatlich. Die größte Initiative, um das Selbstabtasten populär zu machen, startete die amerikanische Krebsgesellschaft 1950: Sie brachte einen Film heraus, den in der Folge 13 Millionen Frauen angeschaut haben. Das den Film begleitende Informationsmaterial betonte besonders, wie wichtig es sei, Tumore zu finden, wenn sie noch ganz klein sind. Ein US-Frauenmagazin verstieg sich sogar zur Behauptung, dass »Frauen die fatale Krankheit durch eigene Initiative besiegen können«.

Auch in Europa gehört das Selbstabtasten zu den Standardempfehlungen für Frauen. Doch die wenigsten folgen dem Ratschlag. Ein europäischer Vergleich von 1994 zeigte, dass zwischen 18 (Finninnen) und 75 (Italienerinnen) von 100 Frauen sich nie selbst untersuchen. In Deutschland folgen nur zehn bis 20 von 100 Frauen der Empfehlung und untersuchen sich monatlich. Etwa 30 von 100 ignorieren den Ratschlag allerdings weitestgehend und untersuchen sich nur gelegentlich einmal selbst.

Methode

Selbstabtasten ist eine anspruchsvolle Prozedur, wenn eine Frau sich an den Rat der Experten halten will. Dann muss sie nach Ansicht der Deutschen Krebsgesellschaft jeden Monat ein paar Minuten vor dem Spiegel verbringen und auf »Veränderungen von Form, Größe und Hautfarbe« achten. Zuerst mit den Armen in die Hüfte gestemmt, dann »mit erhobenen und hinter dem Kopf verschränkten Armen« soll die Frau sich beobachten. Schließlich soll sie die »Brust mit den Fingerspitzen in kleinen Kreisen« abtasten, um »Knoten in höheren und tieferen Schichten der Brust« aufzuspüren. Auch die Brustwarzen bekommen verstärkte Aufmerksamkeit: Tritt ohne Druck ein Sekret aus?

Wer sich unsicher ist, soll bei geringsten Zweifeln seinen Arzt um Rat fragen.

Nutzen

Die bislang vollständigste Analyse zu Nutzen und Risiken des Selbstabtastens haben im Jahr 2001 kanadische Ärzte um Nancy Baxter von der Universität Toronto für die Canadian Task-Force on Preventive Health Care angefertigt. Die Arbeit, in der die Literatur von fast vier Jahrzehnten zusammengefasst ist, macht deutlich, dass Frauen, die den Rat zum Selbstabtasten nicht befolgen, kein schlechtes Gewissen zu haben brauchen.

Die erste Erkenntnis aus der Analyse ist, dass es bislang keine wirklich aussagekräftigen Studien gibt, die eine Antwort darauf geben können, ob Selbstabtasten die Brustkrebs-Sterberate verringert. Immerhin haben acht Studien an zusammen fast einer Million Frauen bislang versucht, die Frage zu beantworten. Unabhängig von der jeweiligen Länge konnte jedoch keine einzige bislang einen Nutzen des Selbstabtastens belegen. Die Frauen, die sich selbst abtasteten, starben ebenso oft an Brustkrebs wie die Frauen, die es sein ließen.

Dieses Ergebnis bestätigte dann im Oktober 2002 eine Studie an fast 270 000 Chinesinnen. Zwischen 1989 und 1991 hatte ein chinesisch-amerikanische Ärztegruppe über 133 000 Arbeiterinnen in Textilfirmen in Schanghai darin ausgebildet, sich einmal im Monat die Brust abzutasten. Weitere 133 000 Kolleginnen, die in anderen Firmen arbeiteten, bekamen keine Unterweisung. Anschließend verfolgten die Ärzte bis Dezember 2000 die Zahl der Brustkrebsopfer. Das Ergebnis war eine Enttäuschung. Die Frauen, die sich regelmäßig selbst untersucht hatten, starben ebenso häufig an Brustkrebs wie ihre Geschlechtsgenossinnen, die auf das Abtasten verzichtet hatten: Insgesamt war in beiden Gruppen etwa eine von 1000 Frauen an Brustkrebs gestorben.

Wie eine Frau den Wert des Selbstabtastens einschätzt, hängt jedoch noch von anderen Faktoren ab. Gerade an Brustkrebs erkrankte Frauen haben den Knoten oft selbst durch Abtasten entdeckt und sehen das als Beweis für den Wert der Methode. Auf Selbstabtasten zu verzichten hieße für sie, sich einem Fatalismus zu ergeben.

Tatsächlich sind das aus der subjektiven Sicht einer Frau gute Argumente. Wenn Frauen trotz der bislang negativen wissenschaftlichen Bewertung die Untersuchung gerne machen wollen, sollten sie aber über das Fehlen von klaren Belegen aufgeklärt sein. Bislang gibt es wenig Hoffnung, dass eine Frau durch regelmäßige Selbstuntersuchung ihr Risiko verringert, an Brustkrebs zu sterben. Frauen, die sich selbst untersuchen, verbringen jedoch mehr Zeit beim Arzt und im Krankenhaus, um letztlich meist gutartige Knoten abklären zu lassen. Wenn eine Frau einen auffälligen Knoten ertastet, gleichgültig ob zufällig oder bei einer regelmäßigen Selbstuntersuchung, sollte sie den immer von einem Arzt begutachten lassen.

Schaden

Falsch-negative Diagnosen: Eine entscheidende Schwäche des Selbstabtastens liegt darin, dass die meisten und besonders die kleinen Tumore nicht durch Tasten gefunden werden. Einerseits untersucht kaum eine Frau ihre Brust so komplett, wie es den Ärzten vorschwebt, zum anderen ist die Empfindlichkeit des menschlichen Tastsinns begrenzt: Zwar können Frauen unter günstigen Umständen einen Knoten ab etwa einem Zentimeter Durchmesser ertasten, doch die Durchschnittsgröße der gefundenen Knoten liegt deutlich darüber. Insgesamt übersehen selbst die Frauen, die sich intensiv abtasten, schätzungsweise 60 bis 80 von 100 Tumoren. Es ist deshalb kaum erstaunlich, dass in den bisherigen Studien diejenigen Frauen, die sich nicht regelmäßig untersuchten, per Zufall genauso viele Tumore aufspürten wie fleißige Selbstuntersucherinnen. Schon alleine aus diesem Grund ist es sehr unwahrscheinlich, dass sich eine Frau durch Abtasten vor dem Tod durch Brustkrebs retten kann.

Falsch-positive Diagnosen: Während die Frauen auf der einen Seite eine Vielzahl von Tumoren übersehen, ertasten sie eine große Zahl von harmlosen Veränderungen. Die kanadische Analyse zeigt, dass Frauen, die sich selbst untersuchen, wesentlich häufiger mit gutartigen Befunden zum Arzt gehen.

In einer britischen Studie an etwa 250000 Frauen hatten beispielsweise nach 14 Jahren Selbstuntersuchung neun von 1000 Frauen eine Biopsie überstehen müssen, die sich dann als Fehlalarm herausstellte. Bei denen, die sich nicht selbst untersucht hatten, waren es im Vergleich nur sechs von 1000 Frauen. Ähnlich fiel das Ergebnis bei den chinesischen Textilarbeiterinnen aus: Nach elf Jahren Selbstuntersuchung hatten 27 von 1000 Frauen eine Gewebeentnahme aus der Brust über sich ergehen lassen, um einen unklaren Befund abzuklären, der in drei Vierteln der Fälle dann gutartig war. Von den

Frauen ohne Selbstuntersuchung hatten deutlich weniger, nämlich 18 von 1000, diese Untersuchung überstehen müssen.

Das bedeutet dass Frauen, die sich selbst abtasten, ein erhöhtes Risiko haben, wegen eines harmlosen Knotens operiert zu werden. Die Folgen sind störende Narben in der Brust – und eventuell Narben in der Psyche.

Meinungsspektrum

Die kanadische Expertengruppe leitet aus ihrer Analyse die Empfehlung ab, Frauen das Selbstabtasten nicht mehr länger zu empfehlen, weil es keine guten Hinweise auf Nutzen gibt, andererseits durchaus die Möglichkeit besteht, dass die Frauen sich durch häufigeren Fehlalarm selbst schaden. Da bösartige Krankheiten bei jüngeren Frauen seltener sind, fällt die Bilanz des Selbstabtastens umso nachteiliger aus, je jünger die Frauen sind. In England haben Experten bereits vor zehn Jahren den Ratschlag zum Selbstabtasten fallen lassen.

Allerdings löste diese Bewertung in Kanada und anderen Ländern zum Teil empörten Widerspruch aus, es gab jedoch auch Zustimmung. In den USA kommt die US Task-Force zu der vorsichtigeren Bewertung, dass es weder für noch gegen eine Empfehlung des Selbstabtastens zwingende Argumente gebe. Auch die Internationale Agentur for Research on Cancer, eine Gruppe unter dem Dach der Weltgesundheitsorganisation (WHO), fällt das Urteil, dass die Fakten nicht ausreichen, um zu belegen, dass Selbstabtasten die Sterblichkeit an Brustkrebs verringert. In Deutschland kommen auch Ute-Susann Albert und Klaus-Dieter Schulz von der Universität Marburg zu einer skeptischen Bewertung: »Aufgrund der vorliegenden Studienlage ist die Selbstuntersuchung als alleinige Methode nicht in der Lage, die Brustkrebssterblichkeit zu senken.«

Bezeichnend ist, wie Albert und Schulz trotz der negativen Schlussfolgerung begründen, die Untersuchung weiterhin zu empfehlen. Frauen, die bereit sind, eine Brustuntersuchung regelmäßig durchzuführen, seien »besonders motiviert«, die vorhandenen Möglichkeiten der Früherkennung wahrzunehmen, insbesondere die Mammographie. »Daher sollten die von vielen Seiten empfohlene Brust-Selbstuntersuchung innerhalb eines Brustkrebs-Früherkennungsprogramms beibehalten werden«, schreiben die beiden, »vor allem unter dem Aspekt der Motivation und Bewusstseinsförderung«. Mit anderen Worten: Die Methode selbst erfüllt zwar ihre Aufgabe nicht, aber sie sorgt dafür, dass die Frauen der Mammographie die Treue halten. Immerhin fordern Albert und Schulz, dass Frauen über Wirkung, Vor- und Nachteile der Methode aufgeklärt werden sollten.

Tastuntersuchung durch einen Arzt

Abtasten durch den Arzt, die Tastuntersuchung, wird ebenfalls etwa seit Anfang des 20. Jahrhunderts als Früherkennungsmaßnahme für Brustkrebs empfohlen. Die Untersuchung hat den Vorteil, relativ einfach und scheinbar kostengünstig zu sein. Zudem sind die Frauen keinen Röntgenstrahlen ausgesetzt, sie müssen aber bereit sein, ihre Brüste intensiv regelmäßig fünf bis zehn Minuten lang von ihrem Arzt oder ihrer Ärztin abtasten zu lassen. Die Realität in den Frauenarztpraxen sieht jedoch oft anders aus: Die Tastuntersuchung ist eher flüchtig und in kaum einer Minute absolviert. Ohnehin muss es nicht unbedingt ein Arzt ein, auch speziell ausgebildete Assistentinnen oder Krankenschwestern entwickeln mit etwas Übung das Gefühl, Knoten ab etwa einem Zentimeter Durchmesser ertasten zu können. In einer kanadischen Studie haben Schwestern und Ärzte bei 20 000 Frauen fast 500 Tumore per Tastuntersuchung gefunden. Davon waren 50 kleiner als ein Zentimeter.

Methode

Die Tastuntersuchung ähnelt dem Selbstabtasten. Rolf Kreienberg, der Ex-Präsident der Deutschen Krebsgesellschaft, empfiehlt folgendes Vorgehen: »Inspektion, Tastuntersuchung des Drüsenkörpers und der Lymphabflussgebiete muss umfassend und ausreichend erfolgen«: Zuerst soll der Arzt bei stehender Patientin die Brust, Haut und Brustwarze genau inspizieren. Dann soll er bei der sitzenden oder liegenden Frau »die verschiedenen Brustquadranten mit rotierender Bewegung (mittlere drei Finger, milder Druck)« vom Rand nach innen abtasten und die Brustwarzen »zart« auspressen. »Besondere Aufmerksamkeit sollte Größendifferenz oder Konturunregelmäßigkeit, Schwellungen, Rötungen und Ulzerationen der Haut« und Veränderungen der Brustwarze geschenkt werden.

Nutzen

Die umfangreichste Bewertung der Literatur über die Tastuntersuchung haben amerikanische Ärzte um Mary Barton von der Harvard Medical School in Boston im Oktober 1999 vorgelegt. Sie hatten darin Studien der letzten 30 Jahre ausgewertet. Diese Analyse zeigt, dass es keine zuverlässigen Studien gibt, die die Tastuntersuchung alleine erprobt haben. Schon aus diesem Grund sind alle Aussagen über den Wert mit einer gewissen Unsicherheit behaftet. Vor allem gibt es bislang keine zuverlässige Antwort auf die Frage, ob eine regelmäßige Tastuntersuchung in der Lage ist, das Risiko zu verringern, an Brustkrebs zu sterben. Dazu wären Studien nötig, die das Schicksal von Frauen, die sich regelmäßig per Tastuntersuchung untersuchen lassen, mit denen vergleichen, denen die Untersuchung nicht angeboten wird. Doch solche Studien wurden nie für nötig gehalten. Das führt dazu, dass sich Aussagen über den Wert der Tastuntersuchung auch heute nur indirekt ableiten lassen, obwohl die Methode seit Jahrzehnten propagiert wird. Und die Ärzte sind sich nicht einmal einig, wie die Untersuchung ablaufen soll: Verschiedene Ärzte praktizieren verschiedene Techniken, ohne dass es Vergleiche gegeben hat, ob die eine Technik der anderen überlegen ist.

Die US-Autoren kommen dennoch zu einer recht optimistischen Einschätzung: Nämlich, dass die Tastuntersuchung das Risiko, an Brustkrebs zu sterben, ebenso senken kann wie die Mammographie.

In den meisten Studien, die Barton und Kollegen ausgewertet haben, ist die Tastuntersuchung jedoch in Kombination mit der Mammographie eingesetzt worden. Dabei zeigt sich, dass sich beide Methoden teilweise ergänzen: Jede entdeckt zum Teil Brusttumore, die die andere übersieht. Es gibt also tastbare Tumore, die auf Röntgenaufnahmen übersehen werden. Und es gibt kleine, nicht tastbare Tumore, die durch Mammographie aufgespürt werden können. Die aussagekräftigsten Studien über den Wert der Tastuntersuchungen haben in den 80er Jahren in Kanada stattgefunden (die Canadian National Breast Cancer Study 1 und 2). In diesen Studien wurden etwa 35 von 100 Tumoren sowohl durch Mammographie als auch Tastuntersuchung entdeckt, 40 bis 53 nur durch die Mammographie, und zwölf bis 24 nur durch die Tastuntersuchung. Die Schlussfolgerung ist, dass die Tastuntersuchung die Mammographie sinnvoll ergänzt und die Methode eventuell auch bei Frauen über 70 wertvoll sein könnte. Diese Einschätzung teilt auch Rolf Kreienberg.

Einige Experten sind sogar überzeugt, dass die Tastuntersuchung durch gut ausgebildete Untersucher der Mammographie ebenbürtig ist. Zu dieser Schlussfolgerung kommt eine Gruppe kanadischer Forscher um Anthony Miller, der heute in Heidelberg am Deutschen Krebsforschungszentrum arbeitet, und Cornelia Baines von der Universität Toronto. Sie betreuen seit Anfang der 80er Jahre eine Studie an etwa 39 000 Frauen, die sich einverstanden erklärt hatten, sich per Los einer von zwei Gruppen zuteilen zu lassen. Die eine Gruppe erhielt jährlich eine Einladung zur Tastuntersuchung, die andere wurde zusätzlich zur Tastuntersuchung auch per Mammographie untersucht.

Das Ergebnis ruft bei Mammographie-Befürwortern Ungläubigkeit hervor. Nach neun Jahren gab es nämlich kaum einen Unterschied: Von den 19 711 per Mammographie und Tastuntersuchung untersuchten Frauen waren 88 an Brustkrebs gestorben, von den 19 694 nur durch Abtasten untersuchten Frauen waren es 90. Bis heute versuchen Mammographie-Befürworter das Ergebnis damit zu erklären, dass die Qualität der Röntgenuntersuchung in der kanadischen Studie schlechter war als in den anderen Studien. Doch Miller selbst hat eine andere Erklärung: Die Mammographie entdecke vor allem langsam wachsende, gut heilbare Tumore. Zudem hat die kanadische Studie später begonnen als andere Studien, in denen die Mammographie erprobt worden war, sodass möglicherweise bessere Therapien den Unterschied zwischen den Früherkennungsverfahren ausgeglichen haben.

Schaden

Falsch-negative Diagnosen: Die Zahl der Tumore, die durch eine alleinige Tastuntersuchung übersehen werden, ist relativ groß. Nach den Abschätzungen von Mary Barton und ihren Kollegen übersehen Ärzte beim Abtasten etwa 40 bis 50 von 100 Tumoren – also etwa die Hälfte. Wie auch beim Selbstabtasten liegt die Beschränkung der Tastuntersuchung in der Größe der Knoten: In den kanadischen Studien waren etwa zehn von 100 der ertasteten Knoten kleiner als ein Zentimeter, 60 von 100 allerdings größer als zwei Zentimeter. Wenn die Tastuntersuchung mit der Mammographie kombiniert wird, wurden in den Früherkennungsstudien 80 bis 90 von 100 Tumoren entdeckt – die übrigen sind den Frauen einige Zeit nach der Früherkennungsuntersuchung selbst aufgefallen.

Falsch-positive Diagnosen: Das Risiko, wegen einer bei der Tastuntersuchung aufgefallenen harmlosen Veränderung weitere Untersuchungen machen zu müssen, ist relativ groß, schwankt aber von Studie zu Studie: Mary Barton schätzt, dass von 1000 vom Arzt abgetasteten Frauen etwa 60 (etwa jede 17.) damit rechnen müssen, einen auffälligen Befund bescheinigt zu bekommen, der sich dann nach weiteren Untersuchungen doch als gutartig herausstellt. In einer Untersuchungsserie hatten nur vier von 100 Frauen mit einem abnormalen Tastbefund tatsächlich Krebs. Die übrigen 96 wurden unnötig beunruhigt.

Meinungsspektrum

Der Wert der Tastuntersuchung als regelmäßige Früherkennungsmaßnahme von Brustkrebs ist nicht zuverlässig einzuschätzen. Auch die Autoren um Mary Barton gehen nicht so weit, die Tastuntersuchung als alleinige Untersuchung zu empfehlen, obwohl sie sie für ziemlich effektiv halten.

Die Fachleute streiten sich zudem, ob die Tastuntersuchung überhaupt als regelmäßige Maßnahme zu empfehlen ist. Denn sie findet im Vergleich zur Mammographie relativ große Tumore, die statistisch alleine deshalb eine schlechtere Heilungchance haben als die durch Röntgenuntersuchung entdeckten Tumore. Ob das alleine an der Größe der Tumore liegt oder daran, dass die Mammographie vor allem weniger aggressive Tumore aufspürt, ist unklar. Auch andere internationale Gremien kommen zum Schluss, dass nicht ausreichend belegt ist, ob eine Frau, die sich regelmäßig von ihrem Arzt die Brüste abtasten lässt, dadurch ihre Chancen erhöht, nicht an Brustkrebs zu sterben.

Wer sich auf eine Tastuntersuchung einlässt, muss das recht hohe Risiko eines falsch positiven Befundes in Kauf nehmen. Von 17 Knoten, die ein Arzt ertastet, sind 16 dann doch harmlos. Vor allem Befürworter reiner Röntgen-Screening-Programme halten die Methode für verzichtbar: In den verschiedenen europäischen Mammographie-Screening-Programmen spielt die Tastuntersuchung keine besondere Rolle, die Frauen werden ausschließlich geröntgt, eventuelle Tastuntersuchung bleiben meist nebenbei den Frauenärzten überlassen. Für die in der »Konzertierten Aktion« zusammengeschlossenen deutschen Fachgesellschaften ist der Verzicht auf die regelmäßige Tastuntersuchung allerdings ein entscheidender Mangel der alleine auf Mammographie basierenden Früherkennungsprogramme. Tatsache ist, dass eine Kombination der Methoden mehr Tumore findet als eine der Methoden alleine. Doch nicht die Zahl der aufgespürten Tumore entscheidet über den Sinn einer Früherkennungsmaßnahme, sondern ob die Überlebenschancen steigen. Beweise dafür fehlen letztlich.

Mammographie

Seitdem gab es immer wieder erhitzte Kontroversen um die Mammographie. Das Ergebnis ist eine Fülle von veröffentlichten Studien – vermutlich ist keine andere Früherkennungsmethode so gut untersucht. So haben in den 70er und 80er Jahren mehrere Studien an über 500 000 Frauen begonnen, die den Wert der Methode untersuchen sollten. Umso frustrierender ist es, dass trotz dieser Fülle immer noch erhebliche Unsicherheit über den Sinn herrscht. Bis Anfang 2000 wurde bis auf vereinzelte Gegenstimmen die Schlussfolgerung akzeptiert, dass die Methode bei Frauen zwischen 50 und 70 das Risiko, an Brustkrebs zu sterben, um etwa 30 Prozent verringern kann, doch dann stellten dänische Forscher diese Berechnungen in Frage. Im Januar 2000 veröffentlichten Ole Olsen und Peter Gøtzsche vom Nordic Cochrane Center in Kopenhagen in der britischen Fachzeitschrift *The Lancet* einen Artikel, in dem sie sich die Grundlage der Hoffnung angeschaut haben, dass eine Reihenuntersuchung durch Mammographie das Risiko verringert, an Brustkrebs zu sterben. Diese Analyse und weitere, im Winter 2001 erschienene Arbeiten stellten diese Schlussfolgerung ernsthaft in Frage und haben eine internationale Kontroverse um den Nutzen der Früherkennung ausgelöst.

Die Diskussion zeigt, wie schwierig es ist, den Nutzen einer Früherkennungsmethode wirklich zuverlässig zu beweisen. Doch falls die Kritik der Dänen zutrifft, wäre die Schlussfolgerung ernüchternd: Dann wäre Brustkrebs-Früherkennung mit Mammographie nicht in der Lage, das Leben einer Frau mit Brustkrebs zu verlängern – also letztlich nutzlos.

An dieser Stelle soll dieser Wissenschaftlerstreit über die Beurteilung der Mammographie ausgespart bleiben, weil bislang unklar ist, wer wie weit Recht hat. So wie es aussieht, wird die Diskussion noch einige Jahre anhalten. Dieses Kapitel basiert also weiterhin auf der Annahme, dass die Mammographie das Risiko einer Frau, an Brustkrebs zu sterben, um »30 Prozent« (siehe dazu die Erläuterungen im Kapitel »Grundlagen«) verringern kann. Auch unter dieser Voraussetzung ist die Bilanz der Mammographie aus Sicht der einzelnen Frau durchaus heikel.

Methode

Die Röntgenuntersuchung kann bereits wenige Millimeter große Tumore finden, bevor sie tastbar sind. Technische und personelle Voraussetzungen und Qualitätsvorschriften sind in einer speziell auf Mammographie-Früherkennungsprogramme abgestimmten europäischen Leitlinie geregelt, die im Laufe des Jahres 2003 auch in Deutschland umgesetzt werden soll. Diese Leitlinie enthält beispielsweise Ausbildungsanforderungen für Assistentinnen, die die Aufnahmen in der Regel machen, und für Ärzte, die die Bilder begutachten. Bis Ende 2002 haben diese Kriterien in Deutschland nur wenige Fachleute erfüllt. Vergleiche zeigen, dass Ärzte, die mehr als 5000 Mammographien pro Jahr auswerten, wie es beispielsweise in den europäischen Leitlinien festgelegt ist, weniger Tumore übersehen. Zudem sorgt auch die in den Leitlinien vorgeschriebene »Doppelbefundung« dafür, dass die Fehlerrate verringert wird. Doppelbefundung bedeutet, dass alle Bilder von zwei Spezialisten beurteilt werden müssen.

Die Untersuchung läuft folgendermaßen ab: Eine Assistentin hilft der Frau, eine Brust möglichst vollständig auf eine Platte des Röntgengerätes zu legen – das ist die Kassette, in der sich ein spezieller Röntgenfilm befindet. Von oben wird die Brust mit einer Belastung von bis zu 20 Kilogramm vom Kopf des Röntgengerätes flachgedrückt, um das Gewebe auszubreiten. Von jeder Brust werden dann zwei Aufnahmen gemacht, um das Brustgewebe vollständig von der Brustwarze bis zum Brustmuskel zu erfassen: Ein Bild senkrecht von oben, ein zweites diagonal am Kinn vorbei von innen nach außen. Alle vier Aufnahmen werden kurz nach der Untersuchung auf technische Qualität beurteilt, schlechte Bilder (etwa eines von zehn) müssen wiederholt werden. Pro Aufnahme liegt die Strahlenbelastung bei modernen Geräten im Durchschnitt bei zwei Milligray – das ist etwa das Fünffache einer Röntgenaufnahme der Lunge und entspricht der natürlichen Strahlung, die pro Jahr auf den gesamten Körper einer Frau trifft.

Nutzen

Es gibt eine Reihe von Abschätzungen über Nutzen und Risiken der Mammographie. Die Zahlen können je nach Ausrichtung des Screening-Programms allerdings sehr unterschiedlich ausfallen. Bei der Bewertung spielen aber auch Faktoren wie Ausbildung des Personals und Qualitätssicherung eine entscheidende Rolle. Die Berechnungen in diesem Kapitel beziehen sich auf Programme, die eine festgelegte Qualitätssicherung haben. Sie können daher nicht auf den bis 2002 in Deutschland existierenden Status quo bezogen werden.

Wie deutlich die Mammographie das Risiko verringern kann, an Brustkrebs zu sterben, hängt einerseits davon ab, wie hoch das Brustkrebsrisiko einer Frau ist, andererseits davon, wie wichtig andere Todesursachen sind. Der Sinn der Früherkennung besteht ja darin, »vorzeitige« Tode zu verhindern, also Tod durch Brustkrebs bei jungen Frauen.

Allerdings ist bei 20-Jährigen das Risiko, an Brustkrebs zu sterben, normalerweise so klein, dass eine Mammographie-Früherkennung alleine wegen der Strahlenbelastung mehr Schaden als Nutzen anrichten würde. Aus diesem Grund kommt bei zu jungen Frauen Früherkennung durch Mammographie nicht in Frage.

Auch nach oben gibt es eine Altergrenze: Jenseits der 70 beginnen andere Todesursachen so deutlich zu überwiegen, dass bei den meisten Frauen eine Mammographie deshalb nicht mehr sinnvoll ist, weil Frauen, die in hohem Alter an Krebs erkranken, häufig nicht mehr an, sondern mit ihrem Brustkrebs sterben.

Es gibt also ein Altersfenster, in dem die Mammographie ein annehmbares Verhältnis zwischen Aufwand, Nutzen und Schaden aufweist. Wo dieses Fenster genau liegt, ist umstritten. Die Empfehlungen bewegen sich in der Altersspanne zwischen 35 bis 75 Jahren, die besten Aussicht auf Nutzen haben offenbar Frauen zwischen 55 und 70.

Frauen unter 50: Bei Frauen unter 50 ist der Nutzen der Mammographie zweifelhaft. Die kanadische Task-Force hat die Sachlage im Februar 2001 noch einmal überprüft. Sie kam dabei zu dem Ergebnis, dass die bisher vorliegenden Studien nicht als Beweis taugen, dass Frauen unter 50 ihr Risiko, an Brustkrebs zu sterben, durch eine Mammographie verringern können. Zwar gab es Hinweise auf einen Nutzen, doch weil die Studien nicht zuverlässig sind, könnte der eine Überschätzung darstellen. Ein Jahr später kam die US Task-Force zur genau entgegengesetzten Schlussfolgerung: Auch Frauen unter 50 könnten durch Mammographie-Früherkennung ihr Risiko verringern, an Brustkrebs zu sterben, allerdings fällt der Nutzen kleiner aus als bei älteren Frauen.

Das wichtigste Problem der Früherkennung bei Frauen unter 50 ist, dass die Zahl der Frauen, die davon profitieren, relativ klein ist. Von 1000 40-jährigen Frauen erkranken etwa 13 bis zum 50. Geburtstag am Brustkrebs, drei werden an dem Tumor sterben. Nur diese drei könnten also von einer Früherkennung profitieren.

Aber ob sie das tatsächlich tun, ist durchaus zweifelhaft. Bei Frauen vor den Wechseljahren ist das Brustgewebe dichter, das heißt undurchlässiger für Röntgenstrahlung, sodass Tumore schlechter zu erkennen sind – deshalb werden mehr übersehen. In den USA geht man trotzdem von einer Verringerung des Risikos um etwa ein Fünftel aus, wenn Frauen mit 40 statt 50 beginnen, am Screening teilnehmen. Eine von 1500 bis 2000 Frauen unter 50 könnte demnach nach zehn Jahren darauf hoffen, dass die Mammographie ihr Leben rettet.

Frauen zwischen 50 und 70: Bei Frauen über 50 fällt die Bilanz günstiger aus, weil nach den Wechseljahren, wenn sich das Drüsengewebe der Brust zurückbildet, die Aufnahmen leichter auszuwerten sind und die Ärzte weniger Fehler machen. Doch auch hier gibt es unterschiedliche Analysen, wie der Nutzen ausfällt.

Eine skeptische Einschätzung geben Ingrid Mühlhauser und Birgitt Höldke in ihrem Buch *Mammographie*. Sie stützen sich zum einen auf schwedische Studien aus den 70er Jahren, in denen die Mammographie erprobt wurde. Nach den Zahlen sterben ohne Mammographie-Früherkennung in einem Zeitraum von zehn Jahren vier Frauen an dem Tumor. Diese Rate können fünf Mammographie-Untersuchungen alle zwei Jahre (möglicherweise) um 25 Prozent – ein Viertel also – verringern. Das klingt beeindruckend, bedeutet aber in der Realität, dass nicht vier, sondern drei Frauen an Brustkrebs sterben. Eine von 1000 Frauen hat dem Screening ihr – längeres – Leben zu verdanken.

Aktuellere Zahlen lassen sich aus dem holländischen Screening-Programm ableiten. In Holland werden seit 1990 alle zwei Jahre Frauen zwischen 50 und 70 zur einer Mammographie eingeladen. Das Programm ist entsprechend den europäischen Leitlinien entwickelt, die auch für ein zukünftiges deutsches Früherkennungsprogramm gelten sollen.

Nach den holländischen Zahlen erkranken von 1000 Frauen im Alter zwischen 50 und 70 Jahren innerhalb von zehn Jahren 23 an Brustkrebs, zehn Frauen sterben an dem Tumor: Das entspricht einer von 100 Frauen, also einem Prozent. Wenn alle 1000 Frauen jedes zweite Jahr am Screening teilnehmen, könnte sich die Zahl der Brustkrebstoten um drei verringern. Das entspricht einer Verringerung des Risikos um 30 »Relativ-Prozent«. Das heißt, eine Frau kann durch fünf Screening-Untersuchungen ihr Brustkrebs-Sterberisiko von einem Prozent auf 0,7 Prozent verringern.

Anhand solcher Zahlen lässt sich auch errechnen, wie viel Lebenszeit Teilnehmerinnen, eines Screening-Programms durchschnittlich gewinnen. Danach beträgt der Gewinn, bezogen auf alle 1000 Teilnehmerinnen lediglich zwei bis vier Wochen. Allerdings täuschen diese Durchschnittswerte, da es ja nur wenige Frauen sind (nämlich drei), die den gesamten Gewinn haben. Für die beträgt der Gewinn dann etwa 17 bis 18 Jahre.

Weniger aggressive Therapie: Die Mammographie spürt auch Tumore auf, die immer noch heilbar gewesen wären, wenn die Frau sie zwei oder drei Jahre später zufällig selbst entdeckt hätte. Der Nutzen könnte aber darin liegen, dass eventuell eine brusterhaltende Operation möglich ist oder auf aggressive Chemotherapie verzichtet werden kann, weil der Tumor kleiner ist. Unter den 23 Tumoren, die in Holland in zehn Jahren bei 1000 Frauen gefunden werden könnten, gehören etwa acht in diese Gruppe. Sie wären auch ohne Früherkennung heilbar geblieben. Ob diese Frauen tatsächlich weniger aggressiv behandelt werden, ist nicht klar. Dieser Vorteil setzt voraus, dass auch die Ärzte, die

die Frauen behandeln, sehr gut ausgebildet und informiert sind und nicht zu unnötig aggressiven Therapien greifen.

Für den größten Teil der Frauen, etwa 960 von 1000, hat die Mammographie weder Nutzen noch Schaden. Ein psychologischer Nutzen, den auch viele Frauen als Grund anführen, zur Früherkennung zu gehen, besteht in der Beruhigung, wenn die Mammographie unauffällig war. Doch auch diese Beruhigung ist leider nicht absolut zuverlässig, sondern beruht auf einer Überschätzung der Mammographie.

Bevor eine gesunde 50-jährige Frau zur Mammographie geht, muss sie durchschnittlich davon ausgehen, dass ihr Risiko, Brustkrebs zu haben, bei vier bis fünf zu 1000 liegt. Da die Mammographie etwa ein Drittel der Tumore übersieht, kann diese Frau auch nach der Mammographie nicht völlig sicher sein, dass sie keinen Brustkrebs hat: Die Chance beträgt immer noch etwa eins zu 1000. Das heißt, diese Frau hat die Wahrscheinlichkeit, Brustkrebs zu haben, von vier Promille auf ein Promille verringert. Aus einem kleinen Risiko ist ein noch etwas kleineres Risiko geworden. Aber damit ist es nicht null.

Schaden

Falsch-negative Diagnosen: Intervallkarzinome heißen die Tumore, die zwischen zwei Mammographierunden von den Frauen selbst oder von Ärzten bei anderen Untersuchungen entdeckt werden. In Holland wird beispielsweise ein Drittel der Brusttumore nicht durch die Mammographie, sondern im Intervall dazwischen entdeckt. Bezogen auf die 23 Tumore, die bei 1000 Frauen in zehn Jahren heranwachsen, werden also acht nicht durch die Mammographie entdeckt.

Für diese Frauen war die Teilnahme am Früherkennungsprogramm sinnlos. Falls sie sich durch die Teilnahme in falscher Sicherheit wiegen, kann die Früherkennung sogar schädlich sein, wenn sie dazu führt, dass die Frauen andere Symptome dann nicht ernst nehmen. In der Früherkennung übersehene Tumore sind in Großbritannien mittlerweile sogar der häufigste Grund für Schadenersatzklagen geworden. Ärzte täten deshalb gut daran, den Frauen klar zu machen, dass eine negative Mammographie keine völlige Beruhigung bedeutet.

Hinter den Intervallkarzinomen stehen zwei Ursachen: Zum einen werden Tumore fälschlich übersehen. Das kann selbst dem besten Arzt im besten Früherkennungsprogramm der Welt passieren. Immerhin steht er vor der Aufgabe, unter den Aufnahmen von 1000 Frauen jene drei bis fünf zu entdecken, die tatsächlich Krebs haben. Manche der Tumore sind klein, manche Frau hat eine »dichte« Brust, sodass Tumore nicht vom gesunden Brustgewebe zu unterscheiden sind. Bei schlechten Radiologen kommt hinzu, dass sie keine vollständige Aufnahme der gesamten Brust machen und deshalb Tumore übersehen, die beispielsweise tief in der Brust direkt am Brustmuskel liegen, aber von der Mammographie nicht erfasst wurden.

Die zweite Ursache für Intervallkarzinome sind Tumore, von denen auf der letzten Mammographie noch kein Anzeichen zu sehen war, die aber dann innerhalb weniger Monate rasant gewachsen sind. Studien zeigen, dass die Mammographie vor allem langsam wachsende Tumore entdeckt, die ohnehin eine bessere Heilungschance haben, während schnell wachsende, gefährliche Tumore eher mit anderen Methoden entdeckt werden – also auch als Intervallkarzinome auftauchen. »Letztlich findet Mammographie kleine Tumore mit guter Prognose, die wahrscheinlich langsam wachsen und die leicht zu behandeln sind, wenn man sie später durch klinische Untersuchung findet oder wenn die Frau sie selbst durch Abtasten findet«, sagt Anthony Miller vom Deutschen Krebsforschungszentrum in Heidelberg. Das heißt, gerade die Tumore, die die gefährlichsten sind, fallen häufig durch das Raster der Röntgen-Früherkennung.

Falsch-positive Diagnosen: Wer nach Krebs sucht, macht immer wieder auch den entgegengesetzten Fehler: Er diagnostiziert einen Verdacht bei Frauen, die in Wahrheit völlig gesund sind oder nur eine gutartige Veränderung haben. Wie häufig dieser Irrtum ist, hängt ebenfalls von der Ausrichtung und Qualität des Mammographie-Programms ab. In den USA beispielsweise sind die Ärzte darauf aus, möglichst jeden Tumor zu finden, auch aus Sorge vor einer Schadenersatzklage. Da genügt schon ein schwacher Verdacht, um zur Sicherheit weitere Untersuchungen zu veranlassen. Die Folge ist, dass im Laufe von zehn Jahren (oder fünf Untersuchungen) etwa jede vierte Frau zumindest einmal mit einem falsch-positiven Befund konfrontiert wird. Diese falsch-positiven Untersuchungen haben zur Folge, dass Frauen unnötig in Sorge gestürzt werden. Doch sie haben auch körperlichen Schaden zur Folge, wenn diese Befunde nicht durch weitere Mammographien oder Ultraschalluntersuchungen abgeklärt werden können und erst eine Biopsie – also eine Operation – Aufklärung bringt. In den USA passiert das einer von fünf Frauen mit einem falsch-positiven Befund – also insgesamt 50 von 1000 Frauen in zehn Jahren.

Diese Rate lässt sich durch Qualitätssicherung jedoch deutlich senken. In Holland müssen von 1000 Frauen, die innerhalb von zehn Jahren fünf Mammographie-Untersuchungen mitmachen, etwa 15 einen Fehlalarm aushalten. Trotz Doppelbefundung liefert das niederländische Screening-Programm also für jede Frau mit einem richtigen Verdacht eine, bei der die Auffälligkeit auf dem Mammogramm in Wirklichkeit harmlos ist. Bei drei dieser 15 Frauen erledigt sich der falsche Verdacht erst durch eine Biopsie.

Vorgezogene Diagnose unheilbarer Tumore: Auch in den besten Händen kann die Mammographie das Risiko, an Brustkrebs zu sterben, nicht völlig eliminieren. Das heißt die Untersuchung findet bei einigen Frauen einen Tumor, der dann doch nicht heilbar ist. Je nach Datenquelle müssen zwischen drei und sieben von 1000 Frauen in zehn Jahren mit diesem Ergebnis der Mammographie rechnen. Das heißt, sie erfahren zwei bis drei Jahre früher von einem Tumor, der dann doch nicht heilbar ist. Das ist ein schwerer Nachteil: Den Frauen werden zwei bis drei Jahre sorgenfreien Lebens geraubt, sie und ihre Familien sind länger der Sorge und den Nebenwirkungen der Therapien ausgesetzt, ohne etwas am fatalen Ergebnis ändern zu können. In solchen Fällen verbessert die Mammographie nicht die Überlebenschancen, sondern verlängert lediglich die Leidenszeit.

Überdiagnose: Ein besonders heikles Problem der Früherkennung sind Überdiagnosen: Wie oft werden durch die Mammographie kleine Tumore entdeckt, die so langsam wachsen, dass sie für die Frau nie zu einem Problem geworden wären? Aber weil man nun von ihrer Existenz weiß, werden sie aggressiv behandelt: Diese Frauen müssen dann eigentlich unnötige Eingriffe und Chemotherapien überstehen und haben nur den Schaden durch die Nebenwirkungen. Was diese Frage angeht, gibt es bei Brustkrebs erhebliche Unsicherheiten. In Holland geht man davon aus, dass einer von 17 durch Mammographie entdeckten Tumore klinisch stumm geblieben wäre, also etwa eine von 1000 Frauen wegen eines harmlosen Tumors behandelt wird.

Die Frage nach der Gefährlichkeit spitzt sich besonders bei einem Tumortyp zu, dem duktalen In-Situ-Karzinom. Weil diese In-Situ-Karzinome Kalk ablagern, können sie durch Mammographie besonders gut nachgewiesen werden. In den USA hat sich die Rate dieses Tumors von 1973 bis 1992 durch die breite Anwendung der Mammographie versiebenfacht. Bis zu einem Drittel der durch Mammographie entdeckten Tumore sind In-Situ-Karzinome. In Holland ist es ein Sechstel, also etwa zwei bis drei der 15 Tumore, die in zehn Jahren bei 1000 Frauen durch die Mammographie gefunden werden.

Strahlenrisiko: Ironischerweise wird das Risiko, dass die Mammographie selbst Brustkrebs verursacht, im Vergleich zu den oben geschilderten Risiken meist überschätzt. Ein entscheidender Faktor ist die Strahlenempfindlichkeit des Gewebes – sie nimmt mit zunehmenden Alter ab. Die amerikanische Akademie der Wissenschaften schätzte 1997, dass ein jährliches Mammographie-Screening nach zehn Jahren bei Frauen ab 40 für bis zu acht Brustkrebstote verantwortlich gemacht werden könnte, denen 300 ohne Mammographie zu erwartende Brustkrebstote gegenüber stehen.

Sondergruppen

Welche Bedeutung die Mammographie bei Frauen mit nachgewiesenen Mutationen in Brustkrebsgenen hat, ist unklar. Offenbar wachsen diese Tumore schneller, sodass die Mammographie eine größere Zahl von Tumoren übersieht. Zudem besteht die Möglichkeit, dass Mutationen in Brustkrebsgenen die Strahlenempfindlichkeit des Brustgewebes zusätzlich erhöhen und deshalb die regelmäßige Mammographie selbst Schäden auslöst, die dann Brustkrebs begünstigen. Doch bislang gibt es keine Daten, die das bestätigen.

Hormontherapie

Die Schlussfolgerungen zum Nutzen der Mammographie stammen aus Studien aus den 70er und 80er Jahren. Doch möglicherweise kann man die Ergebnisse nur noch eingeschränkt auf heutige Frauen übertragen: Der Grund ist die Zunahme der Hormontherapie bei Frauen in und nach den Wechseljahren. In den Mammographie-Studien der 70er Jahre haben etwa neun von 100 Frauen Hormone genommen, heute sind es in den Industrieländern 30 bis 50 von 100 der Frauen im Alter zwischen 50 und 70.

Eine Reihe von Studien zeigt, dass die Hormontherapie die Diagnose von Brustkrebs erschwert. Bei den meisten Frauen nimmt während der Therapie die Dichte des Brustgewebes zu, sodass die Auswertung der Röntgenbilder schwieriger ist – und die Rate der Fehlbefunde ansteigt. Möglich ist zudem, dass unter der Hormontherapie Mammakarzinome schneller wachsen, sodass mehr Tumore nicht bei der Reihenuntersuchung, sondern zwischen zwei Einladungen entdeckt werden. Diese Einflüsse müssen zwar nicht unbedingt schlechtere Heilungsraten für Frauen unter Hormonersatztherapie bedeuten, aber sie würden die Trefferrate der Mammographie verringern.

Eine Analyse des australischen Mammographie-Programms bestätigt, dass das keineswegs nur theoretische Überlegungen sind. In Australien können Frauen ab 40 am Mammographie-Screening teilnehmen, Frauen zwischen 50 und 69 Jahren erhalten alle zwei Jahre eine schriftliche Einladung. Die Gruppe um Anne Kavanagh und Graham Giles von der La Trobe University in Melbourne hat die Befunde von knapp 104 000 Frauen analysiert, die 1994 ihre erste Screening-Mammographie hatten. Dabei haben sie die Resultate getrennt nach Frauen mit und ohne Hormontherapie ausgewertet. Bei den Frauen mit dieser Therapie schnitt die Mammographie deutlich schlechter ab: Bei ihnen kamen auf jeden richtigen Befund 13 falsch-positive Mammographien; bei Frauen ohne Hormontherapie lag die Rate nur bei neun zu eins. Auch die Zahl der Tumore, die das Screening »übersehen« hatte, lag deutlich höher: Bei Frauen unter Hormontherapie wurde jeder dritte Tumor (35 Prozent) nicht durch das Screening, sondern zwischen zwei Mammographierunden entdeckt, bei den Frauen ohne war es etwa jeder fünfte (22 Prozent). Die Schlussfolgerung der Australier ist beunruhigend: In Ländern, in denen die Hormontherapie weit verbreitet ist, könnte »sie das Potential bevölkerungsweiter Screening-Programme untergraben, die Sterblichkeit durch Brustkrebs zu verringern«.

Meinungsspektrum

Die deutschen und internationalen Empfehlungen zur Mammographie sind widersprüchlich. In den USA empfehlen unter anderem verschiedene Fachgesellschaften und das National Cancer Institute die zweijährliche Untersuchung für Frauen ab 40. Die bislang in Europa laufenden Früherkennungsprogramme richten sich jedoch vor allem an Frauen zwischen 50 und 70. Auch in Deutschland soll im Jahr 2004 ein Mammographie-Früherkennungsprogramm eingeführt werden, das auf Modellprojekten in Bremen, Wiesbaden und Weser-Ems basiert: Auch dieses Programm wird sich an Frauen zwischen 50 und 69 wenden. Die weitgehendste Empfehlung hat bislang der Bundesverband der Frauenärzte abgegeben: Er rät »zur Basismammographie bei Frauen um 35 Jahre«. Die soll dann als Vergleichsaufnahme dienen, »falls sich bei späteren Aufnahmen Veränderungen an der Brust zeigen sollten«. Ab diesem Alter sind »regelmäßige mammographische Untersuchungen alle zwei Jahre empfehlenswert«.

Ausblick

Einige Ärzte erproben derzeit die digitale Mammographie, bei der der Röntgenfilm durch elektronische Detektoren ersetzt wird, sodass die Bilder direkt an einem Computermonitor angezeigt und ausgewertet werden können. In Vergleichen zwischen der herkömmlichen Film- und der digitalen Mammographie fallen die Unterschiede zwischen den beiden Methoden nicht besonders groß aus: Ärzte entdecken auf einem Röntgenbild ebenso viele Tumore wie auf einer digitalen Aufzeichnung. Möglicherweise lässt sich aber durch den Computereinsatz die Zahl der Fehlalarme verringern. Allerdings ist die Technologie teuer und auch deshalb bislang nicht weit verbreitet.

Vor allem an Universitätskliniken werden auch Magnetresonanztomographie-Untersuchungen zur Diagnose von Brustkrebs eingesetzt. Diese Geräte messen die Reaktion des Brustgewebes auf Änderungen eines starkes Magnetfeldes. Zur Früherkennung wird die Methode bislang nur versuchsweise bei besonders ausgewählten Patientinnen verwendet.

Kernaussagen Brustkrebs

Organ	Die Brustdrüse verändert sich abhängig vom Hormonhaushalt der Frau im Laufe des Lebens und reift erst bei der ersten Schwangerschaft einer Frau endgültig aus.
Neuerkrankungen·	Brustkrebs ist die häufigste Krebserkrankung bei Frauen und für etwa ein Viertel der Neuerkrankungen verantwortlich. 1998 erkrankten 46 295 Frauen an Brustkrebs.
Todesfälle	Mit knapp 17 800 Todesfällen liegt Brustkrebs auch an der Spitze der Krebstodesursachen.
	Seit Mitte der 90er Jahre scheint der Anstieg der Todesrate gestoppt.
	Das durchschnittliche Alter der Brustkrebsopfer liegt bei 70 Jahren und damit etwa neun Jahre unter dem allgemeinen Sterbealter.
Risikofaktoren, Vorbeugung	Hauptrisikofaktor ist das Alter. Sind Verwandte ersten Grades betroffen, steigt das Risiko.
	Der Einfluss von Ernährung und Rauchen ist letztlich nicht sicher geklärt. Vermutlich hängt die Wirkung verschiedener Risikofaktoren vom Einfluss auf den Östrogenhaushalt ab. Hormontherapie nach den Wechseljahren erhöht das Erkrankungsrisiko.
Früherkennung Selbstabtasten	Frauen ab 20 sollen sich nach Ansicht vieler Experten monatlich selbst abtasten.
	Nutzen: Es gibt keinen Beweis, dass Frauen, die sich regelmäßig selbst abtasten, bessere Chancen haben, einen Brustkrebs so früh zu entdecken, dass ihre Heilungschancen steigen.
	Schaden: Fehlalarme, die unnötige Gewebeentnahmen mit sich bringen, sind häufig.
Früherkennung Tastuntersuchung durch den Arzt	Frauen ab 20 können einmal im Jahr ihre Brust von einem einem Arzt abtasten lassen.
	Nutzen: Ob die Untersuchung das Risiko verringert, an Brustkrebs zu sterben, ist umstritten. Einige Experten glauben, dass eine besonders intensive Tastuntersuchung eventuell nicht schlechter ist als eine Röntgen-Früherkennung. Allerdings ist fraglich, ob die hier zu Lande übliche Tastuntersuchung sorgfältig genug ist.
	Schaden: Fehlalarme, die unnötige Operationen zur Folge haben.

Mythos Krebsvorsorge

Früherkennung Mammographie

Frauen zwischen 50 und 69 wird ab 2003 nach und nach im Abstand von zwei Jahren eine Mammographie angeboten.

Nutzen: Die Einführung beruht auf der Annahme, dass ohne Mammographie etwa zehn von 1000 Frauen zwischen 50 und 70 in den nächsten zehn Jahren an Brustkrebs sterben, mit Mammographie soll die Zahl auf sieben verringert werden.

Schaden: Zwischen 50 und 100 von 1000 Frauen müssen innerhalb von zehn Jahren mit einem Fehlalarm rechnen. Außerdem entdeckt Mammographie auch Tumore, die dann doch nicht heilbar sind, und verlängert so die Leidenszeit. Zudem entdeckt sie eine unbekannte Zahl von Tumoren, die so langsam gewachsen wären, dass sie für die Frau nie zu einem Problem geworden wären.

Prostatakrebs

Schnelles Aus für Schnelltest

Nur jeder siebte Mann lässt regelmäßig seine Prostata abtasten. Vielleicht empfinden viele die Prozedur als entwürdigend: Für die »digitale rektale Untersuchung« steckt der Arzt einen Finger in den After des Mannes und fühlt dort nach auffälligen Veränderungen. Ein einfacher Bluttest, der Männer über ihr Krebsrisiko aufklärt, wäre da ein hoch willkommener Ersatz – am besten einer, bei dem die Männer nicht einmal zum Arzt gehen müssen.

Das dachte wohl auch die Industrie und hat so einen Test entwickelt: Der Prostata-Schnelltest der Firma Cardimac zeigt an, ob die Konzentration eines bestimmten Moleküls, das von der Prostata in winzigen Mengen ins Blut abgegeben wird, bedenklich erhöht ist. Falls der Wert dieses so genannten Prostata-spezifischen Antigens (PSA) sich im normalen Bereich bewegt, kann der Mann beruhigt sein, so zumindest die Logik des Tests. Liegt der Wert dagegen über der Norm, sollte der Mann zum Arzt gehen, um den Befund abklären zu lassen.

Cardimac führte den Test 1999 ein. So richtig publik wurde er aber erst, als ihn ab Mitte 2001 die Firma Hoyer-Madaus unter dem Namen Uralen vermarktete. Die Apotheken priesen in der Aktion »Vorsorge-Check für Männer« den »preiswerten Schnelltest, mit dem jeder schnell und einfach überprüfen kann, ob der PSA-Wert in Ordnung ist.« Für Uralen mussten die Männer nicht einmal aus dem Haus: Findige Apotheker boten den Test auch über das Internet an – mit einem Mausklick landete er zum Preis von zwölf Euro im Warenkorb.

Richtig wohl war der Bundesvereinigung deutscher Apothekerverbände dabei allerdings nicht. In der *Pharmazeutischen Zeitung* mahnte sie zu einem sorgsamen Umgang mit dem Krebscheck: »Der Prostata-Schnelltest für Patienten sollte unseres Erachtens nur an Männer ab 45 Jahren abgegeben werden, die eine Vorsorgeuntersuchung beim Arzt ablehnen und die die Aussagekraft des Tests erfassen können.« Auch die Beratung solle ernst genommen werden: »Bei der Abgabe sollten die Patienten umfassend über den Test und die Interpretation der Testergebnisse informiert werden. Ratsam ist es, den Test in der Apotheke vorzunehmen.« Das Ergebnis sei dem Patienten dann »mit Einfühlungsvermögen« zu vermitteln. Der Grund für die gedämpfte Euphorie: Ein erhöhter PSA-Wert würde »nicht unbedingt« auf einen Tumor hindeuten, sondern könne auch vom Radfahren, einer vorangegangenen Liebesnacht, einer gutartigen Vergrößerung oder einer Entzündung herrühren. Außerdem sei der Schnelltest ungenauer als gängige Laborverfahren.

Manche Apotheker sahen das allerdings weit pragmatischer: Wer den Test verlange, habe sich schließlich bereits entschieden und wisse, worauf er sich einlasse, so ein Apotheker aus Bramstedt. Auch nach dem Test bestünde kein

Beratungsbedarf: Bei einem negativen Ergebnis ohnehin nicht und bei einem positiven würden die Männer umgehend zum Arzt geschickt.

Gar keine Gnade fand Uralen in den Augen der Mediziner: »Es kann nicht sein«, wetterten der Präsident des Berufsverbandes der Deutschen Urologen (BDU), Klaus Schalkhäuser, und der Generalsekretär der Deutschen Gesellschaft für Urologie (DGU), Lothar Hertle, »dass Apotheker nun die Lotsen zur Früherkennung des Prostatakrebses« würden. Die Vorsorge sei schließlich eine »rein ärztliche Maßnahme«, die nicht »aus vielleicht kommerziellen Gründen in nicht-ärztliche Hände« gelangen dürfe. Nicht nur dem Apotheker, auch dem Schnelltest selbst sei nicht zu trauen: Er übersähe nicht nur Tumore, er würde auch in jedem dritten Fall falschen Alarm auslösen, »was zu einer erheblichen Verunsicherung der Betroffenen führen kann.«

Obwohl sich Uralen gut verkaufte, gab Hoyer-Madaus nach nur einem halben Jahr klein bei – offiziell, weil der Test nicht mehr in die Produktpalette passte. Seitdem vertreibt Cardimac den Schnelltest wieder, und zwar in Verbindung mit einem Lesegerät, das nicht nur eine Ja-Nein-Antwort, sondern eine abgestufte Auswertung der Ergebnisse zulässt.

PSA-Wert für alle?

Damit steht der Schnelltest wieder deutlich im Schatten seines großen Bruders, dem PSA-Labortest. Ihn bezahlen die Kassen in Deutschland zum Abklären eines Verdachts und zur Kontrolle nach einer Behandlung, nicht aber zur Früherkennung. Doch der Druck der Lobbygruppen steigt: Der im August 2002 herausgekommene Ratgeber *Prostatakrebs* der Deutschen Krebshilfe setzt weit stärker als sein Vorgänger auf den PSA-Test. »Der Meinung der Experten nach sollten alle Männer ab dem 50. Lebensjahr regelmäßig zur PSA-gestützten Früherkennung gehen«, heißt es in der Broschüre. Auch eine Konsensus-Konferenz mit Vertretern der Urologen-Verbände, der Krebsgesellschaft, der Krebshilfe, von Patientenverbänden, Laborspezialisten und anderen Gruppen veröffentlichte im Oktober 2002 eine Leitlinie, die denselben Schwenk vom Abtasten hin zum PSA-Test vollzieht.

Manche Medien geben diese Botschaft eins zu eins weiter – und machen dabei kräftig Stimmung für den PSA-Test. Die Argumentation geht ungefähr so: Viele Männer sterben am Prostatakrebs, weil das Abtasten wenig bringt. Es gäbe zwar eine moderne Früherkennungsmethode, den PSA-Test nämlich, aber den zahlen die Kassen nicht.

Patient Herbert Koch, so rüttelte beispielsweise die NDR-Medizin-Sendung *Visite* Anfang Oktober ihre Zuschauer auf, ist nur knapp dem Tod entronnen: Ein PSA-Test hatte seinen Tumor entdeckt, den die Ärzte daraufhin vollständig entfernten. Nun hoffte Herbert Koch, »ganz ohne Schaden aus der Sache rauszukommen«. Der Sprecher raunte hörbar erschüttert aus dem Off: »Dass der Bluttest eindeutig Leben retten kann, zeigen Ergebnisse aus den USA.« Fazit: »Jeder Mann ab 45 sollte einen PSA-Test durchführen lassen.« Das vermeintlich heiße Eisen, das der Verfasser des Beitrags da angepackt hatte, war jedoch nicht einmal lauwarm: Er deckte keinen Missstand auf, sondern ließ sich vor den Karren anderer spannen.

Doch solche Beiträge bleiben im Gedächtnis des Laien hängen. Aufgrund der positiven Stimmung für den PSA-Test in der Öffentlichkeit hat sich in England bereits eine merkwürdige Situation ergeben: Zwar lehnen die offiziellen Stellen den Test nach wie vor ab, um »die männliche Bevölkerung vor unnötigen, unangenehmen und uneffektiven Tests und Behandlungen« zu bewahren, aber sie billigen ihn neuerdings Männern zu, die darauf bestehen. Forderung an die Ärzte: Sie müssen die Männer unbedingt darüber aufklären, worauf sie sich da einlassen, und sie dürfen die Patienten nicht von sich aus auf den Test hinweisen.

Auch in den USA ist der PSA-Test als Screening-Instrument umstritten – und erfreut sich doch wachsender Beliebtheit: 1998 machten vier von fünf Ärzten den PSA-Test bei Routine-Untersuchungen gleich mit, fünf Jahre zuvor waren es noch drei von vier gewesen. Doch nicht einmal die Hälfte der Ärzte glaubt daran, dass ein frühes Erkennen und eine frühe Behandlung des Prostatatumors die Todesrate verringert. Die Ärzte machen den Test vielmehr, weil sie glauben, dass er zur Standardbetreuung gehört, und weil sie Angst vor einer Klage haben, falls ein nicht-gescreenter Patient Krebs bekommt.

Offizielle Stellen, allen voran Ärztegesellschaften wie die American Urological Association (AUA) und die American Cancer Society (ACS), mühten sich immer wieder, den PSA-Test in ein besseres Licht zu rücken. So passte es ihnen ganz und gar nicht, dass wenige Tage vor ihrer groß angelegten, USA-weiten Kampagne zur Prostate Cancer Awareness Week eine kanadische Studie publik wurden, die besagte, dass einmaliges PSA-Screenen plus Abtasten die Lebenserwartung der Männer um gerade mal 0,6 bis 1,7 Tage verlängere. Stelle man die verminderte Lebensqualität nach einer Behandlung wegen auftretender Impotenz und Inkontinenz in Rechnung, verkürze sich die Lebenserwartung durch das Screenen sogar.

In einem Übersichtsartikel für die Fachzeitschrift *New England Journal of Medicine* kommt der US-amerikanische Arzt Steven H. Woolf zu dem Schluss, dass im Grunde alles unklar ist: Eine Senkung der Todesrate durch das PSA-Screenen ist unbewiesen, das Ausmaß der Risiken ist unsicher und die ökonomischen Auswirkungen sind unbekannt. Und so stellt der britische Arzt Michael Fitzpatrick in seinem Buch *The Tyranny of Health* verwundert fest: »Erstaunlich ist, dass lange nachdem Gesundheitsautoritäten die Ineffektivität von PSA-Tests erkannt haben, Lobbygruppen und populäre Magazine sie immer noch fördern.« Mittlerweile scheint auch da ein Umdenken einzusetzen. So ist die AUA etwas auf Distanz zu dem einst so aggressiv beworbenen Test gegangen: Ihm sollte unbedingt eine eingehende Aufklärung über die Vor- und Nachteile vorausgehen.

Schon Mitte der 90er Jahre drangen die Stimmen der Kritiker zu den Medien durch: 1993 etwa beklagte die prominente Wissenschaftsredakteurin der *New York Times*, Gina Kolata, dass zwar der Schaden, aber keinesfalls der Nutzen des Screenens erwiesen sei, es aber trotzdem schon so zur Routine gehöre, dass viele Ärzte ohne Absprache mit ihrem Patienten den Test einfach anordneten. Auch Rainer Flöhl, Medizinredakteur der *FAZ*, berichtete 1995 unter dem Titel »Fahndung nach Prostatakrebs umstritten« über die Vor- und Nachteile der Prozedur.

Kritiker unter Beschuss

Und doch: Wer es wagt, fast zehn Jahre nach dem kontroversen Artikel in der *New York Times* öffentlich Kritik auszusprechen, muss sich warm anziehen. Im Januar 2002 fragten Gavin Yamey und Michael Wilkes, beides Fachredakteure für Medizin, in einem Artikel für den *San Francisco Chronicle*, ob Prostata-Screening »den Schmerz wert sei«. Nein, lautete ihre klare Antwort: So erfülle der PSA-Test keine der drei Bedingungen, die an einen Screening-Test zu stellen seien. Warum der Test dennoch so beliebt ist, hat für sie einen triftigen Grund: »Befürworter des PSA-Tests verdienen meist am Test oder an den anschließenden Behandlungen.« Die Folgen seien nicht nur für die gescreenten Männer verheerend. Gingen alle Männer über 50 zum Screenen, würde das allein im ersten Jahr zwölf bis 28 Milliarden Dollar verschlingen – Geld, das besser in sinnvolleren Screening-Programmen angelegt wäre.

Auch wenn Yamey und Wilkes damit keinesfalls wilde Spekulationen äußerten, sondern sich mit ihren Aussagen auf wissenschaftlich anerkanntem Terrain bewegten, brach eine Sturmwelle der Empörung über sie herein. Wenige Stunden nach dem Erscheinen ihres Artikels im *Chronicle* war ein E-Mail in Umlauf, das unter dem Betreff »ATTENTION MEN!!« zu vielfältigen Aktionen aufrief: Die Autoren sollten mit Leserbriefen ebenso bombardiert werden wie die Herausgeber des *Chronicle*. Außerdem sollten die Arbeitgeber von Yamey und Wilkes aufgefordert werden, die Aufrührer zu feuern: »Sagt ihnen, diese Typen sollten kaltgestellt werden.«

Niemals in der Geschichte ihrer Zeitung hätten sie so viele Zuschriften bekommen, stellten die Herausgeber des *Chronicle* verwundert fest. Die Mails und Anrufe, die direkt an die Autoren gingen, waren teilweise von Hass geprägt: Sie wurden mit dem berüchtigten Naziarzt Josef Mengele verglichen, weil sie den zukünftigen Tod von abertausenden Männern auf dem Gewissen hätten. Ihnen wurde vorgeworfen, auf die Ausrottung der Alten abzuzielen, und viele Leserbriefschreiber wünschten ihnen, dass sie selbst Prostatakrebs bekommen sollten. Das Fazit der beiden Ketzer: »In den USA ist das Infragestellen von Krebsscreening ein riskantes Geschäft.« Wer das »Märchen«, dass Screenen Leiden abwendet und die Menschen gesund erhält, anzweifelt, werde als »Verräter oder gar Mörder« angesehen.

Woher kamen diese überwältigenden Emotionen? Neben den handfesten finanziellen Interessen der Lobbygruppen, also vor allem der Ärzte und der Industrie, gibt es nach Ansicht von Yamey und Wilkes noch einen weiteren, durchaus nachvollziehbaren Grund: »Der tiefe Wunsch zu glauben, dass der PSA-Test wirklich einen Unterschied macht«, indem er die Krankheit und damit auch die Angst vor der Krankheit bezwingt.

Gerade die Patienten, die selbst unter der Krankheit leiden, sind oft die vehementesten Fürsprecher der Früherkennung – auch jenseits rationaler Argumente, wie kürzlich eine Studie in England ergab: Obwohl der Test ungenau ist, die Behandlung keine Überlebensvorteile bringt und die Nebenwirkungen gravierend sind, wie die Autoren der Studie im Oktober 2002 im *British Medical Journal* feststellen, gaben 48 von 52 befragten Patienten an, dass sie für eine generelle Einführung des PSA-Tests sind. Ihre Argumente: Sie glauben an den Nutzen einer frühen Diagnose, sie wollen verantwortungsvoll handeln, sie wollen später nicht bedauern müssen, den Test nicht gemacht zu haben, sie sehen es als ihr Recht auf Information über ihren Körper an und sie wollen nicht schlechter gestellt sein als die Frauen, denen mit den Tests auf Brustkrebs und Gebärmutterhalskrebs sogar zwei Früherkennungsverfahren zur Verfügung stehen.

So wurden auch die beiden Urologen-Funktionäre Klaus Schalkhäuser und Lothar Hertle selbst zur Zielscheibe, als sie den PSA-Schnelltest angriffen. Christian Ligensa von der Bundesarbeitsgemeinschaft Prostatakrebs Selbsthilfe vermutet hinter der Ablehnung des Tests vor allem einen Kampf um Pfründe: »Wir Patienten haben kein Verständnis für Querelen von Berufsverbänden, wenn es um unser Leben und eine sinnvolle Früherkennung geht.«

Rituelle Handlung Abtasten

Was Ligensa an dem Madigmachen des PSA-Schnelltests besonders erzürnt, ist das gleichzeitige Festhalten der Ärzteschaft an der Methode des Prostata-Abtastens: »Solange die Urologen nichts Besseres zur routinemäßigen Früherkennung anbieten als den Schildbürgerstreich eines zur Früherkennung nichtsnutzigen Fingertests, sind wir als Vertreter der Patienten für den Streifentest.« Andere Länder hätten »diesen Unsinn bereits seit Jahren abgeschafft«. Nur in Deutschland sei man »in dieser Sache rückständig«. Die Leitlinie der Konsensus-Konferenz stimmt ihm zu: Das Abtasten allein »ist keine Früherkennungs-Untersuchung«.

Warum nur sehen die Richtlinien für die gesetzlichen Krankenkassen das Abtasten dennoch als alleinige Früherkennungsmaßnahme vor? Jürgen Windeler, außerplanmäßiger Professor an der Ruhr-Universität Bochum und Abteilungsleiter beim Medizinischen Dienst der Spitzenverbände der Krankenkassen, kann den Wunsch der Kassen, an dem als Einzelmaßnahme wissenschaftlich längst begrabenen Früherkennungstest festzuhalten, in gewisser Weise verstehen: Sie sind es schließlich, die als Erste am Pranger stehen, wenn sie eine Leistung streichen – gerade jetzt, da allerorten ein medizinischer Paradigmenwechsel weg von der Behandlung und hin zur Vorbeugung gefordert wird. In diesem Klima werden sofort Stimmen laut, die den Kassen vorwerfen, auf Kosten der Beitragszahler zu sparen. Den »Baustein im Gefüge der Früherkennung einfach herauszunehmen, ohne eine sinnvolle Alternative anbieten zu können«, so Windeler, würde eventuell das ganze Vorsorgegebäude ins Wanken bringen. Also vorerst besser nicht daran rühren, sondern die Untersuchung weiter propagieren. Auch wenn sie mehr schadet als nützt und zudem viel kostet.

Aufbau der männlichen Geschlechtsorgane

Die Prostata oder Vorsteherdrüse ist ein Komplex aus Muskelfasern, Bindegewebe und einer Vielzahl von Drüsen und liegt direkt unterhalb der Harnblase. Sie ist von Röhren durchzogen und damit so etwas wie der Hauptverkehrsknotenpunkt des Urogenitaltrakts. Die größte Straße ist dabei die Harnröhre, in die der von den Hoden und den Samenblasen herkommende Samenleiter mündet.

Bei der Ejakulation ist Rushhour in der Prostata: Die Spermien werden zusammen mit Sekreten aus der Prostata und den Samenblasen in die Harnröhre geschleudert und von dort durch den Penis nach außen gepresst. Die zentrale Aufgabe der Vorsteherdrüse ist die Produktion des Prostatasekrets, das den Spermien die nötige Beweglichkeit verleiht, um den langen Weg zum Ei zu bewältigen.

Wird die Prostata wegen eines Tumors entfernt, benötigt der Chirurg aufgrund ihrer zentralen Lage großes Geschick, um sie einerseits möglichst komplett zu entfernen und andererseits die Funktionen des Urogenitaltrakts zu erhalten. Tatsächlich sind Impotenz (mangelnde Erektionsfähigkeit) und Inkontinenz (mangelnde Harnzurückhaltung) eine häufige Folge der radikalen Prostataentfernung.

Bei einem männlichen Baby ist die Prostata haselnussgroß. Bis zur Geschlechtsreife nimmt sie etwa Form und Gestalt einer Kastanie an. Die Prostata beginnt ab dem 45. Lebensjahr erneut zu wachsen, weshalb fast alle älteren Männer mehr oder weniger unter der gutartigen Prostatavergrößerung (Benigne Prostata-Hyperplasie, BPH) leiden. Da bei dieser Form der Wucherung vor allem die innere Prostata betroffen ist, wird die Harnröhre zusammengedrückt, was sich in Schwierigkeiten beim Wasserlassen bemerkbar macht. Beim Prostatatumor dagegen sind vor allem die Zellen der äußeren Prostata

Schema der männlichen Geschlechtsorgane

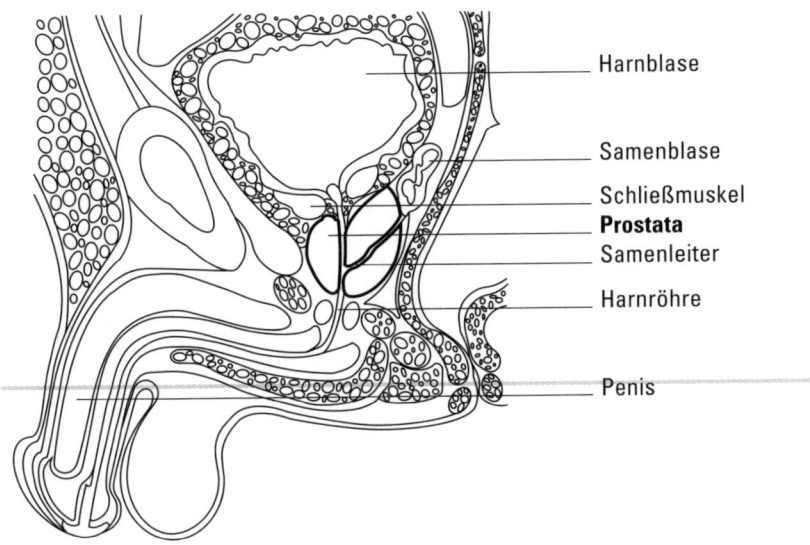

Harnblase

Samenblase

Schließmuskel

Prostata

Samenleiter

Harnröhre

Penis

Die unterhalb der Blase gelegene Prostata produziert ein Sekret, das den Samenzellen mehr Beweglichkeit verleiht.

Abbildung 3   nach: Deutsche Krebshilfe

betroffen und darauf stützt sich die Hoffnung, den Tumor über den Enddarm ertasten zu können.

Schon seit etlichen Jahrzehnten ist bekannt, dass die Aktivität der Prostata vom männlichen Sexualhormon Testosteron gesteuert wird: Fehlt Testosteron, weil etwa die Hoden entfernt werden mussten, schrumpft die Prostata. Sie kann aber, wie Tierversuche zeigten, bei erneuter Zugabe des Hormons die Arbeit wieder aufnehmen. Aus diesen Arbeiten leitete der US-amerikanische Urologe Charles B. Huggins bereits Mitte des 20. Jahrhunderts die These ab, dass sich ein Prostatatumor durch Gabe weiblicher Geschlechtshormone in seinem Wachstum hemmen lässt. Für die Entdeckung der noch heute praktizierten Hormontherapie erhielt er 1966 den Nobelpreis.

Diagnose und Therapie

Krebstypen

Prostatakarzinome kommen in allen möglichen Varianten vor: Die Extreme reichen vom langsam wachsenden Tumor, der spät auftritt, keine Probleme verursacht und, wenn überhaupt, nur zufällig entdeckt wird, bis hin zum aggressiven, innerhalb weniger Jahre tödlichen Tumor, der junge Männer befällt und erst bemerkt wird, wenn er bereits Tochtergeschwüre gebildet hat.

Wie der Tumor entsteht, ist beim Prostatakarzinom noch schlechter entschlüsselt als bei anderen Tumoren. Er entwickelt sich aber wohl aus Vorstadien, die sich bereits etliche Jahre vor dem Tumor bilden. Es lässt sich allerdings kaum vorhersagen, welches Geschwür sich aggressiv verhalten und welches langsam wachsen wird.

Unter dem Mikroskop lassen sich im Gewebeschnitt unterschiedlich weit entartete Zellen entdecken, deren Häufigkeit einen guten Eindruck vom Gesamtzustand des Tumors gibt. Die Schweregrade der Erkrankung werden nach ihrem Entdecker in so genannte Gleason-Scores zwischen eins und zehn eingeteilt. Sie geben dem Arzt einen vagen Anhaltspunkt für die Gefährlichkeit der Entartung.

Diagnose

Der Mann selbst bemerkt das Karzinom meist nicht durch einen schwachen Harnstrahl, wie bei der gutartigen Prostatavergrößerung, sondern durch Blut im Urin, plötzliche Impotenz oder durch Kreuzschmerzen, die von einem Metastasenbefall der unteren Wirbelsäule und des Beckens herrühren.

Hat der Arzt beim Abtasten der Prostata vom Enddarm her derbe, knotige Erhärtungen gefühlt, stehen ihm mehrere Optionen zur Verfügung, um den Verdacht abzuklären: Die PSA-Bestimmung, die Ultraschallaufnahme und die mikroskopische Gewebeuntersuchung.

Die PSA-Bestimmung misst den Gehalt an Prostata-spezifischem Antigen im Blut. Ab einem Wert von vier ng/ml (Nanogramm pro Milliliter) sollte der Arzt misstrauisch werden. Allerdings sagt ihm auch der erhöhte Wert nichts darüber, ob eine gutartige, eine bösartige oder eine entzündliche Erkrankung vorliegt. Zudem schwankt der PSA-Wert individuell sehr stark. Tumore können also auch schon bei weit niedrigeren PSA-Werten vorliegen und bei weit höheren nicht. Für eine genaue Diagnose reicht der PSA-Test also nicht aus.

Mit dem transrektalen Ultraschall (TRUS), bei dem eine Ultraschallsonde in den Darm eingeführt wird, wird die Prostata auf einem Monitor dargestellt. Dabei lassen sich unter Umständen auch krebsartige Veränderungen erkennen.

Für eine sichere Abklärung ist letztlich eine Gewebeentnahme (Biopsie) erforderlich. Für die Gewebeentnahme sticht der Arzt – manchmal unter Ultraschallkontrolle – mit einer langen Nadel unter lokaler Betäubung dreimal an verschiedenen Stellen jeweils auf beiden Seiten in die Prostata, um insgesamt sechs Gewebeproben zu entnehmen. Trotz dieser mehrfachen Probennahme kann bei der einmal ausgeführten Biopsie jede vierte Wucherung unerkannt bleiben. Nach dem Bericht der US Task-Force zum Prostata-Screenen führen von 1000 Nadelbiopsien drei bis 50 zu Infektionen, sechs zu Blutvergiftungen und eine zu schweren Blutungen.

Weitere Methoden zur Charakterisierung der Veränderungen sind die Kernspintomographie, eingeschränkt auch die Computertomographie und die Knochenszintigraphie zum Nachweis von Metastasen. In jüngster Zeit suchen Forscher verstärkt nach Genen und Proteinen, die spezifische Hinweise auf die weitere Entwicklung der Zellveränderung geben könnten.

Therapie

Besonders beim Prostatakarzinom müssen sich Ärzte die Frage stellen: »Ist Heilung notwendig bei den Männern, bei denen sie möglich wäre, und ist Heilung möglich bei den Männern, bei denen sie notwendig ist?«

Bei frühen Tumoren kommen vor allem Entfernen der Prostata, Strahlentherapie oder bloßes Beobachten, das so genannte kontrollierte Zuwarten, in Frage. Die Wahl der Therapie unterliegt dabei offensichtlich mehr den Vorlieben des Arztes als objektiven Kriterien: Studien haben gezeigt, dass Ärzte in den USA und in England vor allem die Methode ihrer eigenen Fachrichtung empfehlen – Urologen radikale Prostataentfernung und Radiologen radikale Bestrahlung. Die Präferenz für das eigene Fach mag zwar verständlich sein, doch lässt die unterschiedliche Handhabung vermuten, dass für keine der beiden Methoden die Effektivität überzeugend nachgewiesen ist.

Tatsächlich konstatiert die US Task-Force: »Auch wenn die Notwendigkeit einer Behandlung akzeptiert ist, ist die Effektivität verfügbarer Therapien unbelegt.« Werde ein Tumor entdeckt, wenn er bereits Metastasen gebildet hat, sei er nicht mehr therapierbar. Männer mit einem Prostatakrebs, der die ganze Prostata besiedelt, aber noch keine Tochtergeschwüre abgesondert hat, hätten zwar eine normale Lebenserwartung, aber ob die den Therapien zugeschrieben werden könne, sei unklar.

Auch ein Bericht des Medizinischen Dienstes der Spitzenverbände der Krankenkassen ist von der Wirksamkeit der Therapien nicht überzeugt: »Es ist unklar, welche Therapiewahl das krankheitsbedingte Leiden oder die Sterblichkeit beeinflussen kann, und es fehlt bislang der eindeutige Nachweis, dass eine Behandlung dem Zuwarten überlegen ist.«

Vor kurzem bestätigte eine skandinavische Studie an 695 Männern mit Prostatakrebs die Skeptiker: Ob man die Prostata und damit den Tumor herausoperiert oder ihn nur beobachtet, kommt für die Patienten unter dem Strich auf dasselbe hinaus. Die Studie kam noch zu einem zweiten wichtigen

Ergebnis: In der Operationsgruppe starben nur halb so viel Männer tatsächlich an einem Prostatatumor. Dass aber am Ende in beiden Gruppen etwa gleich viele Männer starben, bedeutet, dass in der Operationsgruppe mehr Männer anderen Krankheiten zum Opfer fielen. Die Autoren folgern daraus, dass die Nebenwirkungen der Operation bislang offensichtlich unterschätzt wurden. So können Männer an einem Herzinfarkt sterben, weil sich in der Folge der Operation ein Blutgerinnsel in den Herzgefäßen festgesetzt hat.

Die vor allem bei fortgeschrittenen, zunehmend aber auch bei frühen Tumoren angewandte Hormontherapie zielt mit verschiedenen Methoden darauf ab, die Konzentration des männlichen Geschlechtshormons zu senken.

So wenig Anlass für einen Patienten besteht, einen Therapieerfolg zu erwarten, so sicher muss er mit negativen Therapiefolgen rechnen: Eine Entfernung der Prostata endet bei zwei bis zehn von 1000 Operationen wegen Komplikationen tödlich. Eine nicht tödliche, aber dennoch gravierende Nebenwirkung ist der Verlust der Potenz: In jedem Fall verliert der Patient seine Potenz dahingehend, dass er keine Kinder mehr bekommen kann, weil der Samenflüssigkeit ohne das Prostatasekret notwendige Bestandteile fehlen. Die Potenz im Sinne der Erektionsfähigkeit büßen zwischen 20 und 85 von 100 Operierten ein. Sogar der neue Ratgeber der Krebshilfe verhehlt nicht, dass die zur Gliedversteifung notwenigen Nerven nur dann geschont werden können, wenn der Tumor sehr klein ist. Ein vermeintlicher Trost: »Erhalten bleibt natürlich die sexuelle Lust«.

Eine weitere schwere Nebenerscheinungen der radikalen Prostataentfernung ist die Inkontinenz: Bis zu einem Viertel aller Operierten können das Wasser nicht mehr halten und müssen Windeln tragen. Auch hier beschwichtigt der Ratgeber der Krebshilfe: Die Einlagen zu tragen sei nicht so schlimm. Manche Männer fühlten sich zwar »wie ein Baby«, aber »die meisten betroffenen Männer gewöhnen sich an diese Einschränkung des täglichen Komforts«. Und außerdem: »Letztendlich sind zwölf Monate nach der Operation mehr als 90 Prozent der Männer wieder trocken«.

Des weiteren können Herz-Kreislauf-Probleme, Harnleiterverengungen und Verletzungen anderer Gewebe auftreten. Bei relativ jungen, anderweitig gesunden Patienten ist die Komplikationsrate geringer. Nebenwirkungen lassen sich teilweise mit weiteren Eingriffen korrigieren.

Dass sich dennoch immer mehr Männer die Prostata herausschneiden lassen – vermutlich weil ein PSA-Test einen verdächtigen Befund ergeben hat – ist für den Ratgeber der Krebshilfe kein Grund zur Besorgnis. Im Gegenteil: Es sei »von großer Bedeutung«, dass aufgrund der zunehmenden Zahl an Prostataentfernungen »die Operateure heute sehr viel praktische Erfahrung haben«.

Die Strahlentherapie wirkt sich ähnlich wie die Prostataentfernung aus: Von 1000 bestrahlten Patienten sterben zwei bis fünf an der Therapie, 80 bis

430 bekommen Probleme mit dem Verdauungstrakt, 400 bis 670 werden impotent, aber »nur« zehn bis 20 inkontinent.

Auch die Hormontherapie ist wohl weniger harmlos als bislang angenommen: Eine Studie von Forschern der University of Pittsburgh Medical Center hat kürzlich gezeigt, dass die Behandlung mit GnRH-a (Gonadotropin-releasing Hormon Agonist), einem zunehmend in frühen Stadien und über längere Zeit eingesetzten Präparat, zu massivem Knochenschwund führt. Im ersten Jahr der Hormonbehandlung verliert der Patient so viel Knochenmasse wie Gesunde in zehn Jahren. »Indem wir Männer früher und länger mit dieser Therapie behandeln, versetzen wir sie in einen Menopause-ähnlichen Zustand und liefern sie ernstem Knochenschwund aus – einer Krankheit, die schwerere Folgen als früher Prostatatumor haben kann«, sagt Susan Greenspan, Leiterin der Studie. »Da jährlich bei fast 200 000 Männern in den USA Prostatakrebs diagnostiziert wird, könnte eine Welle von schwerwiegenden Knochenbrüchen bei Männern auf uns zukommen.«

In Zukunft wird die Palette der Therapieoptionen vielleicht um verschiedene Arten der Impfung bereichert. Darunter ist allerdings keine vorbeugende Immunisierung zu verstehen, sondern eine unterstützende Stimulierung des Immunsystems, wenn die Krankheit bereits ausgebrochen ist. Erste Versuche mit solchen Impfstoffen laufen bereits.

Neuerkrankungen und Todesfälle

Neuerkrankungen

Mit 31 500 jährlich neu diagnostizierten Fällen ist das Prostatakarzinom in Deutschland mittlerweile die häufigste bösartige Neubildung beim Mann. Bis 1998 war noch der Lungenkrebs häufigster Tumor. 18,7 Prozent, also fast jeder fünfte neu entdeckte Tumor ist heute ein Prostatakrebs. In Ballungszentren liegt die Rate noch höher, sagt Dieter Hölzel, Leiter des Tumorregisters in München. Seit Ende der 80er Jahre steigt die Rate neu entdeckter Tumore kontinuierlich an, was unter anderem wohl auf den Einsatz der PSA-Diagnostik zurückgeht.

Im Vergleich mit anderen europäischen Ländern liegt Deutschland mit gut 70 neu entdeckten Tumoren pro 100 000 Männer im oberen Drittel: Mehr haben nur Finnland, Schweden und die Niederlande. Die niedrigsten Raten verzeichnen die Mittelmeerländer: Portugal und Italien mit 40, Spanien mit gut 30 und Griechenland mit etwas über 20 neu entdeckten Fällen pro 100 000 Männer.

In den USA hatte das PSA-Screenen einen sehr starken Einfluss auf die Rate neuentdeckter Tumore. Von 1986 bis 1992 verdoppelte sich dadurch das Auftreten neuer Prostatatumore von 86 auf 179 pro 100 000 Männer. Seit dem

Altersverteilung der Prostatatkrebs-Neuerkrankungen

Neuerkrankte pro 100 000 Männer

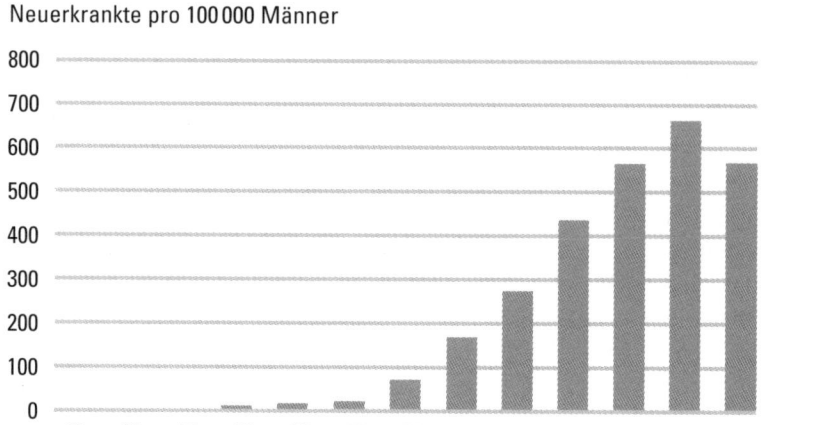

Die Zahlen geben an, wie viele von 100 000 Männern einer Altersgruppe pro Jahr an Prostatakrebs erkranken (Daten von 1989–1998 aus dem Saarland).

Diagramm 3   Quelle: Arbeitsgemeinschaft Bevölkerungsbezogener Krebsregister

Höchstwert in den Jahren 1992 und 1993 geht die Zahl wieder stark zurück. Offensichtlich musste das Screenen einen Berg aufgelaufener, bis dahin aber unentdeckter Tumore abarbeiten, bevor die Rate wieder auf die tatsächliche Menge an Neuerkrankungen zurückfiel.

Prostatakrebs ist vom Alter abhängig wie kaum ein anderer Tumor: Erkrankungen vor dem 50. Lebensjahr sind selten. Das durchschnittliche Alter zum Zeitpunkt der Entdeckung eines Prostatakarzinoms liegt nach Angaben der Deutschen Krebsgesellschaft bei 72 Jahren. Damit werden Prostatatumore im Schnitt sechs Jahre später diagnostiziert als die anderer Organe. Nach den Erfahrungen des Münchner Tumorregisters drückt der zur Früherkennung eingesetzte PSA-Test das Durchschnittsalter auf 68,7 Jahre.

Das US-amerikanische National Cancer Institute gibt folgende Wahrscheinlichkeiten an, dass ein Prostatatumor entdeckt wird: Bis zum Alter von 39 Jahren ist die Wahrscheinlichkeit kleiner als eins zu 100 000, zwischen 40 und 59 Jahren ist sie bereits eins zu 48 und von 60 bis 79 Jahren steigt sie auf eins zu acht. Werden auch die über 80-Jährigen noch mit eingerechnet, ergibt sich so über alle Altersgruppen eine Wahrscheinlichkeit von eins zu sechs. Das heißt, bei jedem sechsten US-Amerikaner wird im Laufe seines Lebens ein Prostatatumor diagnostiziert.

Gewebeuntersuchungen haben jedoch ergeben, dass bereits jeder dritte Mann ab 50 Jahren und jeder zweite Mann ab 80 einen Prostatatumor in sich

Prostatakrebs-Todesfälle seit 1955

Mortalitätsrate pro 100 000 Männer

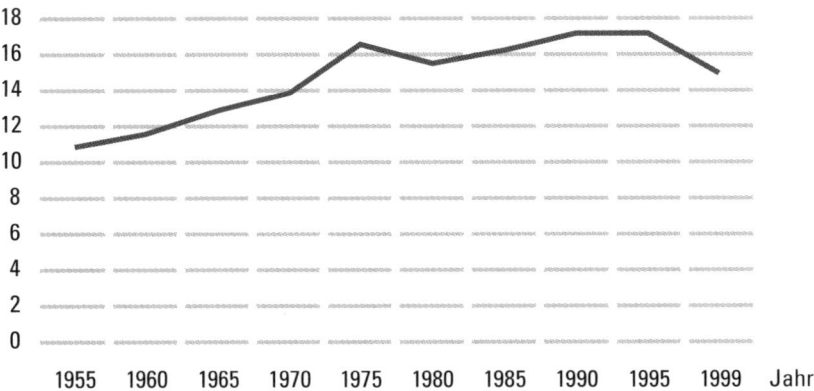

Da die Bevölkerung seit 1955 im Durchschnitt deutlich älter geworden ist, ist bei der Alterskrankheit Krebs die absolute Zahl der Todesfälle wenig aussagekräftig. Hier wird deshalb die so genannte standardisierte Mortalitätsrate angegeben, die die Altersunterschiede ausgleicht. Bis 1990 gelten die Zahlen für Westdeutschland, danach für Gesamtdeutschland.

Diagramm 4   Quelle: DKFZ

Prostatakrebs-Todesfälle und Risiko des Einzelnen

Altersgruppe	Anzahl der Prostatakrebs- toten	anteilig an 100 Prostatakrebs- toten	Sterberisiko pro Jahr
vor 40	4	0	1 zu 5 240 000
40 bis 50	29	0	1 zu 210 000
50 bis 60	383	3	1 zu 13 000
60 bis 70	1 989	18	1 zu 2 400
70 bis 80	4 068	37	1 zu 620
über 80	4 634	42	1 zu 180
Gesamt	11 107	100	

Tabelle 10   Quelle: Statistisches Bundesamt, 2000

trägt, wenngleich nur ein Teil davon tatsächlich entdeckt wird. Vorstufen des Tumors finden sich in fast jedem zehnten 20- bis 30-jährigen Mann. Das lässt die Folgerung zu: Ein Prostatatumor entwickelt sich über den Lauf von Jahrzehnten und bleibt in den meisten Fällen unentdeckt und ohne gesundheitlichen Folgen.

Todesfälle

Während das Prostatakarzinom in Deutschland die häufigste Krebserkrankung bei Männer ist, kommt es bei den Todesursachen mit knapp 11 600 Todesfällen (10,5 Prozent aller Tumortodesfälle) nach Lungen- und Darmkrebs erst an dritter Stelle. Zum einen sind die Patienten, wenn der Tumor erkannt wird, oft bereits in so fortgeschrittenem Alter, dass sie vorher an etwas anderem sterben. Zum anderen hat der Prostatatumor eine relativ gute Prognose: Die Fünfjahresüberlebensrate für lokale Tumore beträgt 75 Prozent, für Tumore mit regionalen Metastasen 55 Prozent und für Tumore mit Fernmetastasen 15 Prozent.

Seit den 50er Jahren stieg die Todesrate an und nahm seit Mitte der 90er Jahre tendenziell ab.

Von den knapp 11 600 Prostatakrebstoten in Deutschland im Jahr 1999 waren 25 von 26 Männern älter als 60 Jahre. Das durchschnittliches Todesalter für Prostatakrebs liegt bei 77,6 Jahren. Damit sterben Männer, deren Todesursache Prostatakrebs ist, bei einem mittleren Sterbealter der männlichen Gesamtbevölkerung von knapp über 70 Jahren rund sieben Jahre später als Männer im Durchschnitt.

In den USA liegt das Todesalter ebenfalls bei rund 77 Jahren. Obwohl Prostatakrebs dort als zweithäufigste Todesursache unter den Tumoren gilt, rangiert er, gemessen an den potenziell verlorenen Lebensjahren, an 21. Stelle. Das bedeutet, dass 20 Tumorarten, von denen viele Nicht-Mediziner wahrscheinlich noch nie gehört haben, den Männern mehr Lebensjahre rauben als der von allen Männern gefürchtete Prostatatumor. Bevor der PSA-Test eingeführt wurde, nahm die Öffentlichkeit den Prostatatumor deshalb auch nicht als »drängendes Gesundheitsproblem« wahr, wie der britische Urologe Peter Whelan im *British Medical Journal* feststellte.

Risikofaktoren und Vorbeugung

Der *Gesundheitsbericht für Deutschland 1998*, herausgegeben vom Bundesministerium für Gesundheit, verweist darauf, dass es zwar eine ganze Reihe von Studien zur Ursache des Prostatakarzinoms gibt, die darin genannten Risikofaktoren aber nur »einen kleinen Teil der auftretenden Fälle erklären« können. Neben dem hohem Alter wurden mehrere Umstände mit einem erhöhten oder verminderten Auftreten von Prostatakrebs in Verbindung gebracht.

Familie und Gene

Der deutlichste Zusammenhang besteht mit einer familiären Veranlagung. Mit einem an Prostatakarzinom erkrankten Verwandten ersten Grades steigt das eigene Risiko um das Zwei- bis Dreifache, mit einem weiteren betroffenen Verwandten auf das Sechsfache und mit mehr als drei betroffenen Verwandten auf das Zehnfache. Einer Studie an 6390 Männern von 1995 zufolge ist das Risiko zu erkranken mit einem betroffenen Bruder um das Zweieinhalbfache erhöht, mit einem erkrankten Vater ist es dagegen nicht höher als für Männer ohne betroffene Familienangehörige.

Etwa jeder zehnte Prostatatumor, so Schätzungen, geht direkt auf Erbanlagen zurück. Seit 1992, als ein erblicher Zusammenhang bei Prostatakrebs nachgewiesen wurde, suchten Forscher nach der defekten Stelle im Genom der Männer. 1996 konnten sie das Gen auf die Region HPC1 (Hereditary Prostate Cancer 1) eingrenzen. Erst im Februar 2002 veröffentlichten sie dann einen Bericht über das eigentliche Gen, das sie RNASEL nannten. Es scheint den Selbstzerstörungsmechanismus zu stören, was defekte Zellen entarten lässt. Das Gen löst besonders frühe und schwere Tumore aus und ist wohl für ein Drittel der erblichen Tumore verantwortlich.

Abstammung

Die Herkunft scheint ebenfalls eine Rolle zu spielen: So liegen die Sterblichkeitsraten für US-Amerikaner afrikanischen Ursprungs doppelt so hoch wie für weiße US-Amerikaner und sogar fünfmal so hoch wie für US-Amerikaner asiatischer Herkunft. Allerdings ist schwer auszumachen, ob diese Unterschiede genetische, ernährungsphysiologische oder sozioökonomische Ursachen haben oder ob es schlicht daran liegt, welchen Versicherungsstatus ein Mann genießt. Wenn Japaner in die USA einwandern, erhöht sich ihr Risiko, an Prostatakrebs zu erkranken, was zumindest darauf schließen lässt, dass Umweltfaktoren auch eine Rolle spielen.

Ernährung

Der World Cancer Research Fund machte im März 2001 unter anderem auch die Ernährungsgewohnheiten für die wachsende Zahl von Prostatakarzinomen verantwortlich. Studien hätten belegt, dass viel Gemüse und vor allem Tomaten vor dem Tumor schützen, Fett, Milch und rotes Fleisch ihn dagegen begünstigen würden. Fazit: »Diese Ergebnisse sind gute Nachrichten für die Männergesundheit: Der Tumor, wie viele andere auch, ist zu weiten Teilen vermeidbar.« In einer einige Jahre zuvor erschienenen Publikation werden diese Faktoren indes keinesfalls als erwiesen angesehen, sondern nur als

»möglich« eingestuft. Auch der Krebsatlas des DKFZ mahnt zur Vorsicht: »In nur vier von 14 zitierten Studien konnte ein protektiver Effekt eines hohen Konsums von frischen Früchten gefunden werden.«

Weder positiven noch negativen Einfluss haben laut World Cancer Research Fund vermutlich Übergewicht, Alkohol, Vitamin C, Kaffee und Tee.

Beruf

Die Deutsche Krebsgesellschaft gibt in ihrer Broschüre *Was jeder Mann über 45 wissen sollte* ein erhöhtes Risiko für Landwirte, Schweißer und andere Arbeiter, die mit Kadmium Kontakt haben, sowie für Arbeiter in der Gummiherstellung an. Allerdings wird eingeschränkt, dass diese Hinweise noch wissenschaftlich abgesichert werden müssen.

Anabolika

Im selben Ratgeber sind auch Anabolika als möglicher Risikofaktor genannt. Bodybuilder, die Aufbaupräparate zur Vergrößerung ihrer Muskelmasse einnehmen, erhöhen damit unter Umständen ihr Prostatakrebsrisiko.

Sterilisierung

Im Verdacht, das Risiko für Prostatakrebs zu erhöhen, stand bislang auch die Durchtrennung des Samenleiters (Vasektomie), die manche Männer zur Empfängnisverhütung vornehmen lassen. Eine große Studie aus Neuseeland, wo besonders viele Männer auf diese Art sterilisiert sind, konnte jedoch keinen Zusammenhang entdecken.

Andere Faktoren

Der Gedanke, dass eine gutartige Prostatavergrößerung die Entstehung einer bösartigen begünstigt, liegt zwar nahe, hat sich aber bislang nicht bestätigt. Wenig Einfluss scheint Rauchen und keinen Einfluss scheinen Infektionserreger zu haben.

Früherkennung

Bei der Früherkennung des Prostatakarzinoms gestehen selbst Befürworter des Screenens ein, dass einem eventuellen Nutzen für wenige ein sicherer Schaden für viele gegenübersteht und deshalb jeder Mann selbst abwägen sollte, ob er sich darauf einlässt oder dagegen entscheidet. Voraussetzung für diese – eigentlich für alle Belange des Arzt-Patienten-Verhältnisses geforderte »informierte Zustimmung« – ist die umfassende Aufklärung des Patienten. Das sei umso wichtiger, sagt der Münchner Epidemiologe Dieter Hölzel, als der Nutzen des Screenens wissenschaftlich nicht gesichert sei und man es deshalb trotz seiner weiten Verbreitung als medizinisches Experiment ansehen müsse, für das noch mehr als für gesicherte Verfahren die Zustimmung der Probanden gefordert werden solle.

Auf der European Cancer Conference in Lissabon im Oktober 2001 unterstrich Fritz H. Schröder von der Erasmus-Universität in Rotterdam, Leiter einer großen europäischen Studie zur Früherkennung des Prostatakarzinoms, wie notwendig es sei, sich mit dem Thema kritisch auseinander zu setzen: Die Mediziner müssten ihren Patienten erklären, warum die Ärzteschaft bei der Frage des Screenens gespalten sei. »Ein Testen ohne diese Informationen«, so Schröder, »ist unethisch«. Er hoffe, dass die europäische Studie und eine zweite große Untersuchung in den USA gesicherte Erkenntnisse bringen werden, die endlich das Einführen des Screenens rechtfertigen. Bis es so weit ist, dürfte früherkennungswilligen Männern der Test nicht vorenthalten werden, allerdings nur, wenn sie gut informiert würden. Die britischen National Health Services starteten im Juli 2001 sogar ein eigenes Prostate Cancer Risk Management Programme, um sicherzugehen, dass alle Männer ausgewogene Informationen zu dem Test bekommen und ihnen die möglichen Schäden nicht verschwiegen werden.

Doch die Ärzte in Deutschland tun sich damit schwer. Immerhin heißt es in der kürzlich veröffentlichten Leitlinie der Konsensus-Konferenz: »Vor der ersten PSA-Bestimmung ist die Aufklärung über nachfolgend notwendig werdende Maßnahmen wie Biopsie der Prostata, die Behandlung und deren Risiken notwendig.« Überhaupt ist der Leitlinie anzumerken, dass sie weg will von der bislang üblichen Propaganda – wenngleich dieser Weg nur halbherzig beschritten wird: So solle die Untersuchung zwar »vom Untersuchten selbst« ausgehen, aber die Bevölkerung »verstärkt auf die Möglichkeit der Früherkennung hingewiesen werden«. Auch lassen die Autoren der Leitlinie keinen Zweifel aufkommen, dass sie sich über den generellen Nutzen einig sind: »Da dieser Krebs nur im Anfangsstadium geheilt werden kann, ist eine Früherkennungs-Untersuchung sinnvoll.«

Der aktuelle Ratgeber der Krebshilfe bewegt sich dagegen beim Thema Information noch ganz im alten Fahrwasser: Er beklagt zwar, dass einer der drei Gründe für die »schlechte Akzeptanz der Früherkennung« die »Unwissenheit« sei, die »nur durch Aufklärung oder Information beseitigt« werden könne. Der Ratgeber selbst verwechselt dabei jedoch »Aufklärung oder Information« mit Werbung für die Früherkennung. So werden Risiken verharmlost und der Nutzen überbetont. Auch wird behauptet: »Der Meinung der Experten nach sollten alle Männer ab dem 50. Lebensjahr regelmäßig zur PSA-gestützten Früherkennung gehen.« Dabei ist gerade der PSA-Test in Fachkreisen so umstritten wie keine andere Früherkennungsmaßnahme sonst.

Von Befürwortern des Prostata-Screenings sind allerdings auch keine ausgewogenen Informationen zu erwarten. Schließlich haben US-Studien gezeigt, dass jeder zweite Mann, der sowohl über den möglichen Nutzen als auch über den möglichen Schaden des Screenens aufgeklärt wird, auf den PSA-Test lieber verzichtet. Andere Studien ermittelten zwar eine weniger starke Ablehnung des Tests, dennoch würden umfassende Informationen die Teilnahmeraten wohl eher senken als erhöhen.

Ob die Forderung der Konsensus-Leitlinie nach »Aufklärung« bei den niedergelassenen Ärzten wirklich Gehör finden wird, ist fraglich, und zwar nicht nur wegen der mangelnden Bezahlung. So ergab eine Umfrage unter New Yorker Ärzten, dass jeder Dritte den PSA-Test anordnet, ohne den Patienten irgendwie einzubeziehen. Ein Viertel aller Mediziner gibt sogar unumwunden zu, dass sie die Meinung der Patienten gar nicht interessiert: Entscheidend sei, ob sie selbst den Test für sinnvoll halten, unabhängig davon, wie der Patient dazu steht.

Fraglich ist auch, ob so ein Gespräch nicht doch eher auf ein Überreden als ein abwägendes Informieren hinausläuft. Denn selbst Ärzte, die den Nutzen des Tests keineswegs als erwiesen ansehen, gehen dennoch nicht so weit, von ihm abzuraten. Der Baseler Prostataspezialist Georg Rutishauser, der die Unwägbarkeiten und Nachteile des Screenens betont, antwortete der *Ärztezeitung* auf die Frage, ob man dann lieber auf das Screenen verzichten solle, prompt: »Natürlich nicht!«

Abtasten

Das Abtasten (Palpation), auch als »digitale rektale Untersuchung« (DRU, von lateinisch digitus = Finger) oder englisch »digital rectal examination« (DRE) bezeichnet, ist die älteste Form der Früherkennung von Prostatakrebs. Seit 1971 steht in Deutschland jedem Versicherten vom Beginn des 45. Lebensjahres an ein »Abtasteten der Prostata vom After aus« zu.

Im Jahr 1990 wurden laut dem Gesundheitsbericht für Deutschland bei den 1,4 Millionen abgetasteten Männern mehr als 3000 verdächtige Befunde erhoben, von denen sich 428 Verdachtsfälle bestätigt hätten. Bei gut 30 000 neuen Tumorfällen jährlich wird somit etwa einer von 70 Tumoren durch das Screenen entdeckt.

Methode

Der Arzt steckt dabei den Zeigefinger in den After des Mannes. Der Patient kann verschiedene Stellungen einnehmen: seitlich liegend mit angezogenen Knien, nach vorne gebeugt, auf Knien und Ellenbogen aufgestützt oder mit gespreizten Beinen auf dem Rücken liegend.

Nutzen

Schon in den 80er Jahren, also noch lange vor der Einführung des PSA-Tests, wurden die Medizinstudenten auf eine Befürwortung der Früherkennung eingeschworen. In einem Standardlehrbuch der inneren Medizin (A. Sturm et al.) von 1984 heißt es etwa: Die »Intensivierung der Früherkennung« habe unter anderem auch beim Prostatakarzinom schon »eine drastische Verringerung der Sterbeziffern in den letzten beiden Jahrzehnten bewirkt«. Ein Blick auf die Statistik zeigt jedoch, dass im angesprochenen Zeitraum die Sterblichkeitsrate weder »drastisch« noch sonst wie gefallen, sondern kontinuierlich von etwa zwölf auf 16 Menschen pro 100 000 gestiegen ist. Dass die Früherkennung überhaupt etwas bewirkt haben könnte, ist allein schon deshalb abwegig, weil laut Gesundheitsbericht für Deutschland nur etwa jeder 70. Tumor beim routinemäßigen Abtasten entdeckt wird – obwohl in der am meisten gefährdeten Altersgruppe immerhin fast jeder fünfte Mann zur Früherkennung geht.

Die PSA-Kritiker Gavin Yamey und Michael Wilkes lassen, wie nicht anders zu erwarten, auch am Abtasten kein gutes Haar: »Man könnte genauso gut eine Münze werfen«. Auch Jürgen Windeler vom Medizinischen Dienst der Spitzenverbände der Krankenkassen vermutet im Abtasten eher eine »rituelle Handlung«, die traditionell begründet ist.

Auch wenn das Abtasten seit Jahrzehnten praktiziert und mit den immer gleichen Slogans propagiert wird, gibt es bislang wenige Studien, die sich explizit mit der Frage beschäftigen, ob es eigentlich einen Nutzen bringt. Die American Cancer Society zitiert dazu drei Studien: Eine errechnete für Männer, die regelmäßig zum Abtasten gehen, ein halb so großes Risiko, an Prostatakrebs zu sterben, wie für Männer, die das nicht tun. Dieses Ergebnis steht jedoch im Widerspruch zu den Ergebnissen zweier anderer Studien, die beide keinen Einfluss des Screenens auf die Sterberate fanden.

Schaden

Das Abtasten gehört zu den unempfindlichsten Früherkennungsmethoden überhaupt. Die American Cancer Society zieht folgendes Fazit: »Die grundsätzlichen Limitierungen der DRE sind, dass die Mehrheit der tastbaren Tumore keine frühen Tumore sind und viele klinisch wichtige Tumore so liegen, dass sie nicht ertastet werden können«. Studien zufolge kommen auf 100 mit DRE erkannte Tumore 50 bis nahezu 500 nicht erkannte Tumore.

Offensichtlich werden die Schwächen der Methode besonders dann, wenn ein Mann regelmäßig zum Abtasten geht und der Arzt erst eine Veränderung ertastet, wenn es bereits zu spät ist: Wenn der Tumor bereits Metastasen gebildet hat und als nicht mehr heilbar gilt.

Schwer ins Gewicht fallen auch die vermeintlichen Tumorherde, die in Wirklichkeit keine sind, sondern sich nach der Entnahme einer Gewebeprobe als harmlos erweisen. Studien zufolge stellen sich von 100 auffälligen Tastbefunden bis zu 94 als Fehlalarm heraus. In Deutschland wurden 1990 von mehr als 3000 auffälligen Befunden 2500 nicht bestätigt.

Das größte Problem der Prostatakrebs-Früherkennung sind die stummen Tumore, die von der Früherkennung entdeckt und dann mit all den üblichen Nebenwirkungen behandelt werden, obwohl sie nie ein Problem verursacht hätten. Da allerdings das Abtasten als relativ unsensible Methode gilt, ist die Gefahr, dass frühe, unbedeutende Tumorherde mit radikalen Maßnahmen behandelt werden, für das Abtasten geringer als für den PSA-Test.

Meinungsspektrum

Die Spitzenfunktionäre der Urologenverbände, Klaus Schalkhäuser und Lothar Hertle, geben zu, dass man darüber diskutieren könne, ob das jetzige Früherkennungsprogramm »noch den wissenschaftlichen Erkenntnissen entspricht«. Auch der Ratgeber der Krebshilfe meldet Zweifel an: Fachleute hielten »diese Untersuchung für nicht ausreichend«. Die Konsensus-Leitlinie wird da schon deutlicher: »Die Palpation entdeckt nur einen geringen Prozentsatz der Karzinome und ist untauglich als Maßnahme zur Früherkennung.«

Das hält aber weder die Versicherungen noch die Ärzteverbände davon ab, weiter für eine hohe Teilnahme an der Früherkennung zu werben. Erst am 30. Oktober 2001 fiel der Startschuss zu den »Männergesundheitstagen« in zehn deutschen Städten zum Thema »Prostata und Potenz«. Weil Männer sich bei der Prävention »gehen ließen«, heißt es in einer begleitenden Pressemitteilung des Berufsverbandes der Urologen, sei Prostatakrebs zum Männerkrebs Nr. eins geworden. Und weiter: Mit ihrer Aktion »wollen BDU und DGU auf die katastrophale Vorsorgequote aufmerksam machen, Ängste abbauen und besonders jüngere Männer ansprechen.« Zu verlieren hätten die Männer ja nichts, denn: »Vorsorge hat keine Nebenwirkungen«.

Die Broschüre *Prostatakrebs – Das geht den Mann an* der Deutschen Krebsgesellschaft von 1995 schlägt in die gleiche Kerbe: Ein Fragebogen, der dem Leser helfen soll, sein individuelles Krebsrisiko zu ermitteln, kommt unabhängig vom Ergebnis immer zum selben Schluss: Gehen Sie zum Arzt! Selbst bei null Punkten (keinerlei Symptome) wird geraten: »Sollten Sie über 45 Jahre alt sein, gehen Sie trotzdem einmal im Jahr zur Krebs-Früherkennung. Sie können sich dann sicherer fühlen.« Auch die AOK bezeichnet in ihrer Broschüre mit dem vielsagenden Titel *Chancen nutzen* das Abtasten pauschal als »schmerzfrei und von hoher Treffsicherheit«.

Weil das Abtasten mitunter Tumore entdecken kann, die der PSA-Test übersieht, und weil es obendrein billig ist, wird es international von manchen Verbänden und Organisationen in Verbindung mit einem PSA-Test empfohlen.

PSA-Test

Der PSA-Test hat eine steile Karriere hinter sich: Wenige Jahre nach seiner Zulassung als Verfahren zur Nachsorgekontrolle von Prostatapatienten in den USA im Jahr 1986 priesen ihn der Hersteller Hybritech und die American Cancer Society als Screening-Verfahren an. Der Test veränderte so nicht nur »auf dramatische Weise die Art, wie wir Patienten mit Prostatakrebs diagnostizieren, die Stadien ermitteln und Nachsorge betreiben«, wie Michael S. Crookson in einem Übersichtsartikel für die Fachzeitschrift *Cancer Control* bemerkte, sondern er trieb in den 90er Jahren in den USA auch die Zahl entdeckter Tumore in schwindelerregende Höhen. Ihm zu Ehren führten die Ärzte sogar ein bis dahin unbekanntes Tumorstadium ein: das Stadium T1c, definiert als PSA-positiver, DRE-negativer, also nicht tastbarer Befund. Schnell entwickelte sich T1c zum häufigsten klinischen Erscheinungsbild des Prostatatumors.

Mittlerweile halten zwei gegenläufige Strömungen die weitere Karriere des Tests in der Schwebe. Die eine Strömung treibt den Test weiter voran: Die massive Propaganda hat offensichtlich dazu geführt, dass sich nach und nach die Notwendigkeit, neben dem eigenen Cholesterin- auch seinen PSA-Wert zu kennen, in der Vorstellungswelt der Männer einzementiert hat. Deshalb erfreut sich der Test bei Patienten in den USA steigender Beliebtheit und deshalb wächst auch in Europa der Druck auf die Gesundheitsmanager, den PSA-Test als Screening-Instrument zuzulassen.

Die zweite Strömung läuft der Welle der Sympathie entgegen: Experten beobachten bislang zwar einen Anstieg der radikalen Operationen, aber kein Absinken der Sterblichkeitsraten, die nachweislich auf das Screenen zurückzuführen sind. Deshalb empfehlen Expertengremien den PSA-Test als Screening-Instrument gar nicht, oder wenn, dann nur in Verbindung mit einer abwägenden Aufklärung.

Deutliche Impulse wird die Karriere des PSA-Tests erst wieder bekommen, wenn die Aussagen zweier großer internationaler Studien vorliegen. Die Studien sind zum einen das Prostate, Lung, Colorectal and Ovarian Cancer Screening Trial (PLCO), das an 148 000 Männern und Frauen zwischen 55 und 74 in zehn Medizinzentren in den USA unter anderem den PSA-Test in Verbindung mit dem Abtasten zur Früherkennung des Prostatatumors unter die Lupe nimmt. Ergebnisse aus der PLCO-Studie sind jedoch nicht vor dem Jahr 2010 zu erwarten. Die zweite große Studie, die European Randomized Study of Screening for Prostate Cancer (ERSPC), untersucht an 205 000 50- bis 75-jährigen Patienten aus Belgien, Finnland, Italien, Holland, Spanien, Schweden und der Schweiz neben der Senkung der Sterblichkeit durch das Screenen mit dem PSA-Test auch dessen Auswirkungen auf die Lebensqualität. Ergebnisse werden bis zum Jahr 2008 erwartet.

Ein Handicap, mit dem die Studien zu kämpfen haben und das ihren Wert in Frage stellen könnte, liegt in der vermutlich hohen Zahl an Tests auch unter den Männern, die dem so genannten Kontrollarm zugewiesen wurden – die sich also bei Eintritt in die Studie verpflichteten, sich nicht screenen zu lassen. Schon bei der Planung der Studien gingen die Forscher so von zehn Prozent Verunreinigung des Kontrollarms aus.

Methode

Der PSA-Test, der von etlichen Firmen angeboten wird, misst die Konzentration des Prostata-spezifischen Antigens im Blut. Da Zellveränderungen in der Prostata oft mit einem Anstieg des PSA-Spiegels im Blut einhergehen, gilt die Regel: viel PSA, viel Tumor. Die Konsensus-Leitlinie sowie die meisten anderen Empfehlungen sehen vier ng/ml PSA pro Milliliter Blut als den Grenzwert (Cut-Off-Value) an, ab dem der Arzt besorgt sein sollte. Wer allerdings glaubt, dass sich auch der Tumor an diesem Grenzwert orientiert, der irrt: Jeder vierte bis fünfte Tumor erzeugt PSA-Werte unter vier ng/ml. Und nur jeder fünfte Mann mit Werten zwischen vier und zehn ng/ml hat tatsächlich einen Tumor.

»Ich hasse Cut-Off-Values«, sagt deshalb Petra Stieber, Diagnosespezialistin vom Universitätsklinikum Großhadern in München. Denn egal, wo der Wert angesetzt ist: Man wird immer Männer mit Tumor verpassen und Männer ohne Tumor schädigen. Letztlich ist es eine Frage des Abwägens, ob man möglichst wenige Tumore verpassen möchte und dafür viele Ängste, unnötige Biopsien und Behandlungen in Kauf nimmt, oder ob man Wert auf möglichst wenige Fehlalarme legt und dafür viele übersehene Tumore in Kauf nimmt. Stieber präsentierte auf einem Symposium der Pharmafirma Hoffmann-La Roche, die selbst im Krebsdiagnosegeschäft aktiv ist, folgende Daten: Selbst bei einem Cut-Off-Value von zwei ng/ml werden auf 100 richtig erkannte Tumore noch zwölf übersehen. Bei dem üblichen Wert von vier ng/ml werden 27 nicht entdeckt und bei einem Wert von zehn ng/ml schon fast 60.

Manche Forscher halten sogar diese ohnehin schlechten Zahlen für zu optimistisch: So fand Thomas Stamey, Urologie-Professor an der Stanford-University, bei der Untersuchung von 875 Prostatatumoren keinen Zusammenhang zwischen einem PSA-Wert von zwei bis neun ng/ml und der Größe des Tumors – und widerspricht damit den Erfahrungen etwa von Dieter Hölzel vom Münchner Tumorregister. Auch andere Kriterien, so Stamey, die normalerweise einem Arzt als Anhaltspunkt dafür dienen, wie weit ein Krebs fortgeschritten ist, ließen sich nicht mit den PSA-Werten korrelieren. »In der derzeitigen Prostatakrebs-Diagnose«, sagt der Stanford-Professor, »spielt eher der Zufall als die Wissenschaft eine wichtige Rolle«. Eine ernüchternde Einschätzung für jemanden, der als einstiger Befürworter des PSA-Screenens Ende der 80er Jahre mehrere einflussreiche Artikel zugunsten des Tests veröffentlicht hat. Doch mit jedem Tumor, den Stamey herausschnitt und den er anschließend von Pathologen untersuchen ließ, wuchs seine Skepsis. Sein Fazit heute: »Ich habe ein paar hundert Prostatas entfernt, von denen ich mir wünschte, sie nicht entfernt zu haben«.

Etliche Versuche wurden deshalb unternommen, den PSA-Wert flexibler zu handhaben. Zum Beispiel, ihn an das Alter anzupassen, da ältere Männer ohnehin erhöhte PSA-Werte haben: Ein Vorschlag geht dahin, bei Männern zwischen 40 und 49 die Grenze bei 2,5ng/ml zu ziehen, bei Männern zwischen 70 und 79 dagegen erst bei 6,5ng/ml. Auch die Geschwindigkeit, mit der sich der PSA-Wert von einer zur nächsten Untersuchung ändert, könnte mit ins Kalkül gezogen werden.

Nutzen

Bislang lässt sich nicht beurteilen, ob das Screenen unter dem Strich tatsächlich Menschenleben rettet. Erst die beiden laufenden großen Studien in den USA und in Europa sollen hier Klarheit bringen. Obwohl die meisten Experten große Erwartungen in die Ergebnisse der beiden Studien setzen, plädierten andere bereits dafür, die Untersuchungen abzubrechen. Der Grund: In den USA begann wenige Jahre nach der Einführung des Screenens mit PSA Ende der 80er Jahre die Zahl der Todesfälle kontinuierlich zu sinken – seit 1993 immerhin um 20 Prozent. Auf den ersten Blick liegt es nahe, den Rückgang der Sterblichkeit dem PSA-Test zuzuschreiben. Deshalb sei es unethisch, so die Befürworter eines Studienabbruchs, den Männern in der Kontrollgruppe den PSA-Test weiter vorzuenthalten.

Auf den zweiten Blick scheint es jedoch wenig plausibel, dass PSA-Test und Todesfälle etwas miteinander zu tun haben. Erstes Indiz: Der Tumor besitzt eine so lange Entwicklungszeit, dass kein auf die Prostata begrenzter Krebs bereits in den folgenden Jahren zum Tode führen würde. Frühestens zehn Jahren später, so die Einschätzung der Experten, dürfte sich deshalb ein Effekt des Screenens und frühen Therapierens bemerkbar machen. In den USA sank die Sterblichkeit aber bereits kurz nach der Einführung. Zweites Indiz: Auch in England und Wales sind die Todesraten ähnlich wie in Kanada und den USA gesunken, ohne dass den Männern auf der Insel ein PSA-Screening zur Verfügung gestanden hätte. Drittes Indiz: Eine im März 2002 veröffentlichte, elegant konzipierte Studie aus dem kanadischen Quebec teilte an Prostatakrebs gestorbene Männer in 15 Alters- und 15 regionale Gruppen ein. Dabei zeigte sich, dass sich der allgemeine positive Trend bei der Sterblichkeit in viele kleine, sehr heterogene Trends auflöste. Bei einem positiven Effekt des Screenens hätten die Trends wesentlich einheitlicher verlaufen müssen. Fazit: »Für unsere Studienpopulation kann das PSA-Screenen den Rückgang der Sterblichkeit nicht erklären.« Viertes Indiz: In Minnesota, wo der PSA-Test wenig verbreitet ist, und in Seattle, wo fünfmal so viele Männer den Test nutzen, ist die Todesrate in den vergangenen Jahren gleich stark gesunken.

Was könnte den Rückgang der Zahl der Todesfälle denn sonst erklären? Vielleicht schlug die Therapie fortgeschrittener Stadien etwas mehr zu Buche, vielleicht verzögerten bessere Ernährung, ein gesünderer Lebensstil und weniger Umweltbelastungen das Wachstum der Tumore, vielleicht wurden in der Vergangenheit mehr Todesfälle irrtümlich dem Prostatatumor zugeschrieben und schließlich könnte auch eine allgemein erhöhte Alarmbereitschaft der Männer dazu geführt haben, dass Tumore früher entdeckt wurden und so die Sterblichkeit im Schnitt gesenkt werden konnte.

Schaden

In Deutschland trägt bislang ein Patient die Kosten für einen PSA-Test selbst, wenn kein begründeter Verdacht auf einen Tumor vorliegt. Bei 15 Euro pro Stück und vier Millionen geschätzten Tests im Jahr bringen die Patienten so immerhin 60 Millionen Euro für die Prozedur auf.

Die Angaben über die Tumore, die der PSA-Test bei dem üblichen Grenzwert von vier ng/ml nicht entdeckt, schwanken erheblich: Auf 100 richtig entdeckte Tumore kommen 25 bis 250 Tumore, deren PSA-Wert unter vier ng/ml liegt und die der Test deshalb übersieht. Dass die Zahlen so stark auseinander liegen, hat einen einfachen Grund: Um verlässliche Daten darüber zu erhalten, bei wie vielen Männern mit einem niedrigeren PSA-Wert schon ein Tumor vorliegt, müsste man bei Hunderten von unbedenklich getesteten Männern eine Gewebeprobe aus der Prostata nehmen – die stellt aber bereits einen operativen Eingriff dar, der nicht ohne zwingenden Grund vorgenommen werden sollte. Daten bekommen die Epidemiologen nur dann, wenn aus anderen Gründen eine Gewebeprobe genommen werden muss.

Da Tumore zu entdecken den eigentlichen Sinn des Screenens darstellt, ist der Schwellenwert mit vier ng/ml so niedrig gewählt, dass möglichst wenige Tumore den Ärzten verborgen bleiben. Eine relativ niedrige Falsch-negativ-Rate bringt aber automatisch eine hohe falsch-positiv-Rate mit sich.

Ob ein erhöhter PSA-Wert auf einen Tumor hinweist oder nicht, wird anschließend meist durch eine Gewebeprobe bestimmt. Wer sich für einen PSA-Test entscheidet, muss also der Tatsache ins Auge sehen, dass er eine Chance von eins zu fünf bis eins zu sieben hat, auf dem OP-Tisch zu landen, damit der Arzt vom After her aus der Prostata Gewebeproben herausstanzen kann. Die »Ausbeute« an bestätigten Verdachtsfällen ist jedoch gering: Nach Angaben der US Task-Force stehen 100 richtig erkannten Tumoren 180 bis 250 Fehlalarme gegenüber. Wird zusätzlich zum PSA-Wert auch ein Tastbefund erhoben, reduziert sich die Zahl der Fehlalarme auf etwa 100, was wiederum bedeutet, dass nur jede zweite Gewebeprobe gerechtfertigt war. Die Leitlinie der deutschen Konsensus-Konferenz geht bei einem Schwellenwert von vier ng/ml sogar von fünf Biopsien aus, die notwendig sind, um einen Tumor zu finden. Der Grund für die Fehlalarme: Auch mechanische Belastun-

gen, eine vorangegangene Ejakulation oder Entzündungen der Prostata können den PSA-Wert in die Höhe treiben. Auch führt jede vierte gutartige
Prostatavergrößerung, eine unvermeidliche Alterserscheinung beim Mann, zu
stark erhöhten PSA-Werten.

Patienten mit diagnostizierten Tumoren werden behandelt und – wenn sie
überleben – als geheilt dank frühem Entdecken angesehen. Die große europäische Studie geht jedoch davon aus, dass von 100 diagnostizierten Tumoren sieben zum Tod – in wahrscheinlich hohem Alter – geführt hätten. Ob in diesen
sieben Fällen die Therapie wirklich hilft, ist keineswegs sicher. Die anderen 93
diagnostizierten und behandelten Tumore sind Überdiagnosen, weil sie für
den Träger nicht tödlich gewesen wären oder ihm sogar nie Probleme bereitet
hätten. Die Schäden, die durch überflüssige Operationen, Bestrahlungen und
Hormonbehandlungen an nicht lebensbedrohlichen Tumoren entstehen, sind
das mit Abstand größte Problem des Screenens mit PSA. Denn der Test erkennt ganz überwiegend Tumore in einem frühen Stadium, in dem nicht abgesehen werden kann, wie sich der Krebs weiter entwickeln wird, sodass alle
gleich intensiv therapiert werden. Viele Behandlungen betreffen zudem Männer jenseits der 70, für die der Nutzen besonders fragwürdig, die Risiken aber
besonders hoch sind.

Das zwar psychisch, aber nicht körperlich belastende »aufmerksame Zuwarten« ist gerade für die frühen Tumorstadien eine anerkannte Therapieopti-
on, doch »wird kein Patient, bei dem aufgrund eines Bluttests ein Prostatakarzinom entdeckt wurde, dies akzeptieren«, urteilt der Urologe Peter Whelan
aus Leeds. Denn wozu hätte sich der Mann dem PSA-Test und der Biopsie
unterziehen sollen, wenn ihn der Arzt dann nicht behandelt? Für Whelan bedeutet deshalb die Abkürzung PSA auch »Promotes Stress and Anxiety«, zu
deutsch »fördert Stress und Angst«.

Bei all den nachgewiesenen Schäden und dem nicht erwiesenen Nutzen
klingt es fast zynisch, wenn die Deutsche Krebsgesellschaft in einer Pressemitteilung vom Oktober 2001 über den PSA-Test verbreitet: »Betroffene
Männer haben damit wesentlich höhere Heilungschancen und ihre Lebensqualität bleibt erhalten«.

Meinungsspektrum

Deutsche Ärzte fordern vehement die Einführung des PSA-Tests zur Früherkennung – aber dann doch auch irgendwie nicht. Der Berufsverband der
Deutschen Urologen (BDU) und die Deutsche Gesellschaft für Urologie
(DGU) machen nämlich einen feinen Unterschied zwischen Screenen und
individuellem Testen: Sie fordern kein »gesetzlich verankertes, allgemein fi-
nanziertes, PSA-basiertes Früherkennungsprogramm«, heißt es in einer Pres-
seerklärung des BDU im März 2002. Aber: »Wolle ein Mann nach einer
Früherkennungsmaßnahme zum sicheren Krebsausschluss eine weiterführen-

de Anschlussuntersuchung durchführen lassen«, sei die PSA-Bestimmung »zu empfehlen und auch gerechtfertigt«, zitiert die Pressemitteilung den Generalsekretär der DGU, Lothar Hertle. Mit anderen Worten: Fand der Arzt beim Abtasten keine Verhärtung und traut der Mann diesem Ergebnis nicht, soll er noch einen PSA-Test anschließen.

Neben der haltlosen Formulierung »zum sicheren Krebsausschluss« ist auch die gesamte Sichtweise kurios: Die Urologen empfehlen demnach das Abklären eines unauffälligen Befundes, während normalerweise nur auffällige Befunde durch eine zusätzliche Untersuchung abgeklärt werden. Die Konsequenz aus der spitzfindigen Argumentation: Egal wie das Abtasten ausgeht, ein PSA-Test ist immer sinnvoll. Das ist nichts anderes, als ein PSA-Screenen zu fordern – durch die Hintertür allerdings.

Dass die Urologen so an der Verbreitung des PSA-Tests hängen, hat zwei Gründe: Bei »fehlendem Krebsverdacht« solle der Urologe, wie ihm in der Pressemitteilung geraten wird, »auch aus juristischen Gründen auf die Bedeutung des PSA zur Früherkennung hinweisen.« Schließlich ist das Abtasten so unzuverlässig, dass der Arzt gut daran tut, sich abzusichern. Der zweite Grund: Es geht ums Geld. Der Epidemiologe Dieter Hölzel sagt, der PSA-Test sei eine »große Verdienstquelle im niedergelassenen Bereich«.

Etwa vier Millionen Tests pro Jahr, so die Schätzungen, werden in Deutschland ganz im Stillen abgewickelt. »Ganz im Stillen« ist durchaus wörtlich zu verstehen: Wie Bernhard Egger vom AOK-Bundesverband von vielen Patienten zu hören bekommt, ist es mittlerweile üblich, dass die Patienten gleich bei der Anmeldung in der Praxis ein Formular unterschreiben, dass sie den PSA-Test wollen und aus eigener Tasche bezahlen – ohne vorher auch nur ein Wort über Schaden und Nutzen des Tests von dem Arzt erfahren zu haben. Das Motto in den Praxen scheint zu lauten: Kassieren ja, informieren nein.

Dass die Urologen dennoch um den heißen Brei herumreden und sich scheuen, das Screenen auch Screenen zu nennen, hat ebenfalls zwei Gründe: Weil der Nutzen des Screenens nicht erwiesen ist, können und wollen sie es nicht offen propagieren. Grund zwei: An der privat abgerechneten »individuellen Gesundheitsleistung« (IGeL) verdienen sie im Vergleich zum Screenen als Kassenleistung »ein Vielfaches«, sagt Bernhard Egger.

Um sich einen eigenen Standpunkt zu erarbeiten, hat die Deutsche Krebsgesellschaft mit finanzieller Unterstützung der Krebshilfe am 18. Juni 2001 eine Konsensus-Konferenz einberufen, in der Vertreter verschiedener Bereiche ihre Ansicht über den PSA-Test einbringen durften, auch die Urologenverbände. Die im Oktober 2002 veröffentlichte Leitlinie der Konsensus-Konferenz empfiehlt den PSA-Test »nach sorgfältiger Information über Nutzen und Risiko« für Patienten zwischen 50 und 75 Jahren, die den Wunsch zur Prostata-Früherkennung äußern.

Den Routinetest als Kassenleistung anzuerkennen ist Aufgabe des Bundesausschusses der Ärzte und Krankenkassen. Im Oktober 2000 hat der Ausschuss das Thema PSA-Screening vertagt. Seitdem ist nichts weiter passiert: Das Abtasten bleibt Kassenleistung, der PSA-Test nicht. Und doch gibt es Wege, an einen kostenlosen PSA-Test zu kommen. Legal ist das dann zwar nicht, aber solche Nebensächlichkeiten tangieren etwa die Redakteure vom Lifestylemagazin *Men's Health* offensichtlich nicht: Der Mann soll »tricksen« und »Märchen erzählen«. Wer sich geschickt anstellt, kann sogar, »um auf Nummer sicher zu gehen«, seiner Kasse »eine zusätzliche Ultraschalluntersuchung abtrotzen«. Dass der waschbrettbäuchige *Men's-Health*-Leser ohnehin viel zu jung für eine Prostata-Früherkennung ist, führt die Lust am Body-Check vollends ad absurdum.

Men's Health gibt allerdings nur den Übungsplan weiter, den die Männer in den USA vorturnen: Seit die American Urological Association (AUA) den PSA-Test als Screening-Instrument empfahl und die Zulassungsbehörde FDA 1994 auch den Einsatz als Screening-Instrument erlaubte, ist es dort beinahe zur moralischen Pflicht eines jeden Mannes geworden, seinen PSA-Wert zu kennen. Auch das American College of Radiology und die American Foundation for Urological Disease empfehlen jährliche Tests ab 50 für Weiße und ab 40 für Männer afrikanischer Abstammung.

Allerdings raten neben der AUA auch die American Academy of Family Physicians, die American Cancer Society und das American College of Physicians, den Test auf einer individuellen Basis und nur in Verbindung mit einer eingehenden Beratung über die möglichen Schäden anzubieten. Zu einer ähnliche Haltung hat sich auch die britische Gesundheitsorganisation NHS durchgerungen: Zwar erkennt sie den Wert eines PSA-Screenens nicht an, steht aber andererseits auf dem Standpunkt, dass der Test Männern, die von seinem Vorteil überzeugt sind, nicht vorenthalten werden dürfe.

Im Bemühen, die Kosten und die Zahl der Fehlalarme zu reduzieren, haben Forscher die jährlichen Intervalle in Frage gestellt. Mittlerweile scheint sich die Ansicht durchzusetzen, dass ein niedriger erster PSA-Wert längere Zeitabstände bis zum nächsten Test zulässt. Eine auf der Tagung der American Society of Clinical Oncology im Mai 2002 vorgestellte Studie besagt, dass unter 400 Männern mit einem PSA-Wert unter ein ng/ml nur ein Mann innerhalb eines Jahres und sechs Manner in den kommenden fünf Jahren den klinisch relevanten Wert von vier ng/ml erreichen werden. Es sei also durchaus gerechtfertigt, so die Autoren der Studie, Männer mit einem PSA-Wert von unter ein ng/ml erst in fünf Jahren wieder, Männer mit einem Wert zwischen ein und zwei ng/m erst im übernächsten Jahr zu screenen. Die Einsparungen wären beträchtlich: Da über die Hälfte der Arztbesuche überflüssig wären, könnten die Männer sich 15,7 Millionen Arztbesuche pro Jahr und das Gesundheitssystem sich Kosten zwischen 500 Millionen und einer Milliarde US-Dollar sparen.

Die vehementesten Befürworter des PSA-Tests finden sich unter den Patienten mit Prostatakrebs: Von den 31 Menschen, die sich nach der PSA-Kritik von Yamey und Wilkes im *British Medical Journal* zu Wort meldeten, waren elf persönlich Betroffene. Von diesen elf Männern sprachen sich zehn für den Test aus. Viele davon sahen sich als Gerettete, die dem Test ihr Leben verdanken. Dennoch waren sie sich auch über die möglichen Nachteile im Klaren und erwarteten deshalb von ihrem Arzt aktuelle, klare Informationen statt väterliche Bevormundung.

Obwohl die Betroffenen in der Regel sehr gut informiert sind, bestimmt bei ihnen wie auch bei den meisten Ärzten vor allem die persönliche Sicht den Standpunkt. Ein Kommentar im *British Medical Journal* fasst die Leserbriefe so zusammen: »Diese Korrespondenz illustriert klar den Graben zwischen den Erfahrungen der Männer mit dem Screenen auf Prostatakrebs (überwiegend positiv) und der Evidenz aus der Forschung (entschieden unklar). In diesen Briefen ist der Graben gefüllt mit Anekdoten, Meinungen, Dogmen und Schlammwerfen. Nur vier Briefeschreiber zitierten irgendeine Forschung, um ihren Argumenten Nachdruck zu verleihen.« Nur einer aus der Gruppe der betroffenen Briefeschreiber lehnte den Test ab: Sein Vater wäre beinahe an den Folgen einer Biopsie gestorben, die den Verdacht dann überdies nicht bestätigte.

In seiner 150 Seiten starken Arbeit *PSA-Screening beim Prostatakarzinom* kommt der Epidemiologe Ludger Pientka von der Universität Bochum zu dem Schluss, dass letztlich die Daten zum Nutzen des PSA-Screenens von allen Experten »ähnlich wahrgenommen« würden. »Die Unterschiede treten nur in der Interpretation der Ergebnisse auf.« Dabei entschieden sich Epidemiologen eher gegen das Screenen, Kliniker eher dafür. Pientkas eigenes Fazit: »Wegen der beträchtlichen Probleme bei der Interpretation des PSA-Tests und der allgemein anerkannten Notwendigkeit, vor Durchführung des Tests eine ausführliche Aufklärung beim Patienten vorzunehmen, sollte der unbeschränkte Zugang zu dieser Untersuchung nicht erfolgen.« Ähnlich lautet die Empfehlung von Dieter Hölzel: Man müsse mit dem Test »sehr behutsam« umgehen.

Deutlicher wird der Medizinische Dienst der Spitzenverbände: In einer von den Urologen heftig attackierten Broschüre über den Wert des Screenens als »individuelle Gesundheitsleistung« heißt es klipp und klar: »Prostata-Screening mittels PSA-Bestimmung beim gesunden Mann ist nicht sinnvoll.« Dem schließen sich die Kassen an: So waren für die ablehnende Haltung zum PSA-Test laut AOK-Experten Egger »nicht finanzielle Gründe« ausschlaggebend, sondern der fehlende Nachweis eines Nutzens.

In den USA decken die Experten das ganze Meinungsspektrum ab: Trotz der Anfangseuphorie widerstand das National Cancer Institute dem Druck der Industrie und der Urologen, da es vor einem positiven Votum Beweise für den Nutzen des Screenens sehen wollte. Die US Task-Force argumentierte lange Zeit so: Da es durchaus sein könnte, dass das Screenen doch etwas bringt, könnte man bis zum Vorliegen der Ergebnisse aus den beiden großen Studien die Tests zulassen, wenn nicht die gravierenden Schäden der Tests bereits jetzt feststünden. Deshalb lehnte die US Task-Force das Prostatascreenen entschieden ab. Ende 2002 passte sie bei unveränderter Datenlage ihre Empfehlung an die bereits weite Verbreitung des PSA-Tests an: Er sei weder zu empfehlen, noch abzulehnen. Die Männer müssten aber unbedingt über den fehlenden Nachweis eines Nutzens und über die möglichen Schäden aufgeklärt werden.

Gegen ein regelmäßiges Screenen haben sich in den USA zudem die American Society of Internal Medicine, Centers for Disease Control and Prevention, die American Association of Family Physicians und die American College of Preventive Medicine ausgesprochen.

Ausblick

PSA ist vielleicht nur eines von vielen Molekülen, die auf einen Prostatatumor hinweisen. Da die Einschränkungen des PSA-Tests bekannt sind, suchen Forscher nach weiteren Genen und Proteinen, die ein Prostatakarzinom verraten und im Idealfall auf dessen weitere Entwicklung schließen lassen. Ein mögliches neues Molekül etwa hat Carsten Goessl vom Klinikum Benjamin Franklin in Berlin im Visier. Goessl kann mit einem Test, eine Genveränderung nachweisen, die sehr spezifisch auf Prostatatumore hinweist: In 98 von 100 Fällen, in denen der Gentest ansprach, war tatsächlich ein Tumor vorhanden. Ein PSA-Test hätte dagegen auf 100 richtig erkannte Tumore nicht zwei, sondern rund 200 Fehlalarme ausgelöst. Allerdings übersieht Goessls Verfahren bislang noch jeden vierten Tumor.

Eine Forschergruppe um Antonio Giordano von der Temple University in Philadelphia ist noch nicht so weit wie Goessl, hat aber umso größere Pläne: Die Wissenschaftler fanden heraus, dass ein tumorunterdrückendes Gen in Prostatatumoren weniger aktiv ist als in gesundem Gewebe. Noch müssen die Wissenschaftler für den Nachweis der Genaktivität eine Gewebeprobe nehmen, aber bald, so hofft Giordano, wird ein schneller und preiswerter Bluttest zur Verfügung stehen. Damit nicht genug: Das Fernziel ist eine therapeutische Anwendung. Das Gen ließe sich vielleicht, so spekuliert Giordano, von außen zuführen, um die natürliche, tumorunterdrückende Fähigkeiten der Zellen wieder herzustellen.

Einen kuriosen Weg, »um den Screening-Prozess etwa für Prostatakrebs zu revolutionieren«, wie *BBC News Online* im Mai 2002 meldete, beschreitet Barbara Sommerville, Veterinärmedizinerin von der Universität Cambridge. Sie hat begonnen, vier Hunde darauf abzurichten, Tumorzellen im Urin zu erschnüffeln.

Kernaussagen Prostatatkrebs

Organ
Die Prostata oder Vorsteherdrüse produziert ein Sekret, das den Spermien bei der Befruchtung die nötige Beweglichkeit verleiht.

Neuerkrankungen
Jährlich werden 31 500 neue Prostatatumore diagnostiziert. Damit ist der Prostatakrebs der häufigste Tumor des Mannes. Jeder zweite Mann ab 80 Jahren hat einen Tumor, den er aber meist nicht bemerkt.

Seit Ende der 80er Jahre steigt die Rate neu entdeckter Tumore an.

Bei jungen Männern ist der Prostatatumor sehr selten. Im Durchschnitt sind Männer 72 Jahren alt, wenn ein Tumor entdeckt wird.

Todesfälle
Mit knapp 11 600 Todesfällen liegt der Prostatatumor hinter Lungen- und Darmkrebs an dritter Stelle der Krebstodesursachen.

Seit Mitte der 90er Jahre nimmt die Todesrate leicht ab.

Das durchschnittliche Alter der Prostatakrebsopfer liegt bei 77,6 Jahren und damit deutlich über dem allgemeinen Sterbealter.

Risikofaktoren, Vorbeugung
Hauptrisikofaktor ist das Alter. Sind Verwandte betroffen, steigt das Risiko.

Ernährung und Rauchen spielen wohl eine untergeordnete Rolle.

Kein erhöhtes oder vermindertes Risiko geht von Übergewicht, Alkohol, Vitamin C, Kaffee und Tee aus. Auch gutartige Prostatavergrößerungen begünstigen ein Tumorwachstum offenbar nicht.

Früherkennung Abtasten
Jeder Mann ab 45 hat jährlich Anspruch auf ein Abtasten der Prostata durch den Arzt.

Nutzen: Die Methode stärkt vielleicht das Vertrauensverhältnis zum Arzt. Die wenigen tastbaren Tumore sind meist in fortgeschrittenen Stadien. Eine Lebensverlängerung durch Abtasten ist nicht nachgewiesen.

Schaden: Das Abtasten übersieht extrem viele Tumore. Fehlalarme, die unnötige Gewebeentnahmen mit sich bringen, sind sehr häufig.

Früherkennung
PSA-Test

Der PSA-Test ist kein Bestandteil der gesetzlichen Früherkennung, muss also aus eigener Tasche bezahlt werden. Er ist dennoch weit verbreitet. Mit dem Test fahndet der Arzt in einer Urinprobe nach dem so genannten Prostata-spezifischen Antigen (PSA).

Nutzen: Der PSA-Test findet im Gegensatz zum Abtasten auch Tumore in frühen Stadien. Es gibt jedoch keine Studien, die einen positiven Effekt auf die Zahl der Todesfälle nachweisen. Zwei große Studien, deren Ergebnisse erst 2008 und 2010 vorliegen werden, sollen hier Klarheit bringen. Ein therapeutischer Nutzen der Prostataentfernungen gerade bei frühen Tumoren ist generell umstritten.

Schaden: Häufige Fehlalarme bedeuten unnötige Gewebeentnahmen. Die gravierendsten Schäden entstehen dadurch, dass viele Prostataentfernungen Inkontinenz (unkontrollierbarer Harndrang) und Impotenz (mangelnde Errektionsfähigkeit) mit sich bringen, obwohl ihr Nutzen zweifelhaft ist.

Gebärmutterhalskrebs

Lila Luftballons über Brüssel

Am 20. September 2001 färbte sich der Himmel über dem Europäischen Parlament in Brüssel lila, als 1200 violette Luftballons in die Lüfte aufstiegen. Ihre Botschaft: Jeder Ballon symbolisierte zehn Frauen, die in Europa jährlich an Gebärmutterhalskrebs sterben. Diese Frauen könnten leben, so die Initiative European Women for HPV-Testing, wenn die Politik sich für den so genannten HPV-Test zur Krebs-Früherkennung einsetzen würde.

HPV steht für Humanes Papillomvirus. Die gut 100 Typen dieser Virengruppe sind meist harmlose oder schlimmstenfalls lästige Keime, zum Beispiel wenn sie Warzen verursachen. HPV-Typen gibt es auch im Genitalbereich. Sie gelangen beim Geschlechtsverkehr von einem Partner zum anderen und werden von der Körperabwehr normalerweise ebenso erfolgreich bekämpft wie etwa Schnupfenviren. Doch es gibt Ausnahmen: Vom Gebärmutterhals ist bekannt, dass eine Infektion in seltenen Fällen über Monate und Jahre bestehen bleiben kann. Dann können sich die Körperzellen, in die sich die Viren eingenistet haben, verändern. Diese Veränderungen verschwinden meist ebenso wie die HPV-Infektionen, ohne dass sie überhaupt bemerkt worden wären oder ein Arzt sie behandelt hätte. Doch auch von dieser Regel gibt es Ausnahmen, wie Prof. Harald zur Hausen, heute Leiter des Deutschen Krebsforschungszentrums (DKFZ) in Heidelberg 1977 postulierte: Manchmal bleiben die Veränderungen bestehen oder werden sogar noch ausgeprägter – leichte Zellveränderungen, so genannte Läsionen, können sich in schwere Läsionen umwandeln, schwere Läsionen in lokal begrenzte Tumore und diese in Krebsgeschwüre, die sich im Körper ausbreiten. Noch ist nicht geklärt, unter welchen Bedingungen eine Infektion unter Tausenden diesen verheerenden Verlauf nimmt.

Da Papillomviren meist für die Ausbildung eines Gebärmutterhalstumors notwendig sind, lässt sich daraus folgern, dass ein Virennachweis auch zur Krebs-Früherkennung dienen könnte: Frauen ohne Viren bekämen demnach in absehbarer Zeit keinen Tumor, Frauen mit Viren vielleicht schon. Einen Test, der die Viren nachweist, gibt es bereits. Er ist das wichtigste Produkt der Biotech-Firma Digene aus Gaithersburg an der amerikanischen Ostküste. Digenes Hybrid Capture 2 HPV DNA Test ist der einzige von der US-amerikanischen Behörde FDA zugelassene HPV-Nachweis.

In Deutschland wird der HPV-Test von den gesetzlichen Krankenkassen bezahlt, wenn er dazu dient, bei unklaren Befunden einen weiteren diagnostischen Anhaltspunkt dafür zu bekommen, ob die entdeckte Läsion behandlungsbedürftig ist oder der Arzt lieber noch zuwarten sollte in der Hoffnung, dass die Zellveränderung von alleine wieder verschwindet.

Zum Screenen beschwerdefreier Frauen empfehlen Krebsgesellschaften und andere Expertengremien den Test nicht – nach Ansicht der Initiative European Women for HPV-Testing ein sträfliches Versäumnis. Aus diesem Grund machte die Initiative massiv Druck – zum Beispiel mit ihrer Lila-Luftballon-Aktion vor dem Europaparlament: »Nach Auffassung der Initiative«, heißt es dazu in einer Pressemitteilung, »ist es für die meisten Frauen unverständlich, dass [...] der Test zur Erkennung des Virus noch immer nicht zum Standard der nationalen Krebsvorsorgeprogramme gehört.« Das furiose Finale des Textes: »Women for hpv testing werden ihre Kampagne für HPV-Tests so lange weiterführen, bis alle Frauen in der Europäischen Union Zugang zu der lebensrettenden Untersuchung haben.«

Promis und Fußvolk

Um nicht nur die Prominenz wie Rita Süssmuth, Sabine Christiansen und Nina Ruge, sondern auch das Fußvolk zu mobilisieren, richteten die Anwälte der Frauengesundheit (Digene) eine eigene Homepage (www.womenforhpvtesting.org) ein, auf der an keiner Stelle der Name MasterMedia auftaucht. Per vorbereitetem E-Mail können Sympathisantinnen eine Petition an die Europaabgeordneten unterstützen: Darin wird gefordert, den HPV-Test in die nächsten EU-Richtlinien zur Früherkennung von Gebärmutterhalskrebs aufzunehmen.

Dass Digene den Test gerne flächendeckend zur Krebs-Früherkennung einsetzen möchte, ist nachvollziehbar. Schließlich geht es um viel Geld: Der Pharma-Konzern Hoffman-La Roche mit Hauptsitz im schweizerischen Basel, der seit Mai 2001 den HPV-Test für Digene in Europa, im Nahen Osten und in Afrika vertreibt, schätzt das weltweite Marktpotenzial des Tests auf umgerechnet über eine Milliarde Euro. Mit der PR-Aktion von Digene, so betont eine Unternehmenssprecherin, habe Roche allerdings nichts zu tun. Der Schweizer Konzern gibt sich normalerweise souveräner: Bei Roche ist es durchaus üblich, Journalisten zu kontrovers geführten Informationsveranstaltungen einzuladen.

Erfolgsstory Pap-Test

Vor allem ein Aspekt der Digene-Aktion behagte den Roche-Verantwortlichen ganz und gar nicht: Um den HPV-Test möglichst erfolgreich zu verkaufen, schreckten die Marketing-Strategen der US-Biotech-Firma nicht davor zurück, Stimmung gegen den Pap-Test zu machen, die übliche Untersuchung beim Frauenarzt zur Früherkennung des Gebärmutterhalskrebses. In einer Pressemitteilung vom April 2002 etwa verglich MasterMedia im Auftrag von Digene den Pap-Test mit einem 60 Jahre alten Linienflugzeug, mit dem ja auch niemand mehr fliegen wolle.

Frauen sollen nach Digenes Kalkül durch den steten Strom von Presseberichten so verunsichert werden, dass sie den HPV-Test zur Früherkennung aus eigener Tasche bezahlen. Die Rechnung ging bislang auf: Eine einzige

Pressemitteilung vom Sommer 2000, die den Pap-Test wegen seiner Fehleranfälligkeit anprangerte, löste eine Flut von negativen Medienberichten aus und
erschütterte so bei den Frauen gleichsam über Nacht das von den Ärzten in
jahrelanger Arbeit aufgebaute Vertrauen in den Pap-Abstrich.

Genau deswegen haben sich Digenes Strategen mit ihrer rüden Gangart
letztlich doch verkalkuliert: Dass Frauen panisch auf die negative Presse des
Pap-Tests reagieren, erzürnt die Ärzteschaft gewaltig – eine Gruppe, die eine
Pharmafirma tunlichst auf ihrer Seite haben sollte. Gynäkologen sollten sich
dringend eine klare Haltung zum HPV-Tests erarbeiten, beschwor Volker
Schneider, Generalsekretär der Internationalen Akademie für Zytologie (Zellkunde) aus Freiburg, auf einer Facharzte-Tagung im Juni 2001 in Tübingen
die versammelte Kollegenschaft, bevor ihnen »die Industrie was aufs Auge
drückt«. Von dem Test profitieren alle, nur nicht die Patientinnen, schimpfte
Schneider: Der Test sei »gut für die Firma, gut für den Arzt und gut für das
Labor«, aber er schaffe unter den Frauen viel Unruhe.

Um den guten Ruf des Pap-Tests, benannt nach dem Frauenarzt George
Nicholas Papanicolaou, in der Ärzteschaft zu untergraben, braucht es allerdings mehr als ein paar geschickt lancierte Pressemeldungen. Denn der
Pap-Test ist die weltweit am häufigsten eingesetzte Methode zur Krebs-
Früherkennung. Ihr ist es gelungen, so die nahezu einhellige Meinung der Experten, die Todesrate beim Gebärmutterhalskrebs drastisch zu senken. Die
Erfolgsstory des Tests gilt den Experten als Paradebeispiel für eine gelungene,
effektive Früherkennung – auch wenn sie inzwischen einräumen müssen, dass
auch der Pap-Test seine Schwächen hat.

Aufbau der Gebärmutter

Die Gebärmutter (Uterus) ist ein birnenförmiger Hohlmuskel, dessen Aufgabe
darin besteht, den heranwachsenden Embryo beziehungsweise den Fötus zu
schützen und ihn bei der Geburt mit den Wehen auszupressen. Der mit zwei
Dritteln größte Teil des Uterus heißt Gebärmutterkörper (Corpus). Den
Hohlraum, in dem der Embryo in der Gebärmutter heranwächst, nennt man
Gebärmutterhöhle (Cavum). Während die Eileiter den Eingang in die Gebärmutterhöhle darstellen, ist ihr Ausgang der Gebärmutterhals (Zervix, auch
Kollum). Der Gebärmutterhals mündet am Muttermund (Portio) in die Schei-
de (Vagina).

Der Uterus ist normalerweise sechs bis acht Zentimeter lang und 50
Gramm schwer. Während der Schwangerschaft nimmt er um das 20- bis 30-
Fache an Gewicht zu. Auch der Gebärmutterhals wird enorm strapaziert: Er
muss neun Monate lang dem wachsenden Gewicht des Fötus und dem zunehmenden Druck des Gebärmutterkörpers trotzen, um dann innerhalb weniger

Schema der weiblichen Geschlechtsorgane

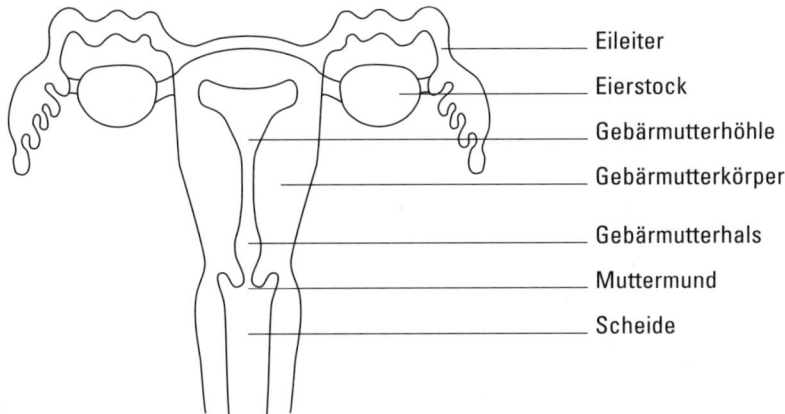

Eileiter

Eierstock

Gebärmutterhöhle

Gebärmutterkörper

Gebärmutterhals

Muttermund

Scheide

Der Gebärmutterhals ist der Teil der Gebärmutter, der in die Scheide mündet.

Abbildung 4   nach: Deutsche Krebshilfe

Stunden so völlig zu erschlaffen, dass der Fötus hindurchgepresst werden kann.

Die Zellschichten an der Innenwand der Zervix und der Scheide unterteilen sich in das innen liegende, so genannte Zylinderepithel (Endozervix) und das außen liegende Plattenepithel, das die Oberfläche des Muttermundes bildet (Ektozervix). Die beiden Zelltypen treffen an der so genannten Grenzzone aufeinander. Diese Grenzzone verschiebt sich während der Geschlechtsreife nach außen auf den Muttermund. Während der Menopause wandert die Grenzzone wieder zurück in den Zervixkanal.

Die Grenzzone ist nicht nur ein Ort ständigen regulären Zellumbaus, sondern auch Ausgangspunkt für neun von zehn der abnormen zellulären Veränderungen, die sich unter Umständen zu einem Tumor weiter entwickeln.

Diagnose und Therapie

Krebstypen

Etwa acht von zehn Zervixkarzinomen sind Plattenepithelkarzinome, die restlichen zwei meist Tumore des Drüsengewebes, so genannte Adenokarzinome. Je nach Ort des Auftretens (ob am Muttermund oder im Zervixkanal), nach Aussehen des Zellkerns, nach Verhornungsgrad und nach weiteren

Merkmalen lassen sich etliche Typen unterscheiden, die dem Arzt Hinweise auf die Prognose geben. Auch das Entwicklungsstadium des Tumors und die Feststellung, in welche Körperbereiche die Krebszellen bereits vorgedrungen sind, dienen der Klassifizierung der Karzinome und damit der Wahl der Therapie.

Diagnose

Vorstadien und frühe Karzinome bleiben von der Frau meist unbemerkt. Die Vorsorgeuntersuchung ist deshalb die einzige Möglichkeit, Vor- und Frühstadien zu erkennen. Zu Beginn des Krebswachstums sind die Symptome relativ unspezifisch: dünner, wässriger Ausfluss, leichte Kontaktblutung, starke Menstruationsblutung bis hin zur Dauerblutung. In fortgeschrittenen Stadien kommt es dann auch zu Gewebeabgängen, Beckenschmerzen, Beschwerden beim Wasserlassen und Stuhlgang sowie Anschwellen des Unterleibs.

Der Pap-Test gehört zu den Methoden der Zytologie (Zellkunde). Ein Laborant, ein Arzt oder auch ein Automat beurteilen dabei das Aussehen von Zellen, die mit dem Abstrich entnommen wurden, und teilt sie in Pap-Stadien ein. Weckt der Pap-Test einen Verdacht auf eine abnorme Zellveränderung, muss der Befund mit Methoden der Histologie (Gewebekunde) abgeklärt werden. Der Arzt schneidet mit Hilfe einer Zwickzange eine Probe aus dem Gewebe heraus, fixiert sie und fertigt dünne Gewebeschnitte an. Er begutachtet sie unter dem Mikroskop und kann dabei sehen, wie die Veränderung insgesamt beschaffen ist. Nach dieser Begutachtung werden die Tumorvorstufen (Dysplasien) in die so genannten CIN-Stadien (zervikale intraepitheliale Neoplasien) eingeteilt. Je nach Schweregrad der Veränderung unterscheidet man eine leichte Dysplasie (CIN I), eine mäßige Dysplasie (CIN II) und ein In-situ-Karzinom (CIN III).

Ein *Lehrbuch für Frauenheilkunde* (Herausgeber: J. W. Dudenhausen und H. P. G. Schneider) von 1994 empfiehlt folgende Vorgehensweise: Ein so genannter Pap-I-Befund ist unauffällig und deshalb ist auch keine Abklärung nötig. Bei einem Pap II können Zellen leicht verändert sein. Hier genügt eine Kontrolle mit einem erneuten Pap-Test in einigen Monaten. Ein Pap III ist ein Art Sammelgruppe für verdächtige, aber unklare Befunde, die abgeklärt werden müssen. Es kann sich dabei ebenso um eine Pilzinfektion wie um einen Tumor handeln. Je sicherer ein Zytologe ist, so heißt es in Fachkreisen, desto weniger Befunde wird er mit Pap III bezeichnen. Wenn sich nach drei Monaten die Lage nicht entspannt hat, raten viele Ärzte zur Konisation: Dabei wird mit dem Skalpell, einer elektrischen Schlinge oder dem Laser ein zehn bis zwanzig Millimeter hoher Gewebekegel aus der Zervix herausgeschnitten. Anhand der Gewebeprobe kann der Arzt gut abschätzen, wie schwer die Läsion wirklich ist und ob eventuell sogar schon ein Karzinom vorliegt.

Bei einem Pap IVa, der ein In-Situ-Karzinom vermuten lässt, schrillen die

Alarmglocken bereits gewaltig: Eine Konisation oder auch die Entfernung der Gebärmutter soll das In-Situ-Karzinom beseitigen. Bei einem Pap IVb besteht der Verdacht auf ein invasives Karzinom, also auf einen Tumor, der bereits in umliegendes Gewebe vorgedrungen ist. Mit einer Konisation soll geklärt werden, ob es genügt, die Gebärmutter zu entfernen, oder ob noch umfangreicher operiert werden muss. Ein Pap-V-Befund liegt bereits außerhalb der CIN-Klassifikation, da das Karzinom nicht mehr auf die Zervix beschränkt ist. Dann geht es darum, mit Hilfe von Gewebeentnahmen (Biopsien) zu klären, wie weit sich die wuchernden Zellen bereits ausgebreitet haben. Es gibt eine ganze Reihe von Methoden, um Ausdehnung, Art und Aggressivität des Tumors festzustellen.

Konisation oder Kolposkopie

Vor allem an der Frage, wie heftig bereits auf leichte Veränderungen reagiert werden soll, scheiden sich die Geister: Die einen konisieren viel und gerne nach dem Motto »sicher ist sicher«, weil sie den zwar unwahrscheinlichen, aber möglichen Krebstod der Patientin vor Augen haben. Die anderen sehen mehr den unmittelbaren Nutzen und Schaden für die Patientin und setzen darauf, dass sie immer noch rechtzeitig eingreifen können, bevor sich das Karzinom in andere Gewebe ausbreitet.

Einer dieser eher abwartenden Ärzte ist Michael Menton, Oberarzt und Zervixspezialist von der Universitätsfrauenklinik Tübingen. Er kritisiert den großzügigen Umgang mit der Konisation. Die Konisation, die vielen immer noch als diagnostische Standardmethode gilt, verschafft zwar dem Arzt Zellmaterial, mit dem er gut abschätzen kann, wie weit die Läsion schon fortgeschritten ist und ob eventuell sogar bereits ein invasives Karzinom vorliegt. Bei der Konisation wird jedoch nicht nur eine kleine Gewebeprobe entnommen, sondern mit der Entnahme des relativ großen Gewebekegels die halbe Zervix weggeschnitten – schließlich war die Konisation ursprünglich auch keine Diagnose-, sondern eine Therapiemethode. Das bedeutet: Stellt sich heraus, dass die Läsion doch weniger schlimm als befürchtet war, hat die Frau für eine überflüssige Konisation einen mehrtägigen Krankenhausaufenthalt, eine Operation unter Vollnarkose, die Gefahr schwerer Blutungen und natürlich entsprechend große Ängste in Kauf genommen.

Dabei müssten die Ärzte keineswegs immer gleich zum Messer greifen. Sie könnten den Gebärmutterhals zunächst mit einer speziellen Lupe betrachten, die zu den ältesten Werkzeugen des Gynäkologen zählt: Schon 1925 erfand der Hamburger Frauenarzt Hans Hinselmann das Kolposkop. Etwa 20 Jahre später geriet das Instrument in den Schatten des Pap-Abstrichs, mit dem fortan nach frühen Stadien gefahndet wurde. Erschwerend kommt hinzu, wie Ärzte auf der Tagung in Tübingen bitter anmerkten, dass die Industrie an einem Kolposkop kaum etwas verdient und deshalb auch kein Interesse an der

Vermarktung der Methode hat: Die Geräte sind so langlebig, dass sie ohne Probleme von einer Ärztegeneration an die nächste vererbt werden können. Mit der Gebärmutterlupe kann der erfahrene Arzt innerhalb von vier bis fünf Minuten dank spezieller Färbungen sehr genau beurteilen, ob tatsächlich Handlungsbedarf besteht: Die so genannte Essigprobe und die anschließende Schiller-Jodprobe lassen veränderte Zellen erkennen. Erste Ergebnisse einer noch laufenden, fünfjährigen EU-Studie zum Gebärmutterhalskrebs mit Beteiligung der Unikliniken Tübingen und Hannover zeigten zudem, dass nach kolposkopischer Betrachtung viele Befunde herabgestuft wurden und somit etlichen Patientinnen eine Konisation erspart blieb.

Neuere Studien unterstützen Mentons Fürsprache für das Kolposkop. So empfahl eine internationale Konsensus-Konferenz, auf der 121 Experten neue Richtlinien für das Management von positiven Befunden verabschiedeten, bei Pap-Befunden, die schwere Läsionen nicht ausschließen können, sofort zu kolposkopieren. Als Skandal empfindet es Menton deshalb, dass die Kolposkopie von den Kassen nicht bezahlt wird und deshalb immer noch viele Ärzte eine Konisation vornehmen, ohne vorher auch nur einen Blick auf die Zellveränderungen vor Ort geworfen zu haben.

Eine Studie, veröffentlicht im Mai 2002 in der Fachzeitschrift *Journal of the American Medical Association*, die die Kosteneffektivität verschiedener Abklärungsmethoden mit Hilfe eines Computermodells analysierte, kam zu dem Schluss, dass Zuwarten und ein erneuter Pap-Abstrich die schlechtesten Ergebnisse bringt und die Frauen unnötig lange auf die Folter spannt. Zwar favorisierten die Autoren der Studie aus Kostengründen die HPV-Abklärung, aber es zeigte sich, dass die Befundabklärung mit Kolposkopie noch besser geeignet ist, durch exakte Prognosen die Entstehung von Tumoren zu vereiteln.

Therapie

Das Informationszentrum für Standards in der Onkologie der Deutschen Krebsgesellschaft gab den deutschen Gynäkologen im Dezember 1999 folgende Richtlinien für die Therapie der möglichen Zervixkarzinom-Vorstufen (Präkanzerosen) und des eigentlichen Zervixkarzinoms an die Hand: Bilden sich leichte bis mäßige Läsionen (CIN I und CIN II) nicht von selbst im Laufe von mehreren Monaten zurück, können sie in möglichst engen Grenzen herausgeschnitten werden. Liegen sie auf dem Muttermund, genügt ein kleiner Eingriff mit einer Schlinge oder eine so genannte Laser-Vaporisation, bei der die Läsionen in der Hitze des Laserlichts einfach verdampfen. Liegen die Läsionen dagegen in der Schleimhaut, die den Zervixkanal auskleidet (Endozervix), und sind somit schwerer zugänglich, sollte konisiert werden.

Bei schweren Läsionen oder dem In-Situ-Karzinom (CIN III) wird die ganze Bandbreite ärztlichen Ermessens deutlich: Während das *Lehrbuch der Frauenheilkunde* nur bei Kinderwunsch eine Konisation, ansonsten eine Entfernung der Gebärmutter (Hysterektomie) empfiehlt, halten die Richtlinien der Deutschen Krebsgesellschaft bei oberflächlichen Läsionen eine Laser-Vaporisation für ausreichend und schlagen nur in Zweifelsfällen und bei Ausdehnung der Läsion eine Konisation vor. Die Entfernung der Gebärmutter ist nach den Richtlinien erst dann gerechtfertigt, wenn bereits ein invasives Karzinom diagnostiziert wurde. Zwar zählt die Hysterektomie zu den Routineoperationen, doch schwere Komplikationen sind nicht auszuschließen: So starb im Juli 2002 in Hamburg eine 51-jährige Frau, weil der Arzt bei der Operation die Beckenvene so schwer verletzte, dass die Blutung nicht mehr zu stillen war.

Je weiter das Karzinom fortgeschritten ist, desto mehr Gewebe muss entfernt werden: die Lymphknoten, die Eierstöcke (Ovarien) und Teile der Scheide. In noch weiteren Stadien greifen die Ärzte zusätzlich zur Operation zu Bestrahlung und Chemotherapie.

Viele Ärzte und Pharmaunternehmen setzen zur Therapie und Vorbeugung des Gebärmutterhalstumors große Hoffnung in die Impfung: Sie soll einerseits als therapeutische Impfung das Immunsystem gegen eine bereits bestehende Vireninfektion in den veränderten Zellen mobilisieren und andererseits als »klassische« Impfung von vorneherein vor einem Virenbefall schützen.

Doch noch ist es nicht so weit: Momentan befinden sich einige Impfstoffe in klinischen Studien. Zumindest zur Vorbeugung sind erste Ergebnisse durchaus vielversprechend, doch bis ein Impfstoff auf dem Markt sein wird, werden wohl noch einige Jahre vergehen.

Neuerkrankungen und Todesfälle

Neuerkrankungen

Jährlich erkranken in Deutschland etwa 7400 Frauen an Eierstockkrebs, 10 000 an Gebärmutterkörperkrebs und 7000 an Gebärmutterhalskrebs. Mit einem Anteil von 3,9 Prozent an allen neuen Tumorerkrankungen tritt der Gebärmutterhalskrebs hier zu Lande vergleichsweise selten auf.

Weltweit allerdings ist der Gebärmutterhalskrebs mit knapp 400 000 neuen Fällen jährlich der dritthäufigste Tumor der Frau nach Brust- und Darmkrebs. Jeder zehnte Tumor einer Frau ist ein Zervixkarzinom. Auffällig sind große regionale Unterschiede: So hat etwa Kolumbien eine zwölfmal so hohe Zervixkarzinomrate wie Israel. Noch nicht erklärbar sind auch große ethnische Unterschiede: So hat ein US-Amerikanerin vietnamesischer Abstammung ein gut siebenmal so hohes Risiko, ein Zervixkarzinom zu entwickeln wie eine US-Amerikanerin japanischer Herkunft. Im EU-Vergleich liegt Deutschland im vorderen Drittel: Mehr Neuerkrankungen treten nur in Portugal, Dänemark und Österreich auf.

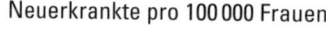

Altersverteilung der Gebärmutterhalskrebs-Neuerkrankungen

Neuerkrankte pro 100 000 Frauen

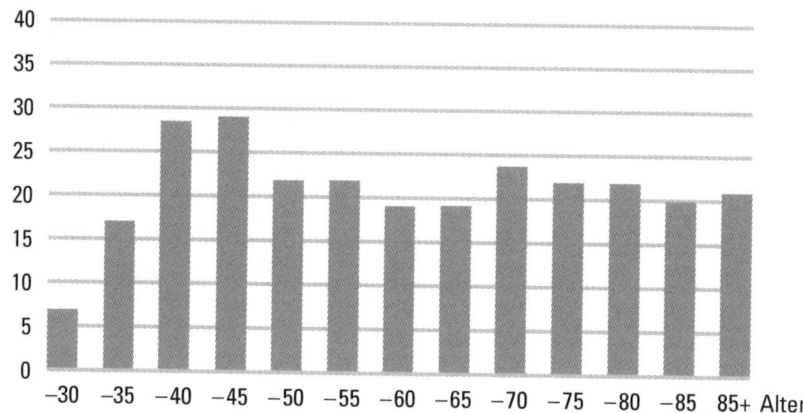

Die Zahlen geben an, wie viele von 100 000 Frauen einer Altersgruppe pro Jahr an Gebärmutterhalskrebs erkranken (Daten von 1989–1998 aus dem Saarland).

Diagramm 5   Quelle: Arbeitsgemeinschaft Bevölkerungsbezogener Krebsregister

Vor allem in den Industrieländern sind Neuerkrankungen (Inzidenz) an Gebärmutterhalskrebs in den vergangenen 40 Jahren stark zurückgegangen. So ist in den USA die Häufigkeit in diesem Zeitraum auf ein Drittel gefallen. Seit Mitte der 80er Jahre allerdings steigen die Zahlen in den Industrieländern wieder leicht an.

Im Vergleich mit anderen Tumorarten tritt der Gebärmutterhalskrebs vergleichsweise früh auf: So leidet unter den 26- bis 35-jährigen Krebspatientinnen jede fünfte an einem Zervixkarzinom, dagegen bei den über-65-Jährigen nur jede 50. Die Zahl der Neuerkrankungen steigt ab 25 Jahren steil an, und ist in der Gruppe der 36- bis 40-Jährigen und 41- bis 45-Jährigen mit je knapp 30 neuen Fällen auf 100 000 Frauen am höchsten. Das durchschnittliche Erkrankungsalter liegt bei 54 Jahren.

Todesfälle

Mit rund 2000 Todesfällen ist das Zervixkarzinom in Deutschland eine ziemlich seltene Krankheit: Nur jede 50. Frau, die einem Tumor zum Opfer fiel, starb an einem Gebärmutterhalskrebs. Betrachtet man alle Todesursachen, so starb jede 225. Frau an einem Gebärmutterhalskrebs.

Von zehn Frauen sterben drei bis vier innerhalb der nächsten fünf Jahre. Je weiter der Tumor fortgeschritten ist, desto schlechter ist die Prognose. Eine an

Gebärmutterhalskrebs-Todesfälle seit 1955

Mortalitätsrate pro 100 000 Frauen

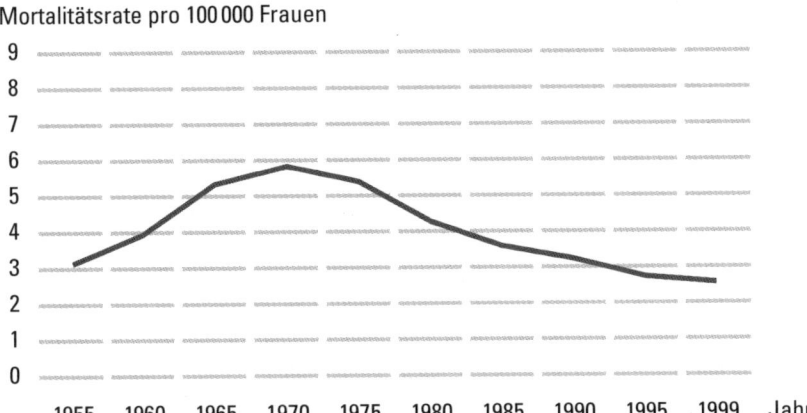

Da die Bevölkerung seit 1955 im Durchschnitt deutlich älter geworden ist, ist bei der Alterskrankheit Krebs die absolute Zahl der Todesfälle wenig aussagekräftig. Hier wird deshalb die so genannte standardisierte Mortalitätsrate angegeben, die die Altersunterschiede ausgleicht. Bis 1990 gelten die Zahlen für Westdeutschland, danach für Gesamtdeutschland.

Diagramm 6   Quelle: DKFZ

Gebärmutterhalskrebs-Todesfälle und Risiko des Einzelnen

Altersgruppe	Anzahl der Gebärmutterkrebstoten	anteilig an 100 Gebärmutterkrebstoten	Sterberisiko pro Jahr
vor 40	152	8	1 zu 130 000
40 bis 50	312	17	1 zu 19 000
50 bis 60	280	15	1 zu 18 000
60 bis 70	359	19	1 zu 14 000
70 bis 80	416	22	1 zu 9 500
über 80	363	19	1 zu 6 200
Gesamt	1882	100	

Tabelle 11   Quelle: Statistisches Bundesamt, 2000

181

Gebärmutterhalskrebs erkrankte Frau lebt durchschnittlich neun Jahre kürzer, als die allgemeine Lebenserwartung hätte erwarten lassen.

Die Zahl der Todesfälle durch Gebärmutterhalskrebs hat eine klare Entwicklung durchgemacht: Die standardisierte Sterblichkeitsrate stieg von unter drei in den 50er Jahren auf knapp sechs von 1968 bis 1971. Seitdem sank die Todesrate wieder bis unter die Werte der 50er Jahre.

Die Zahl der Todesopfer erreicht in der Altersgruppe um die 50 Jahre ein Plateau und steigt dann weiter an. Der Gebärmutterhalskrebs ist also eine Krankheit, die auch relativ viele jüngere Frauen und Frauen in der Lebensmitte trifft. Gemessen am durchschnittlichen Sterbealter muss man jedoch auch den Gebärmutterhalskrebs – wie fast alle anderen Krebsarten – als Alterskrankheit bezeichnen.

Vorstadien

Naturgemäß kommen Vorstadien weit häufiger vor als invasive Karzinome. Zum einen, weil dank der Vorsorge Vorstadien entfernt werden, die sich dann nicht mehr zu Krebs entwickeln können. Vor allem aber, weil die Mehrzahl der Läsionen sich von selbst zurückbildet, ein hoher Prozentsatz auf gleichem Niveau bleibt und sich nur ein kleiner Teil zu einem Krebs weiter entwickelt. Auch ohne Vorsorge würde also nur ein Bruchteil der Präkanzerosen zu echten Kanzerosen werden: Von 100 CIN-I-Läsionen gehen im Schnitt 86 zurück oder bleiben unverändert und 14 entwickeln sich zu CIN II und CIN III weiter, von denen sich dann acht spontan wieder zurückbilden. Betrachtet man die ganze Kette von CIN I bis zum invasiven Karzinom, so entwickelt sich einer von 100 auffälligen Befunden zu einem Krebs weiter. Wird in Fachbüchern, Artikeln und Früherkennungsbroschüren also von einer fast 100-prozentigen Heilungschance bei der Behandlung der Vorstadien gesprochen, beschreibt dies nicht die Leistungsfähigkeit der Vorsorge, sondern den natürlichen Lauf der Dinge.

Risikofaktoren und Vorbeugung

Neben einem Alter von über 35 Jahren sind für die Entwicklung eines Gebärmutterhalstumors auch etliche andere Risikofaktoren bekannt. Sie können einer Frau zum einen helfen, ihr persönliches Risiko besser abzuschätzen. Zum anderen lassen sich manche Faktoren im Sinne einer Vorbeugung auch vermeiden.

HPV-Infektion

Ein wichtiger Risikofaktor ist eine Infektion mit Humanen Papillomviren. Da HPV-Erreger sexuell übertragen werden, lässt sich als Faustregel ableiten, dass im Grunde alles, was im weitesten Sinne mit Geschlechtsverkehr zu tun hat, das Risiko erhöht: ungeschützter und früher Sex, mangelnde Intimhygiene, viele Sexpartner und viele Geburten. Manche dieser Faktoren stehen direkt mit einer HPV-Infektion in Zusammenhang, andere scheinen auch unabhängig davon das Risiko zu erhöhen. Neben HPV werden auch andere sexuell übertragbare Keime, wie etwa Herpes-Simplex-Viren, HIV und Chlamydien, als Risikofaktoren diskutiert. Der wirkungsvollste Schutz vor Gebärmutterhalskrebs ist deshalb wahrscheinlich die Verwendung von Kondomen.

Pille

In der gemeinsamen Broschüre *Gebärmutter- und Eierstockkrebs* der Deutschen Krebshilfe und der Deutschen Krebsgesellschaft heißt es: »Die Pille ist kein Krebsauslöser. Alle Hiobsbotschaften, die einen Zusammenhang zwischen ihrer Einnahme und einer Krebsentstehung herstellen wollen, sind vom wissenschaftlichen Standpunkt aus gesehen bisher nicht stichhaltig.«

Mittlerweile doch: Kürzlich hat eine Studie der Weltgesundheitsorganisation WHO eine deutliche Korrelation zwischen Krebsrisiko und Empfängnisverhütung mit der Pille nachgewiesen. Demnach tragen Frauen, die die Pille fünf bis neun Jahre einnehmen, ein dreifach höheres Risiko einer Erkrankung, als Frauen, die anders verhüten, und Frauen, die die Pille länger als zehn Jahre verwenden, sogar ein vierfach höheres Risiko. Ein Kommentar in der Medizinfachzeitschrift *The Lancet* merkt dazu an, dass sich nach Jahrzehnten der Diskussion um einen Zusammenhang zwischen Pille und Brustkrebs jetzt vielleicht zeigt, dass man sich die ganze Zeit über auf den falschen Krebs konzentriert hatte.

Dennoch besteht nach Ansicht von Experten kein Grund zur Panik: Erstens sei das Zervixkarzinom eine so seltene Krankheit, dass es auch mit einem vierfach höheren Risiko noch eine seltene Krankheit bleibe. Und zweitens überwiege für die meisten Frauen der Nutzen, da die Pille etwa das Risiko für Eierstockkrebs und andere Tumore vermindere. Auch Gordon McVie, Direktor von Cancer Research UK, einer bedeutenden Gesellschaft zur Unterstützung der Krebsforschung, beruhigt die Gemüter: Frauen mit erhöhtem Risiko bräuchten ja nur zur Vorsorge zu gehen, um ihr Krebsrisiko fast auf null zu senken.

Andere Studien haben bislang widersprüchliche Ergebnisse geliefert – nicht zuletzt deshalb, weil gerade Erinnerungen an sexuelle Aktivitäten oft verdrängt und verfälscht werden. Auch geht eine Pilleneinnahme häufig mit anderen Risikofaktoren wie ungeschütztem Geschlechtverkehr und wechselnden Partnern einher. Ein eigener Effekt ist deshalb nur schwer zu ermitteln.

Beschneidung

Auch das beste Stück des Mannes ist vor kurzem im Zusammenhang mit dem Gebärmutterhalskrebs zum Forschungsobjekt geworden: Hatte ein unbeschnittener Mann mehr als sechs Sexualpartnerinnen, dann verdoppelt sich für seine nächsten Partnerinnen die Wahrscheinlichkeit, an Gebärmutterhalskrebs zu erkranken.

Rauchen

Obwohl bei Raucherinnen im Zervix-Schleim hohe Konzentrationen von Nikotin und anderen Giftstoffen aus dem Zigarettenrauch gefunden wurde, liefern epidemiologische Studien bislang keinen Beweis dafür, dass Rauchen die Bildung eines Zervixkarzinoms begünstigt.

Ernährung

Während die Deutsche Krebshilfe und die Deutsche Krebsgesellschaft gesunde Ernährung als probate Möglichkeiten ansehen, das »persönliche Risiko, an Gebärmutterhalskrebs zu erkranken, ganz einfach zu verringern«, haben wissenschaftliche Studien bislang keine Nachweis dafür erbringen können – auch wenn es biologisch plausibel wäre, dass Nahrungsbestandteile wie Vitamin A, Karotinoide, Vitamin C, Vitamin E und Folsäure einen gewissen Schutz vor Gebärmutterhalskrebs bieten könnten. Der World Cancer Research Fund sieht hier allenfalls mögliche, aber keinesfalls wahrscheinliche oder gar überzeugende Zusammenhänge. Auch umgekehrt gilt: Für gemeinhin als ungesund eingestufte Nahrungsmittel wie Alkohol, Fett oder Salz ist ebenfalls kein Zusammenhang mit der Entstehung von Gebärmutterhalskrebs nachweisbar.

Weitere Faktoren

Folgende Faktoren haben offenbar keinen Einfluss auf die Bildung eines Zervixkarzinoms: die Spirale als Verhütungsmethode, das Alter beim Beginn der Wechseljahre, das Alter bei der ersten oder letzten Geburt, die Anzahl von Fehlgeburten und Abtreibungen sowie die Art der Geburten (natürliche Geburten oder Kaiserschnitt).

Früherkennung

Bislang gibt es unter den Tumoren der weiblichen Geschlechtsorgane nur für den Gebärmutterhalskrebs (Zervixkarzinom) eine Früherkennung. Bei Eierstock- und Gebärmutterkörperkrebs werden die Frauen erst durch Symptome wie ungewöhnliche Blutungen und Schmerzen auf die Wucherungen aufmerksam. Dann befinden sich die Tumore meist bereits in einem Stadium, in dem die Heilungsaussichten sehr schlecht sind.

Die Deutsche Krebshilfe und die Deutsche Krebsgesellschaft belehren die Leserinnen in ihrer Broschüre *Gebärmutter- und Eierstockkrebs* im Kapitel »Früherkennung« zum Thema Gebärmutterhalskrebs: »Viele Menschen sind der Meinung, Früherkennungs-Untersuchungen würden zuverlässig vor dem Ausbruch der Krankheit schützen, seien also ›Vorsorge- oder Vorbeugeuntersuchungen‹. Dies trifft nicht zu.« Überaus peinlich, dass die einzige halbwegs kritische Anmerkung zur Früherkennung in der Broschüre auch noch falsch ist: Mit dem Pap-Test kann eine Frau tatsächlich echte Vorsorge betreiben. Denn die Stadien, die der Zellabstrich in den allermeisten Fällen entdeckt, sind Vorstadien, das heißt zelluläre Auffälligkeiten, die sich nur unter Umständen zu einem Tumor weiterentwickeln können.

Pap-Test

Bei kaum einer Tumorart herrscht so große Einigkeit über die Effektivität der Vorsorge wie beim Gebärmutterhalskrebs. Da das Entfernen der Vorstufen die Tumorgefahr auf Jahre hinaus mit hoher Wahrscheinlichkeit bannt, gehen manche Ärzte davon aus, den Gebärmutterhalskrebs nahezu ausrotten zu können – wenn nur alle Frauen regelmäßig die Früherkennungsangebote wahrnehmen würden.

Dabei erfüllt der Tumor zwei von der Weltgesundheitsorganisation WHO 1968 festgeschriebene Kriterien für Früherkennungsuntersuchungen nicht: Der Tumor ist weder häufig, noch ist sein natürlicher Verlauf gut verstanden. Dessen ungeachtet steht in Deutschland seit 1971 Frauen vom Beginn des 20. Lebensjahres an jährlich ein von den Kassen bezahlter Pap-Test zu.

Der Name Pap-Test geht auf den aus Griechenland stammenden, in New York praktizierenden Frauenarzt George Nicholas Papanicolaou zurück. 1928 – im selben Jahr, in dem Alexander Fleming die bakterientötende Wirkung des Penicillins entdeckte – beschrieb Papanicolaou eine Methode, mit der er Frühstadien des Gebärmutterhalskrebses aufspüren konnte. Für seinen Test entnahm er mit einem Tupfer Zellproben aus der Scheide, färbte und begutachtete sie unter dem Mikroskop.

Zunächst verpufften seine Erkenntnisse unbemerkt und frustriert gab er das Thema auf. Erst als Kollegen ihn ermutigten, doch wieder daran zu arbeiten, publizierte er 1941 mit Herbert Frederick Traut erneut einen Artikel über den Zelltest. Mit dieser wegweisenden Veröffentlichung setzte der Siegeszug des Pap-Abstrichs ein und verdrängte die bis dahin üblichen Methoden zur Früherkennung des Gebärmutterhalskrebses: die direkte Gewebeentnahme und das Begutachten der Gebärmutter mit dem Kolposkop.

Methode

In Deutschland macht der Frauenarzt den Pap-Test meist bei einer gynäkologischen Routineuntersuchung einfach mit. Das ist nicht unbedingt internationaler Standard: So werden etwa in England Frauen brieflich zu den Tests in spezielle Screening-Zentren eingeladen.

In der Broschüre *Gebärmutter- und Eierstockkrebs* heißt es zum Pap-Abstrich: »Die Früherkennungs-Untersuchung ist einfach und schmerzlos: Da der Gebärmutterhals durch die Scheide von außen gut zugänglich ist, kann der Arzt Zellabstriche vom Gebärmutterhals vornehmen und gleichzeitig dabei den Gebärmuttermund durch ein Vergrößerungsglas (Kolposkop) betrachten.«

Leider ist es nicht ganz so: Dass der Arzt optisch kontrolliert, von wo er die Zellprobe eigentlich nimmt, ist reines Wunschdenken. Selbst die größten Fans des Kolposkops halten diese Forderung, so sinnvoll sie auch wäre, für unrealistisch. Für die wenigen Euro, die ein Arzt für den Abstrich abrechnen kann, wäre der zusätzliche Aufwand einer kolposkopischen Begutachtung einfach nicht zu leisten.

Die Zellprobe aus dem Pap-Test aufzubereiten und anschließend zu interpretieren verlangt so viel Können und Routine, dass in Deutschland nur zertifizierte Ärzte und Assistenten die Methode anwenden dürfen. Die Lizenz, die nur etwa jeder fünfte Frauenarzt besitzt, erhält man nach einer sechsmonatigen Zusatzausbildung. Alle anderen Gynäkologen müssen die Zellprobe in ein Speziallabor schicken.

Selbst von den glühendsten Verfechtern des Pap-Abstrichs ist in den vergangenen Jahren zur Kenntnis genommen worden, dass der Test bis zur Hälfte aller auffälligen Befunde nicht erkennt. Nun soll nachgebessert werden: Eine Möglichkeit, die Fehleranfälligkeit des Pap-Tests zu reduzieren, liegt in einer Aufbereitung der Proben. So hat sich die Methode der Dünnschicht-Zytologie etabliert, bei der der Zellabstrich in einer Flüssigkeit aufgeschwemmt und anschließend abgefiltert wird, sodass eine von Schleim und anderem gereinigte homogene Schicht einzelner Zellen zurückbleibt. Eine Möglichkeit, den Pap-Test auch vom Makel der Subjektivität zu befreien, ist die Automatisierung. So sind bereits Geräte wie AutoPap in Erprobung und teilweise schon im Einsatz, die eine Vorauswahl auffälliger Zellen treffen und den Laboranten vom ermüdenden Begutachten tausender Zellen befreien oder als unauffällig bewertete Proben nachkontrollieren.

Trifft ein Automat die Vorauswahl, lassen sich zwar nicht mehr Auffälligkeiten finden, aber es geht immerhin doppelt so schnell. Das heißt: Das Verfahren wird billiger und die Zahl der Mitarbeiter kann gesenkt werden. Was sich nach Arbeitsplatzvernichtung anhört, ist tatsächlich bittere Notwendigkeit: Schulen, die Zytoassistenten ausbilden, schließen, weil sowohl Förderung als auch Nachwuchs fehlen. Es besteht deshalb die Gefahr, dass in Crashkursen fortgebildete Laborassistenten die verantwortungsvolle Aufgabe der Zellbegutachtung übernehmen. Eine alarmierende Entwicklung, findet Susanne Menton vom Dysplasiezentrum an der Tübinger Universitätsfrauenklinik. Denn neben der korrekten, gründlichen Probennahme ist vor allem eine qualitativ hochwertige Begutachtung der Zellen das A und O des Verfahrens.

Nutzen

Als der Pap-Test aufkam, bestätigte eine erste Studie aus British Columbia die Annahme, Gebärmutterhalskrebs wirksam vorbeugen zu können. Diese Erkenntnis löste eine regelrechte Euphorie aus: »Die breite Zustimmung für diese Form der Prävention hat ein Klima geschaffen, in dem es unmöglich war, ähnlich kontrollierte Studien durchzuführen wie die zur Abschätzung des Wertes von Vorsorgeuntersuchungen zur Brustkrebserkennung«, schreiben Petr Skrabanek und James McCormick in ihrem Buch *Torheiten und Trugschlüsse in der Medizin*. Ohne solides wissenschaftliches Fundament nahmen etliche Länder den Pap-Test in ihre Früherkennungsprogramme auf: Die USA und Großbritannien in den 60er Jahren und Deutschland zu Beginn der 70er Jahre. Während die Frauenbewegung den Test anfangs als Akt der symbolischen Unterwerfung ablehnte, wird er heute von allen Gruppierungen als wirksames Mittel zur Förderung der Frauengesundheit geschätzt und propagiert.

Einen direkten wissenschaftlichen Beweis für die Effektivität des Pap-Tests gibt es jedoch nicht. Trotzdem hält die Mehrzahl der Experten die Fülle und Eindeutigkeit der indirekten Hinweise für ausreichend: Für sie steht außer Zweifel, dass der Pap-Test Leben rettet. Das Hauptargument sind dabei die dramatisch gesunkenen Todesraten beim Gebärmutterhalskrebs in den vergangenen Jahrzehnten in den Industrieländern. Ein Vergleich der skandinavischen Länder Ende der 90er Jahre zeigte, dass Staaten wie Norwegen mit niedriger Screening-Akzeptanz der Programme weiterhin hohe Todesraten verzeichneten, während etwa Island mit einer aggressiven Screening-Strategie die Todesraten um drei Viertel senken konnte.

Epidemiologen mahnen allerdings zur Vorsicht: Als überwiegend sexuell übertragbare Krankheit ist der Gebärmutterhalskrebs gesellschaftlichen Umwälzungen unterworfen wie kaum ein anderes Leiden. Kaiserreich, Roaring Twenties, Nazizeit, Kriegswirren, sexuelle Revolution, Aids-Angst – all diese Entwicklungen spiegeln sich in der Todesstatistik der sexuell übertragbaren Krankheit wieder. In Zeiten, in denen Treue groß geschrieben wird, bieten sich HPV-Erregern weniger Möglichkeiten, neue Opfer zu finden. In Zeiten sexueller Freizügigkeit dagegen hat der Erreger leichtes Spiel, sich in der Bevölkerung auszubreiten. In einer Studie aus England zeigte sich etwa, dass Frauen, die Ende des 19. Jahrhunderts, Mitte der 20er Jahre und nach 1950 geboren sind, besonders häufig erkranken: Sie wurden während der Weltkriege und nach der Einführung der Pille sexuell aktiv.

Der gesellschaftliche Wandel mindert also die Aussagekraft der Todesraten über die Wirksamkeit der Screening-Programme und öffnet Spekulationen Tür und Tor: Die einen mutmaßen, dass selbst ein Stagnieren der Todesraten, wie es in manchen Altersgruppen in den vergangenen Jahren beobachtet wird, für die Wirksamkeit der Vorsorge spricht, weil die Todesrate etwa durch das freizügige Liebesleben der Pillengeneration ansonsten noch gestiegen wäre. Andere wenden dagegen ein, dass die Todesraten auch ohne Vorsorge stetig gefallen wären, wofür etwa spricht, dass die Mortalitätskurve in Ländern wie den USA und England lange vor der Einführung des Pap-Tests nach unten knickte. Selbst wo die Todesraten zeitgleich mit der Einführung des Tests sinken, wie etwa in Deutschland, kann das nicht am Test liegen: Wegen der langen Entwicklungszeit von den Vorstufen bis zum unheilbaren Karzinom sind Auswirkungen eines Screening-Tests erst nach etlichen Jahren zu erwarten.

Schon 1968 bezweifelte der Epidemiologe Archie Cochrane, dass die Hinweise ausreichen, den Nutzen des Tests als erwiesen anzusehen. Deshalb wurden immer wieder Versuche unternommen, die Kritiker zum Verstummen zu bringen. Etwa 1995, als die Betreiber des Screening-Programms im englischen Bristol nachprüften, ob das Programm nach 30 Jahren Laufzeit eigentlich den Erfolg gebracht hat, den man sich ursprünglich davon erwartet hatte. Das Ergebnis, veröffentlicht in der Fachzeitschrift *The Lancet*, fiel verheerend aus: Obwohl von den rund 250 000 Frauen, für die das Programm zuständig ist, 225 000 das Angebot annahmen, und über 15 000 auffällige Befunde genauer unter die Lupe genommen wurden, gelang es nicht, die Todesrate erkennbar zu senken. Vom ursprünglichen Ziel, die 30 bis 40 jährlichen Todesfälle ganz zu verhindern, konnte erst recht keine Rede sein.

Das bittere Fazit der Studienleiter: »Unsere Schlussfolgerung ist, dass trotz guter Organisation ein großer Teil unserer Anstrengungen in Bristol darin besteht, den Schaden, der gesunden Frauen zugefügt wird, zu begrenzen und unsere Mitarbeiter vor Rechtsstreits zu schützen, da Fälle ernster Krankheit nach wie vor auftreten. Die wirkliche Lektion von 30 Jahren Zervix-Screening ist die: Egal wie offensichtlich der vorhergesagte Nutzen irgendeines Screening-Tests zu sein scheint, sollte er niemals eingeführt werden, ohne dass vorher in kontrollierten Studien die positiven wie auch negativen Effekte angemessen evaluiert werden.« Schockiert zeigten sich die Autoren der Studie davon, dass bei Teenagern die Zahl der auffälligen Befunde besonders hoch war: Jede zehnte Frau unter 20 wies Herde mit leichten Zellveränderungen auf, von denen aber nur ein extrem kleiner Bruchteil zu einer ernsten Gefahr geworden wäre.

In einem Kommentar zu der Studie warnt David Skegg von der University of Otago in Neuseeland vor überzogenem Pessimismus: Die Studie zeige zwar, dass die ursprünglichen Erwartungen, den Gebärmutterhalskrebs ausrotten zu können, sich nicht erfüllt haben und auch nicht erfüllen ließen. Es bestünde aber kein Anlass, die Methode zu verdammen. Man müsse sie vielmehr verbessern, da sie »weder so spezifisch noch so sensitiv ist, wie wir es uns wünschen würden«.

Dabei hat der britische Gesundheitsdienst nichts unversucht gelassen, dem Programm zum Erfolg zu verhelfen: Unzufrieden mit der Qualität und der Akzeptanz des bereits 1964 etablierten Screening-Programms führten die zuständigen Stellen 1988 Sonderzahlungen an Ärzte und ein »Call and Recall System« ein: Alle Frauen zwischen 20 und 64 Jahren wurden jedes dritte Jahr per Brief zur Teilnahme aufgefordert, wenn nötig auch mehrmals. Der britische Staat griff dafür tief in die Tasche: Mit rund 200 Millionen Euro jährlich ist das Zervix-Screening in England viermal so teuer wie die Mammographie für das Brustkrebs-Screening. Der Erfolg der Anstrengung: Nach anfangs 42 von 100 Frauen nahmen sechs Jahren später 85 von 100 Frauen teil. Die Anzahl invasiver Karzinome fiel im selben Zeitraum von 16 auf zehn pro 100 000 untersuchte Frauen.

Die altersstandardisierte Sterblichkeit sank allerdings bereits seit den 50er Jahren, also geraume Zeit vor der Einführung der Tests. Dazu Mike Quinn, der Direktor des Statistik-Abteilung der nationalen Krebsregistrierungsbehörde: »Wenig, falls überhaupt etwas, des beobachteten Langzeitrückgangs bis in die späten 80er Jahre kann direkt dem Screenen zugeschrieben werden, da relativ wenige Frauen über 55, die am Zervixkarzinom starben, gescreent wurden. Doch gerade für diese Frauen war die Sterblichkeit am höchsten und der Rückgang am dramatischsten.« Aus dem zusätzlichen Knick nach unten, den die Abwärtskurve 1988 bekam, errechnen Quinn und seine Kollegen bei jüngeren Frauen einen positiven Effekt des Screenens: So habe die Vorsorge im Jahr 1997 unter den Frauen zwischen 25 und 54 insgesamt 800 Todesfälle vermieden, bei älteren Frauen allerdings keinen.

Statistiker aus London dagegen kamen mit den Daten aus England und Wales zu etwas besseren Ergebnissen: Im Jahr 1997 seien dank des Screenens 1300 Frauen weniger an Gebärmutterhalskrebs gestorben als 1992. Die Früherkennung hätte somit allein von 1992 bis 1997 8000 Frauenleben gerettet, wenngleich nach wie vor jedes Jahr 1500 Frauen an Gebärmutterhalskrebs sterben. Als quasi offizielle Zahl gibt die Broschüre Cervical Screening. The Facts des britischen Gesundheitsdienstes NHS (National Health Service) 1000 gerettete Leben pro Jahr an.

Die Weltgesundheitsorganisation WHO zog bereits vor einigen Jahren ein ambivalentes Fazit: Der Report Cervical cancer Control der WHO und EUROGIN (European Organisation on Genital Infection and Neoplasia) konstatierte zum einen gute Erfolge etwa im kanadischen British Columbia und in Finnland mit 70 Prozent Mortalitätsreduktion, doch sei »die Realität der weltweiten Situation deprimierend«. Der Rückgang der Todesfälle stagniere weltweit seit einem Jahrzehnt, der tatsächliche Einfluss des Screenings sei viel schwächer als erwartet und Entwicklungsländer könnten sich die Vorsorge gar nicht leisten. Zudem fänden Experten unter regelmäßig gescreenten Frauen einen erheblichen Anteil an invasiven Karzinomen. Doch es gäbe durchaus noch Spielraum für Verbesserungen: Vor allem die Fehlerraten des Tests ließen sich durch besser geschultes Personal und automatisierte Techniken vermindern.

Eine abschließende, wissenschaftlich saubere Bewertung der Frage, wie effektiv der Pap-Test die Todesrate senkt, gibt es nicht und wird es wohl auch nicht mehr geben: Da die meisten Experten die Effektivität als erwiesen ansehen, halten sie langjährige Studien mit einer Versuchsgruppe mit Pap-Test und einer Kontrollgruppe ohne Pap-Test für ethisch nicht vertretbar. Schließlich könne man, so ihr Argument, einer Gruppe von Menschen schlecht etwas vorenthalten, von dessen Nutzen man überzeugt sei. Kein ethisches Problem scheinen dieselben Experten hingegen damit zu haben, dass sie Gesunde einer medizinischen Prozedur mit zum Teil weitreichenden Folgen aussetzen, deren Nutzen nicht erwiesen ist.

Schaden

Ein mittlerweile allgemein anerkanntes Problem des Pap-Tests ist seine Fehleranfälligkeit. In der langen Kette vom Abstrich über die Übertragung der Zellen auf einen Objektträger und die Probenaufbereitung bis zur mikroskopischen Begutachtung durch einen Zytoassistenten oder einen Arzt können Missgeschicke, Unachtsamkeiten und mangelnde Routine zu falschen Aussagen führen.

In den USA bekamen im so genannten Milwaukee-Fall die Familien zweier Frauen, bei denen nach übersehenen Zellveränderungen Gebärmutterhalskrebs entdeckt worden war und die daran gestorben waren, hohe Schmerzensgelder zugesprochen. Obwohl die USA bereits 1988 neue Laborsstandards erlassen hatten, um die Qualität der als »Pap-Mühlen« bekannten Zytologielabors zu verbessern, dauerte es noch etliche Jahre, bis sie auch umgesetzt wurden. So auch in dem Labor, das die Proben der beiden Frauen begutachtete. Die zuständige Zytoassistentin June Fricano, die im Akkord entlohnt wurde, hatte sich Tag für Tag mit durchschnittlich 179 Proben weit mehr unter das Mikroskop gelegt, als sie eigentlich bewältigen konnte. Eine Kontrolle von 597 von Fricano als negativ abgesegneten Proben ergab, dass sie bei jeder zwanzigsten Probe auffällige Zellen übersehen hatte.

Um die tatsächliche Qualität des Screening-Programms abzuschätzen, ließ der britische NHS im Bezirk Leicestershire die Pap-Abstriche von allen 400 Frauen, die im Untersuchungszeitraum Gebärmutterhalskrebs bekamen, erneut überprüfen. Ergebnis: Jeder dritten Frau war fälschlich bescheinigt worden, keine auffälligen Veränderungen zu haben. Auf ganz England hochgerechnet wären so bei korrekter Begutachtung 120 Todesfälle und 550 schwere Operationen zu vermeiden gewesen. Während die Zeitungen *Express* und *Dai-*

ly Mail gegen den Skandal wetterten und eine Entschädigung der Opfer forderten, blieben die seriösere *Times* sowie die Mehrzahl der Fachleute gelassen: Das Leicestershire-Ergebnis sei keinesfalls ein lokales Debakel, sondern entspräche durchaus der zu erwartenden Fehlerrate. Ein Screening-Test, vor allem einer, der auf Augenschein basiere, sei nun mal keine exakte Wissenschaft.

Studien, die die Fehlerquote von Pap-Tests zu ermitteln versuchten, fanden weit auseinander liegende Werte. Ein neue US-amerikanische Studie aus dem Staat Washington, veröffentlicht im Oktober 2002 im *Journal of the American Medical Association*, testete 4075 Frauen zwischen 18 und 50 Jahren sowohl mit einem Pap-Test als auch mit einem HPV-Test. Auffällige Befunde sowie einige Stichproben bei unauffälligen Befunden wurden mit dem Kolposkop abgeklärt. Dabei kam die Studie zu folgenden Ergebnissen: Von den 4075 Frauen fand sich bei 87 Frauen eine schwere Läsion (CIN III und höher). 58 davon waren sowohl Pap-positiv als auch HPV-positiv; sieben waren Pap-positiv, aber HPV-negativ; 22 waren Pap-negativ, aber HPV-positiv. Das bedeutet: Von den 87 Frauen mit einer schweren Läsion fand der Pap-Test 65 und übersah 22. Wie viele Läsionen gar nicht erfasst wurden, weil sie von beiden Tests übersehen wurden, kann nur schwer beurteilt werden.

Eine ähnliche Studie an der Universitätsklinik Tübingen mit 4500 Frauen ergab insgesamt nur 14 schwere Läsionen (CIN II/III und höher). Davon fand der Pap-Test sieben und übersah sieben.

Ein nicht zu vernachlässigendes Problem sind die aggressiven, schnell wachsenden Karzinome, die sich in den Intervallen zwischen den Tests entwickeln und so durch die Maschen auch der qualitativ besten Kontrolle schlüpfen. Grundsätzlich gilt: So eng, dass kein Tumor entkommt, können die Maschen gar nicht geknüpft sein. Es läuft also letztlich auf ein Abwägen der Argumente für kurze Intervalle (weniger Karzinome, weniger Tote, weniger intensive Therapie) und für lange Intervalle hinaus (bessere Teilnahmebereitschaft der Frauen, niedrigere Kosten, weniger Schäden durch überflüssige Diagnosen und Therapien).

Studien, die die Enge der Maschen, also die Zeit zwischen den Tests, verglichen haben, finden zwar deutliche Unterschiede in der Senkung der Tumorrate zwischen einem Zehnjahres- und einem Fünfjahres-Intervall, aber wenn die Intervalle weiter verkürzt werden, ist der Effekt weniger deutlich: Nach einer Studie an acht europäischen Programmen mit insgesamt 1,8 Millionen Teilnehmerinnen treten im Vergleich zu gar keiner Untersuchung bei zehnjährlichen Pap-Intervallen 64,1 Prozent, bei fünfjährlichen 83,6 Prozent, bei dreijährlichen 90,8 Prozent, bei zweijährlichen 92,5 Prozent und bei jährlichen Intervallen 93,5 Prozent weniger invasive Karzinome auf – vorausgesetzt, die Frauen sind zwischen 35 und 64 Jahre alt und nehmen absolut zuverlässig an den Tests teil. In der Praxis scheint der Test jedoch deutlich weniger wirksam zu sein.

Ein Schaden durch nicht erkannte Läsionen kann auch dem Arzt oder dem Krankenhaus entstehen, wenn die Betroffenen Fehler nachweisen können und auf Schadenersatz klagen. Wie im Milwaukee-Fall oder nach den Erfahrungen des Leicestershire-Programms ist diese Gefahr durchaus real. So lautet die Devise für Ärzte auch in Deutschland: Lieber hundertmal zu viel als einmal zu wenig tun – Hauptsache, die Patientin kann hinterher nicht sagen, der Arzt hätte etwas versäumt.

Aber was bedeutet eigentlich zu viel tun? Der Fall der Gebärmutterhalskrebs-Vorsorge ist besonders verzwickt, wenn es um die Frage geht, was ein Fehlalarm genau ist. Es kommt nämlich darauf an, was man als Ziel des Tests ansieht: Betrachtet man eine richtig entdeckte Vorstufe als korrekten Befund, dann werden von einhundert unbedenklichen Proben eine bis zehn fälschlich als auffällig bezeichnet.

Wenn man als Ziel des Tests jedoch die Verhinderung eines Zervixkarzinoms ansieht, muss auch von den unzähligen korrekt erkannten und entfernten Läsionen ein großer Teil als Fehlalarm eingestuft werden, da sich nur ein Bruchteil überhaupt zum Karzinom weiterentwickelt hätte. Tatsächlich hätte von 100 gesunden Frauen, die der Pap-Abstrich bereits als deutlich gefährdet einstuft (ab Pap IIID), nur eine einen Tumor entwickelt. Da aber die Umstände, die die auffälligen Zellen entarten lassen, nicht bekannt sind, muss mit allen 100 Frauen so verfahren werden, als wäre jede von ihnen die eine, die den Tumor bekommen würde.

Selbst wenn sich – im Optimalfall – schon beim nächsten Pap-Test nach einigen Monaten herausstellt, dass sich das Aussehen der Zellen wieder normalisiert hat, kann die Zeit des Wartens zur Tortur werden: Frauen erleben in dieser Zeit mitunter enormen Stress, weil sie sich fragen, ob sie Krebs haben oder nicht. Manche leiden unter Alpträumen und spüren Todesangst.

Werden bei einer Frau auffällige Zellen erfolgreich entfernt, ist für den Arzt wieder alles in Ordnung und er wendet sich dem nächsten Fall zu. Was mit der »Jetzt-nicht-mehr-Patientin« weiter passiert, liegt außerhalb seines Aufgabenbereichs. Die behandelten Frauen aber leben fortan in dem Glauben, dass die Zeitbombe, die vermutlich in ihnen getickt hat, gerade noch rechtzeitig entschärft werden konnte. Je nach innerer Einstellung wird die eine Frau damit zufrieden sein und das Thema vorerst abhaken, die andere aber wird beunruhigt bleiben und hinter jeder Blutung erneut eine Läsion vermuten.

Ein positiver Pap-Test lässt oft auch eine Infektion mit sexuell übertragbaren Humanen Papillomviren vermuten. Da aber der Zusammenhang nicht so offensichtlich ist wie beim HPV-Test selbst, bringen Frauen den Pap-Abstrich weit weniger mit ihrem Sexualleben in Verbindung als den HPV-Test. Doch allmählich, so Gebärmutter-Spezialist Michael Menton, ändert sich das Bewusstsein und auch ein positiver Pap-Test wird die Freude am Sex zunehmend überschatten.

Der Pap-Test selbst ist für die Frauen zwar unangenehm, aber ungefährlich. Ein auffälliger Befund kann jedoch gravierende Folgen haben: Die Konisation etwa, das Herausstanzen einer kegelförmigen Gewebeprobe, bedeutet häufig einen mehrtägigen Krankenhausaufenthalt und eine Operation unter Vollnarkose. Zunehmend wird sie jedoch auch ambulant gemacht. Bei zwei bis drei von 100 Konisationen kommt es zu schweren Blutungen. In seltenen Fällen kann es sogar zum Verlust der Gebärmutter und damit der Fruchtbarkeit kommen. Frauen mit Kinderwunsch tragen noch ein weiteres ernst zu nehmendes Risiko: Bei einer Kegelhöhe von über einem Zentimeter endet etwa jede fünfte Schwangerschaft mit einer Frühgeburt.

Während Ärzte wie Michael Menton das Revival des Kolposkops beschwören, mit dem sich der Arzt zur Abklärung eines auffälligen Befunds die Situation vor Ort erst einmal ansehen sollte, gilt vielen Ärzten die Konisation immer noch als Standardmethode, um verdächtige Befunde abzuklären. Mit einer aus Patientinnensicht atemberaubenden Nonchalance heißt es dazu in Lehrbüchern und Broschüren, dass mit der Diagnose auch gleich die Therapie erfolgt ist. Das gilt jedoch nur, wenn sich der Verdacht beim Untersuchen des Gewebekegels im Nachhinein bestätigt. Falls nicht, wurde umsonst operiert. Dann muss die Konisation als Übertherapie angesehen werden.

Meinungsspektrum

Wie die Kassen in Deutschland stellt auch der britische Gesundheitsdienst NHS den Test für Frauen ab 20 kostenlos zur Verfügung. Die US Task-Force gibt dagegen keine Altersgrenze an, sondern empfiehlt den Test »allen Frauen, die sexuell aktiv waren und eine Zervix haben«. Die meisten US-amerikanischen Fachgesellschaften empfehlen bei der Altersgrenze im Zweifel das Screenen: Jedes Mädchen solle ab dem ersten Geschlechtsverkehr, spätestens aber ab 18 die Krebsvorsorge annehmen. Schließlich sei wenig glaubhaft, dass ein 18-jähriger Teenager noch keinen Sex hatte.

Die US Task-Force wie auch einige andere Fachgesellschaften empfehlen, den Test ab einem Alter von 65 Jahren einzustellen, wenn bislang keine positiven Befunde vorlagen. Bei der üblicherweise langen Entwicklungszeit sei nicht davon auszugehen, dass solche Frauen noch ein tödliches Karzinom bekommen. Der NHS sieht bereits 64 Jahre als die Obergrenze an, andere Fachgesellschaften dagegen 69 Jahre, die meisten aber, wie etwa die American Cancer Society, halten ein Testen bis zum Lebensende für angebracht.

Bei der Frage des Untersuchungsintervalls gehen die Meinungen international weit auseinander. Die Deutsche Krebsgesellschaft empfiehlt in ihren Richtlinien »einjährige Intervalle, insbesondere bei Risikokonstellationen«. Die US Task-Force empfiehlt einen Abstand von höchstens drei Jahren, während etwa die American Cancer Society eine Mischlösung favorisiert: Sind die ersten drei jährlichen Befunde negativ, können die weiteren Tests in dreijährlichem Abstand erfolgen, wenn dies der Arzt für angebracht hält. Der NHS geht sogar von drei bis fünf Jahren aus.

HPV-Test

Da Humane Papillomviren fast immer an der Entstehung eines Zervixkarzinoms beteiligt sind, sehen viele im HPV-Test eine Chance, die Früherkennungsqualität beim Gebärmutterhalskrebs zu verbessern. Die Frage ist dabei, ob der Virennachweis zum Screenen (alleine oder in Verbindung mit dem Pap-Test) oder lediglich zur weiteren Diagnose unklarer Pap-Befunde herangezogen werden soll.

Methode

Der einzige bislang von der US-amerikanischen Gesundheitsbehörde FDA zugelassene Test ist der HPV-Test von Digene: der Hybrid Capture 2 HPV DNA Test. Normale Labors können ihn ohne großen Aufwand bewältigen und er kostet etwa 30 Euro. Für den Test schickt der Arzt die Abstrichprobe an ein Labor. In mehreren Schritten wird dort ermittelt, ob Virenerbgut in der Zellprobe vorhanden ist. Dabei unterscheidet der Test pauschal zwischen Hochrisiko- und Niedrigrisiko-Typen.

Nutzen

Eine groß angelegte Analyse von 1000 Zervixkarzinom-Proben aus 22 Ländern fand in 930 Gewebeproben Papillomviren. Eine Überprüfung der Proben durch andere Wissenschaftler ergab jedoch, dass bei der Studie offensichtlich nicht besonders gründlich gearbeitet worden war. So wiesen tatsächlich 997 aller Proben Spuren von Virenerbgut auf.

Bislang gibt es keine wissenschaftlich fundierten Studien über die tatsächliche Senkung der Todesrate beim Gebärmutterhalskrebs durch den HPV-Test. Untersuchungen und Hochrechnungen kreisen um die Frage, wie viel mehr Läsionen ein HPV-Test im Vergleich zu einem Pap-Test oder in Verbindung mit ihm entdeckt. Dabei bestreitet ohnehin niemand, dass eine Kombination aus Pap- und HPV-Test mit sorgsam genommenen Zellproben die effektivste Methode ist, so viele potenzielle Krebsvorstufen wie möglich zu erkennen.

Nur: Was wäre damit tatsächlich gewonnen? Angenommen, eine Frau unterzieht sich routinemäßig einem HPV-Test (was sie dann konsequenterweise nach jedem Sexualkontakt mit einem neuen Partner tun sollte) und das Ergebnis ist negativ. Das bedeutet: keine Viren, keine Gefahr, alles in Ordnung. Frage: Was bringt es? Der Arzt, das Labor und der Testhersteller haben Geld verdient, die Frau kann beruhigt sein. Diese ärztliche Zertifizierung des unbedenklichen Gesundheitszustands sehen manche Früherkennungsbefürworter sogar als den eigentlichen Nutzen von Screening-Untersuchungen an. Hier beißt sich die Katze allerdings in den Schwanz: Die meisten Frauen würden sich gar nicht beunruhigen, wenn die »Aufklärungskampagnen« der Krebsgesellschaften und die PR-Aktionen der Firmen ihnen nicht ständig den angeblich drohenden Krebstod vor Augen führen würden.

Angenommen, die Frau unterzieht sich dem HPV-Test und das Ergebnis ist positiv. Das bedeutet: Aus der gerade noch gesunden Frau wird eine HPV-Infizierte. Frage: Was bringt es? Kurzfristig nichts, denn das Untersuchungsergebnis zieht normalerweise keine diagnostischen, und, da sich die Infektion nicht behandeln lässt, auch keine therapeutischen Konsequenzen nach sich. Zurzeit lässt das Ergebnis nur den Rat zu, ein paar Monate zu warten und dann zu prüfen, ob die Viren immer noch nachzuweisen sind. Wenn ja, würde eine weitergehende Diagnose eventuell eine Zellveränderung erkennen, die allerdings ein regelmäßiger, qualitativ guter Pap-Test wahrscheinlich ohnehin erkannt hätte. Auch langfristig wäre also gegenüber einem Pap-Test wenig gewonnen.

Schaden

Voraussetzung für eine hohe Trefferquote ist, dass der Arzt bei der Probennahme für den HPV-Test gründlich gearbeitet hat. Die Fehlerquote ist jedoch selbst in Studien, in denen erfahrungsgemäß besonders gründlich gearbeitet wird, relativ hoch: In der Studie aus Washington vom Oktober 2002 übersah der HPV-Test sieben der insgesamt 87 schweren Läsionen.

Das eigentliche Problem des HPV-Tests, weswegen ihm Ärzte, Fachgesellschaften, Krankenkassen und Genehmigungsbehörden bislang die Anerkennung als taugliche Screening-Methode versagt haben, sind die immens vielen Fehlalarme. Der HPV-Test als Screening-Methode würde das auch beim Pap-Test schon ungünstige Verhältnis von potenziell zu tatsächlich gefährdeten Frauen gänzlich ins Absurde verschieben: Vier von fünf Frauen, wie selbst Digene einräumt, sind irgendwann in ihrem Leben mit Papillomviren infiziert. Vor allem unter den Teenagern und Twens ist die Infektionsrate sehr hoch. Eine Studie fand sogar in Zervixzellen fast jeder zweiten College-Studentin Spuren des Virenerbguts. Die meisten dieser Infektionen bilden sich innerhalb von Tagen bis Monaten von selbst zurück. Selbst Infektionen mit so genannten Hochrisiko-Virentypen, die vermehrt zu Krebs führen, kommen etwa zehnmal häufiger vor als behandlungsbedürftige Zellveränderungen und tausendmal häufiger als Todesfälle. Kurz gesagt: Digenes HPV-Nachweis ist ein guter Virentest, aber ein miserabler Krebstest.

Der emotionale Schaden eines positiven HPV-Befunds ist enorm, denn eine Infektion bedeutet, dass man sich beim Partner angesteckt hat. Da drängt sich unweigerlich die Frage auf: Von wem hat sich der die Infektion geholt? Psychodramen wie Misstrauen gegen den Partner, sozialer Rückzug und sexuelle Störungen sind vorprogrammiert.

Meinungsspektrum

Der HPV-Test-Hersteller Digene möchte den Pap-Test am liebsten ausrangieren und seinen Test als modernen Nachfolger etablieren. Bislang allerdings zeigen sich Expertengremien, Krankenkassenausschüsse und Behörden diesseits und jenseits des Atlantiks wenig beeindruckt von Digenes Marketing-Offensive. Der HPV-Test ist selbst in den Vorsorge-begeisterten USA explizit nur zur abklärenden Diagnose zugelassen.

Der Schweizer Pharmakonzern Hofmann-La Roche, der den Digene-Test seit Mai 2002 in Europa vermarktet, zielt im Grunde in die gleiche Richtung wie Digene, wenngleich mit moderaterem Vokabular. So gesteht La Roche dem Pap-Test seine angestammte Rolle zu – Hauptsache, der HPV-Test kommt schon beim Screenen zum Einsatz, denn das würde allein in Deutschland einen Absatz von zig Millionen Tests pro Jahr garantieren. Langfristig möchte La Roche laut Diagnostik-Leiter Heino von Pronzynski einen selbst entwickelten Test auf den Markt bringen – am besten dann, wenn auch die therapeutische Impfung anwendungsreif ist. Als ideale Ergänzung zum Impfstoff soll der Test nämlich mit Hilfe der so genannten PCR-Technik, die kleinste Mengen des Virenerbguts für die Analyse vervielfältigt, einzelne Erregertypen identifizieren.

An einem Strang mit den Testherstellern zieht der Verband der Diagnostika-Industrie (VDGH), weil auch er sich ein großes Stück vom Vorsorgekuchen erhofft. Und so tut er das Seine, um den HPV-Test zu pushen. Ähnlich wie die Pressemitteilungen Digenes haben deshalb auch die Veröffentlichungen des Verbandes etwas Manipulatives: In einem Faltblatt zum Gebärmutterhalskrebs des Infozentrums für Prophylaxe und Früherkennung (eine Einrichtung des VDGH) vom April 2002 etwa heißt es, dass der HPV-Test »von den amerikanischen Gesundheitsbehörden für den Routineeinsatz zugelassen ist«. Damit wird suggeriert, dass die US-Behörde den HPV-Test für das Screenen zugelassen hat, was zwar dem Wunschdenken des VDGH entsprechen mag, aber falsch ist.

Die Ärzte ordnen den HPV-Test meist wesentlich weiter hinten in der Vorsorgekette ein, als der Industrie lieb ist: Zwar verabschiedete die European Society for Infectious Diseases in Obstetrics and Gynecology (ESIDOG) im September 2001 Richtlinien, wonach ein HPV-Test auch als Screening-Instrument empfohlen wird. Allerdings spricht sich ESIDOG ebenfalls für das alternative Modelle aus, mit dem HPV-Test auffällige Pap-Abstriche abzuklären.

Den HPV-Test nicht als Screening-Methode zu verwenden, sondern als diagnostisches Instrument nach einem positiven Pap-Test, ist die am weitesten verbreitete Empfehlung der Ärzte: Die American Medical Women's Association (AMWA) ist ebenso dafür wie die Europäische Kommission und die Deutsche Gesellschaft für Zytologie. Auch die Arbeitsgemeinschaft für Zervixpathologie und Kolposkopie sprach sich auf ihrer 16. Jahrestagung, auf der Digenes Attacken gegen den Pap-Test scharf verurteilt wurden, für eine abklärende Rolle des HPV-Tests aus.

Für die Konsensus-Konferenz im September 2001 im US-amerikanischen Bethesda, an der 121 Experten über neue Richtlinien berieten, kam der HPV-Test als Screening-Methode gar nicht erst in Betracht. Nur wenn ein Pap-Test sehr leichte Zellveränderungen entdeckt hat, die abgeklärt werden müssen, sollte der Virentest die Methode der Wahl sein – vorausgesetzt allerdings, der Abstrich-Befund wurde mittels Flüssig-Zytologie erstellt. Wenn nicht, dann können auch zwei weitere Abstriche oder eine kolposkopische Begutachtung Diagnosehinweise liefern, ob die Zellveränderung behandelt werden soll. Sobald aber eine gravierendere Zellveränderung nicht ausgeschlossen werden kann, sollte der Arzt keinen HPV-Test machen, sondern direkt mit dem Kolposkop nachsehen, wie schwer die Veränderung wirklich ist.

Kernaussagen Gebärmutterhalskrebs

Organ	Der Gebärmutterhals (Zervix) ist der Teil der Gebärmutter, der am Muttermund in die Scheide mündet.
Neuerkrankungen	Jährlich werden 7000 neue Gebärmutterhalstumore entdeckt. Damit ist der Gebärmutterhalskrebs der achthäufigste Tumor bei Frauen.
Todesfälle	Mit rund 2000 Todesfällen pro Jahr stirbt jedes 50. weibliche Tumoropfer an einem Gebärmutterhalskrebs.
	Seit Beginn der 70er Jahre fiel die Rate der Todesfälle wieder auf das Niveau der 50er Jahre.
	Obwohl in relativ vielen jungen Frauen ein Gebärmutterhalstumor entdeckt wird, ist die Sterblichkeit im Alter am höchsten.
Risikofaktoren, Vorbeugung	Hauptrisikofaktor ist das Alter. Eine Infektion mit Papillomviren scheint für die Tumorentstehung fast immer notwendig zu sein. Die jahrelange Einnahme der Pille zur Empfängnisverhütung erhöht das Risiko um das Drei- bis Vierfache.
	Keine Rolle spielen wohl die Spirale zur Empfängnisverhütung sowie Rauchen, Alkohol und Fett.
	Ein schützender Effekt von Vitaminen ist nicht nachgewiesen.

| Früherkennung Pap-Test | Jede Frau ab 20 hat jährlich Anspruch auf einen Pap-Test (Abstrich mit Zelluntersuchung). |

Nutzen: Der Pap-Test gilt als Paradebeispiel für eine erfolgreiche Früherkennung, da mit seiner Einführung die Todesraten des Gebärmutterhalstumors in vielen Ländern gesunken sind. Bewiesen ist der lebensrettende Effekt aber nicht. Da sich der Tumor langsam entwickelt, ist die Trefferquote trotz der relativ großen Fehleranfälligkeit bei regelmäßigen Tests hoch.

Schaden: Der Test übersieht jede zweite bis dritte Zellveränderung. Da er Tumorvorstufen entdeckt, die sich meist von selbst zurückbilden, sind Fehlalarme sehr häufig. Zur Abklärung auffälliger Befunde wird oft ein Gewebekegel aus der Zervix geschnitten, was mit Komplikationen verbunden sein kann.

| Früherkennung HPV-Test | Der HPV-Test weist eine Infektion mit Papillomviren nach nach. Er ist kein Bestandteil der gesetzlichen Früherkennung. |

Nutzen: Der HPV-Test übersieht weniger Zellveränderungen als der Pap-Test. Ob sich das auf ein Senken der Sterblichkeit auswirkt, ist unbewiesen. Die Infektion selbst kann nicht behandelt werden.

Schaden: Bei jeder zehnten schweren Zellveränderung versagt der Test. Da er keine Tumorvorstufen, sondern nur eine gerade bei jungen Frauen sehr verbreitete Vireninfektion nachweist, sind Fehlalarme noch häufiger als mit dem Pap-Test.

Ausblick

Ein echter Fortschritt für die Früherkennung des Gebärmutterhalstumors wäre ein präziserer Screening-Test. Ein interessantes Verfahren haben zwei Forscher von der Universitätsklinik Heidelberg und dem Deutschen Krebsforschungszentrum (DKFZ), ebenfalls in Heidelberg, entwickelt: Prof. Magnus von Knebel Doeberitz und Dr. Rüdiger Claes erfanden einen zweistufigen Test, der sowohl die Entdeckung auffälliger Zellen als auch die Abschätzung der Gefährlichkeit auf molekularbiologische Grundlagen stellt.

Vielleicht wird eine Früherkennung des Gebärmutterhalstumors in einigen Jahren ohnehin weniger wichtig: Wenn die bereits erfolgreich getesteten Anti-HPV-Impfstoffe noch weiter entwickelt werden und wirksam vor den Viren schützen, könnte ein Großteil der Zervix-Karzinome verhindert werden.

Darmkrebs

Kreative gegen Trägheit

»Bitte streichelt mein Glied«. Ebenso plump wie der Spruch war das Motiv der Postkarte, die da im Ständer neben der Tür zum Männerklo steckte: Ein nur mit einem T-Shirt bekleideter Mann verbarg sein Geschlechtsteil mit den Händen. Doch offenbar waren Motiv und die unmissverständliche Aufforderung bei den Gästen der Kneipe ziemlich beliebt, denn gerade diese Postkarte war immer wieder vergriffen. Beinahe mitleiderregend wirkte dagegen das stets prall gefüllte Fach der Karte mit dem Apfel. Deren Botschaft war zwar auf dem Weg zur Toilette durchaus angemessen, wurde aber dennoch nicht besonders beachtet: »Nicht alles ist von außen zu erkennen, gehen Sie zur Darmkrebs-Früherkennung« forderte die Postkarte auf, versinnbildlicht durch einen außen gesunden, innen aber faulen Apfel.

Dass das Motiv vergleichsweise wenig Interessenten fand, ist durchaus symptomatisch für die Darmkrebs-Früherkennung. Seit 1971 gehört die Suche nach dem Tumor zum kostenlosen Früherkennungprogramm der Krankenkassen: Bei denen, die einverstanden sind, tasten die Ärzte mit einem Finger das Darmende ab, seit 1982 geben sie Männern und Frauen ab 45 zudem einen Test mit, um im Stuhl nach Blut zu suchen – einem Hinweis auf Krebs. Beliebt oder gar erfolgreich ist das Programm allerdings nicht: Bislang nimmt nur etwa eine von drei Frauen und jeder sechste Mann das Angebot an.

Das sollte sich ab Oktober des Jahres 2002 ändern: Seit diesem Zeitpunkt bezahlen die Krankenkassen den jährlichen Haemoccult-Test für Männer und Frauen erst ab 50. Doch dafür kommt eine zweite Untersuchungsmethode hinzu. Ab 55 Jahren kann man wählen, ob man zwei komplette Darmspiegelungen bevorzugt (die erste im Alter von 55 Jahren, die zweite dann ab 65), oder lieber alle zwei Jahre einen Stuhltest abgibt.

Die Apfel-Karte ist ein Symbol für diese Änderung, die ein Teil der bisher größten deutschen Kampagne zur Darmkrebs Früherkennung ist. Die Deutsche Krebsgesellschaft und die Deutsche Krebshilfe sind überzeugt, dass jährlich einige Tausend Männer und Frauen durch Früherkennung vor dem unnötigen oder zu frühen Tod durch Darmkrebs bewahrt werden könnten. Und bei kaum einem Tumor ist die Hoffnung so plausibel wie beim Darmkrebs. Etwa 57 000 Tumore diagnostizieren deutsche Ärzte pro Jahr.

Darmkrebs beginnt in acht bis neun von zehn Fällen als gutartige, warzenähnliche Wucherung in der inneren Wandschicht des Dickdarms: Es bilden sich kleine Hügel oder Polypen, so genannte Adenome. Jeder Dritte über 60 hat solch eine Krebsvorstufe im Darm. Diese Vorstufen lassen sich ganz gut erkennen und ohne großen Eingriff abtragen. Wenn der Tumor einmal in tiefere Darmschichten eingedrungen ist, sinken die Heilungschancen rapide.

»Etwa die Hälfte der Patienten ist nicht zu heilen«, schildert der Darmspezialist Meinard Classen von der Universität München. Und sein Kollege Wolff Schmiegel von der Universität Bochum hofft, dass durch Früherkennung diese Rate auf einen von zehn Patienten verringert werden kann.

Das Ziel der Aktion, zu der die vernachlässigte Apfel-Postkarte gehört, ist also ehrgeizig – Früherkennung soll zur Volksbewegung werden. Herausgegeben hatte die Karte die Deutsche Krebshilfe und die war mit der Aktion auf einen Zug aufgesprungen, der von Christa Maar, der Ex-Frau des Münchener Verlegers Hubert Burda, in Bewegung gesetzt wurde. 2001 hatte sie eine in Deutschland bislang beispiellose Initiative zur Früherkennung von Darmkrebs losgetreten, nachdem ihr Sohn Felix mit 33 Jahren an dem Tumor gestorben war. »Es ist ein Skandal, dass in Deutschland Jahr für Jahr 30.000 Menschen an Darmkrebs sterben, weil er zu spät entdeckt wurde. Wir müssen den Menschen beibringen, dass sie Darmkrebs durch Früherkennung verhindern können – sie müssen nur hingehen«, sagt Maar. Die äußeren Voraussetzungen, dass die von ihr initiierte Aktion an der chronischen Unlust an der Früherkennung etwas ändern kann, sind gut wie nie: Maar kann das Knowhow und die Kontakte des Medienhauses Burda benutzen.

Das Ergebnis ist eine Kampagne, neben der die bisherigen Versuche der Krebsärzte, die Früherkennung zu propagieren, ausgesprochen blass aussehen. Zum Beispiel hat die Initiative kurzerhand nach amerikanischem Beispiel den März zum alljährlichen Darmkrebsmonat auserkoren: Mehr als 150 Prominente unterstützen die Aktion, das Spektrum reicht von Edmund Stoiber bis Harald Schmidt. Star-Regisseur Wim Wenders hat für die Kampagne einen Fernseh-Spot gedreht, der von Dezember 2001 an mehrere Monate lang ausgestrahlt wurde. Susan Stahnke, Ex-Tagesschau-Sprecherin mit bislang wenig erfolgreichen Hollywood-Ambitionen, ließ sich fürs breite Fernsehpublikum vor laufender Kamera den Darm spiegeln, um zu demonstrieren, wie – scheinbar – unkompliziert die Untersuchung ist. Und wochenlang gab es fast täglich Anzeigen in Zeitschriften und Zeitungen, in Firmen und Kliniken fanden Info-Veranstaltungen statt.

Doch obwohl Früherkennung gegen Darmkrebs vergleichsweise vielversprechend erscheint, könnte die Medienkampagne ein teures, aber letztlich wirkungsloses Strohfeuer bleiben. Denn Darmkrebs wird nicht als Gefahr wahrgenommen, die einen selbst betreffen kann. Ein Grund: Der Darm ist eine Tabuzone. Die Hürde, sich den Darm untersuchen zu lassen, ist hoch. Hinzu kommt, dass Darmkrebs auch kein Konversationsthema ist. Während sich etwa Brustkrebs schnell im Bekanntenkreis eines Opfers herumspricht, bleibt Darmkrebs meist Privatsache. Dadurch wird der Krebs selten wahrgenommen: Wer in seiner Familie oder Bekanntenkreis niemanden kennt, der Darmkrebs hatte, ist kaum zu überzeugen, dass es sich um eine gefährliche Massenbedrohung handelt. Deshalb versucht die von Maar inszenierte Kampagne auch das Schweigen zu zerstören, das den Krebs umgibt. Doch das ist nicht einfach, denn im Unterschied zu Brustkrebs tritt Darmkrebs wesentlich später auf: Männer sind bei der Diagnose im Schnitt um die 65, Frauen um die 70 Jahre alt. Darmkrebs ist meist ein Alterskrebs und wird auch deshalb nicht als besondere Bedrohung empfunden. Vermutlich hätte deshalb auch der 33-jährige Felix Burda die Kampagne seiner Mutter ignoriert: Nur etwa drei Prozent der Patienten sind jünger als 40 Jahre. Wie ehrgeizig die Ziele der Kampagne sind, zeigt sich daran, dass sie auch junge Leute auf das Risiko aufmerksam zu machen versucht.

Dabei haben sich offenbar auch die Experten von Christa Maars Enthusiasmus mitreißen lassen. Beleg dafür ist die im März 2001 verabschiedete »Münchner Erklärung: Früherkennung von Dickdarmkrebs in Deutschland«. Neben Maar haben diese Erklärung neun prominente Ärzte unterschrieben, darunter Vertreter der Deutschen Krebshilfe, der Deutschen Krebsgesellschaft und der Deutschen Gesellschaft für Innere Medizin. Bei der Formulierung der sechs Hauptpunkte stand Realismus sicher nicht im Vordergrund. Niemand hat bisher so weitreichende Forderungen gestellt: »Wir fordern, dass die Zahl von 30 000 Patienten, die jährlich in Deutschland an Darmkrebs sterben, in den nächsten fünf Jahren durch Früherkennung und Entfernung der Vorstufen und Frühformen von Darmkrebs auf die Hälfte gesenkt wird«, heißt ein Punkt. Ein anderer: »Wir fordern, dass die Teilnahmerate an der Darmkrebs-Früherkennung in den gefährdeten Bevölkerungsgruppen im Verlauf der nächsten drei Jahre auf mindestens 60 Prozent gesteigert wird. Dies ist nur durch eine gemeinsame Anstrengung von Patienten, Ärzten, Gesundheitspolitikern und Krankenkassen erreichbar.«

Vielsagend sind auch zwei Punkte, die sich darauf beziehen, wie die Deutschen zur Früherkennung motiviert werden sollen. »Wir fordern alle Beteiligten, die Gesundheitspolitiker, Krankenkassen und ärztlichen Berufsverbände auf, in einer gemeinsamen Anstrengung die Bevölkerung für Darmkrebs-Früherkennung zu sensibilisieren und die gefährdeten Gruppen zur Teilnahme an Früherkennungsmaßnahmen zu motivieren. Hierzu ist es notwendig, dass innovative Aufklärungskampagnen entwickelt werden, die alle Medien erreichen (Printmedien, Online-Medien, TV, Plakate, Broschüren, Faltblätter, etc.).« Auch die Ärzte werden in die Pflicht genommen: »Wir fordern die Ärzte auf, ihre Patienten entsprechend dem aktuellen Kenntnisstand über Darmkrebs-Früherkennung aufzuklären und sie für die Inanspruchnahme von Früherkennungsmaßnahmen zu motivieren.«

Bemerkenswert an dieser Liste sind die zeitlichen Vorstellungen: Bis 2006 will man die Zahl der Darmkrebsopfer halbieren, bis 2004 die Teilnehmerrate an der Früherkennung auf 60 Prozent steigern. Das hieße, dass sich die Teilnahmerate bei Frauen verdoppeln und bei Männern gar vervierfachen müsste. Solche Steigerungen in so kurzer Zeit hat aber bislang kein Land der Welt geschafft und es gehört nicht viel Prophetentum dazu, um vorherzusagen, dass diese Forderungen auch in Deutschland nicht erfüllt werden.

Denn die Deutschen müssten nicht nur Darmkrebs-Früherkennung zum neuen Volkshobby machen, sie müssten sich auch in Massen für eine durchaus unangenehme Variante entscheiden: Möglich wäre ein solcher, weltweit einmaliger Einschnitt in der Darmkrebssterblichkeit nämlich nur, wenn sich ein Großteil der Männer und Frauen ab 55 überzeugen ließe, den etwa 1,5 Meter langen Dickdarm per Endoskop nach Krebs absuchen zu lassen. Während der Spiegelung können auch Tumorvorstufen (Polypen) gleich entfernt werden. Allerdings kostet die Spiegelung Überwindung: Man muss sein Innerstes gründlich mit Abführmitteln säubern, auch das Einschieben des Endoskops kann trotz Beruhigungsmitteln unangenehm sein. Da erscheint es also ziemlich unwahrscheinlich, dass die Deutschen demnächst Schlange stehen, um sich den Darm spiegeln zu lassen: Im Ausland entscheiden sich acht bis neun von zehn gegen die Spiegelung.

Für Ängstliche gibt es deshalb eine zweite, allerdings weniger zuverlässige Früherkennungsmethode: Mit einem Test wird eine Stuhlprobe auf Blut untersucht. Das kann ein Hinweis auf einen wachsenden Tumor sein, muss aber nicht.

Experten fordern, die Leute gehorchen?

Der zweite wunde Punkt der Münchner Erklärung ist der Ton, in dem die Forderungen vorgetragen werden. Letztlich sind es die Betroffenen, die sich für oder gegen Früherkennung entscheiden sollen, und aus der Sicht eines Einzelnen kann es ebenso vernünftig sein, sich für Früherkennung zu entscheiden wie dagegen. Doch die Forderungen machen klar, dass es außerhalb der Vorstellung der Ärzte liegt, dass sich ein vernünftiger Mensch gegen Darmkrebs-Früherkennung entscheiden könnte.

Und um die Leute auf den rechten Weg zu bringen, nutzt eine solche öffentliche Gesundheitsaufklärung oft Angst als zentrales Element. Wie subtil das funktioniert, zeigt der Film, den Wim Wenders für die Kampagne gedreht hat. Die Krebshilfe schildert den Inhalt so: »Die Geschichte ›Ohrstecker‹ spielt in einer Hamburger Altbauwohnung. Ein Paar, beide zwischen Mitte 40 und Anfang 50, macht sich fertig zum Ausgehen. Er lauscht einer Nachtigall und spielt deren Triller auf dem Klavier nach, sie steht vor dem Spiegel und plaudert über die gemeinsame Freundin Hannah. Die beiden unterhalten sich mit der Intimität und Gelassenheit eines alten Paares. Jedoch mit dem Unterton einer tiefen, ruhigen Liebe zueinander. Als sie sich im Spiegel vorbeugt, um einen großen runden Perl-Ohrstecker anzulegen, sieht der Zuschauer neben der Großaufnahme der Perle den unvermuteten Satz: ›Genauso groß ist der Tumor in ihrem Darm.‹ Das Paar tritt mit seinem Dialog in den Hintergrund; im Vordergrund sieht man einen Kerzenleuchter. Eine der Kerzen erlischt. Eingeblendet erscheint eine Schrift: ›Auch wenn Sie sich gesund fühlen – gehen Sie zur Darmkrebs-Vorsorge.‹«

Der Film ist Teil eines Konzeptes, das eine Frankfurter Werbeagentur erarbeitet hat. Die Grundidee findet sich auch in den Zeitungsanzeigen, die die Kampagne begleitet haben: Die Szenen sollen eine Assoziation schaffen zwischen einem harmlosen Alltagsgegenstand und einer Alltagssituation und dem bedrohlichen Tumor und so das Gefühl zerstören, gesund zu sein. Eine der Zeitungsannoncen zeigt ein sichtlich gut gelauntes junges Paar, Anfang 20, das im Cabrio durch eine sonnige Landschaft fährt. Sie bietet ihm eine Weintraube an. Daneben steht die Zeile: »Genauso groß ist der unentdeckte Tumor in ihrem Darm«.

Das Problem solcher Kampagnen ist, dass sie vor allem von Gesunden wahrgenommen werden sollen, die nie Darmkrebs haben werden. Nur eine Minderheit kann von Früherkennung profitieren. Dennoch versuchen solche Kampagnen alle zu erreichen, genauer gesagt: Allen Angst zu machen. »Narben zufügen«, nennt das Christa Maar.

Das geschieht subtil. So ist es sicherlich kein Zufall, dass es in den Anzeigen meist die Frau ist, die den imaginären Darmkrebs hat: Das bietet den Werbetextern die Möglichkeit, mit dem Wort »ihrem Darm« zu spielen. In den Anzeigen ist es klein geschrieben, bezieht sich also formal auf das Werbemodel: Aber jeder kann und soll es auch als persönliche Anrede verstehen. Doch es wird nicht lange dauern, bis sich die Kampagne an ihren eigenen Forderungen messen lassen muss – 2006 ist nicht mehr weit.

Aufbau des Darms

Der Darm ist das wohl am meisten unterschätzte Organ des Menschen. In gewisser Weise ist das verständlich, wenn man sein Endprodukt anschaut. Doch die Aufgabe, auch ein von einem Fünf-Sterne-Koch zubereitetes Menü in wenigen Stunden in Kot zu verwandeln, setzt eine ungemein fein geregelte Chemie und Logistik voraus. Tatsächlich ist der Darm ein Multitalent: Er ist ein kräftiger Muskelschlauch, der die Nahrung durchknetet und vorantreibt, er ist ein gut ausgerüstetes Chemielabor und er ist ein Computer. Gesteuert ist er durch eine erstaunliche Zusammenballung von Nervenzellen: Das darmeigene Rechenzentrum enthält immerhin 100 Millionen Nervenzellen, mehr als das Rückenmark. Diese Zellen steuern die Bewegungen in der Muskelwand des Verdauungstraktes. Das Bauchhirn regelt auch die Durchblutung der Darmschleimhaut, sorgt dafür, dass die Verdauungsdrüsen zur richtigen Zeit ihren Inhalt unter den vorbeikommenden Nahrungsbrei mischen, und steuert die Wasser- und Salzaufnahme. Die mehr als tennisplatzgroße Oberfläche der Darmschleimhaut wird von der Immunabwehr bewacht.

Schema der Eingeweide

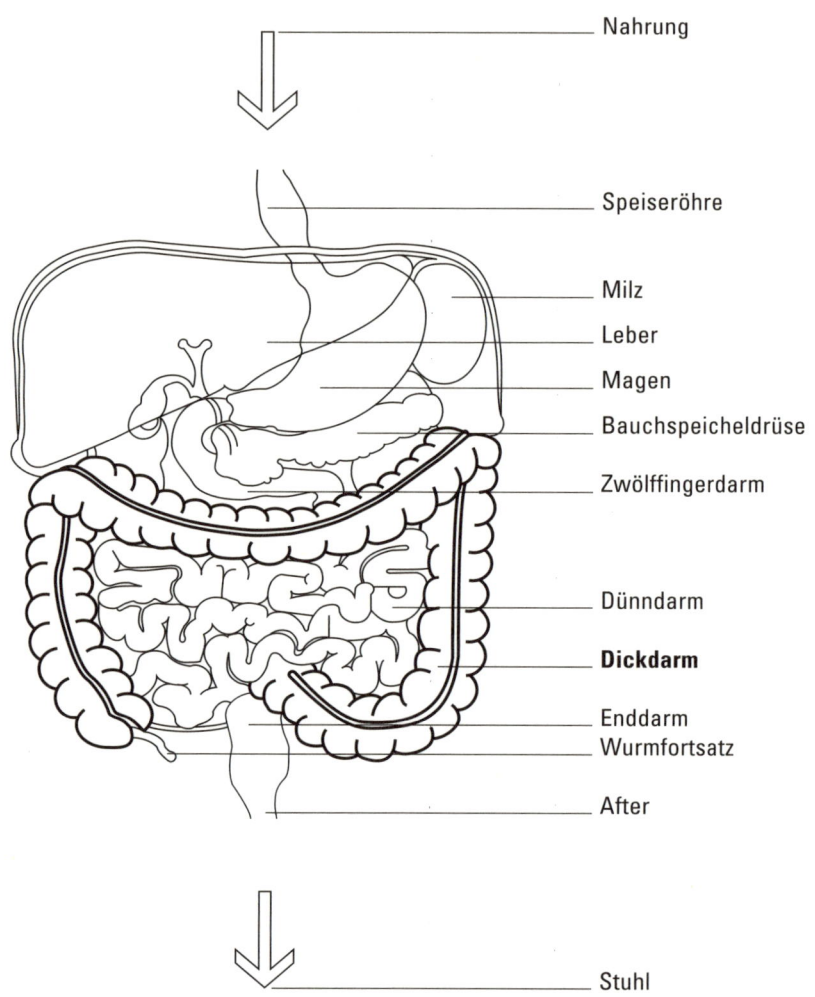

Nahrung

Speiseröhre

Milz

Leber

Magen

Bauchspeicheldrüse

Zwölffingerdarm

Dünndarm

Dickdarm

Enddarm
Wurmfortsatz

After

Stuhl

Der Dickdarm durchzieht den ganzen Bauchraum und mündet in den Enddarm.

Abbildung 5   nach: Deutsche Krebsgesellschaft

Die Verdauung findet in den ersten etwa dreieinhalb Metern des etwa fünf Meter langen Organs statt. Der Nahrungsbrei passiert die Speiseröhre, den Magen, Zwölffingerdarm und Dünndarm. Wenn der Brei dann im Dickdarm ankommt, hat der Körper ihm fast alles, was verwertbar war, entzogen. Doch er nutzt den Darm auch, um Überflüssiges und Giftiges loszuwerden: Die Leber reinigt das Blut von Giften und Abfallprodukten des Stoffwechsels, die dann über die Galle in den Darm ausgeschieden werden.

Was am Dickdarm ankommt, ist ein dünnflüssiger Brei vor allem aus unverdaulichen Pflanzenfasern, Ballaststoffen, aus lebenden und toten Darmbakterien, aus abgestorbenen Darmzellen und vor allem Wasser. Die Aufgabe des etwa 1,5 Meter langen Dickdarms ist es, Salz und Wasser weitgehend zurückzugewinnen – immerhin fast neun Liter pro Tag.

Dickdarm ist der Oberbegriff für die Passage zwischen Dünndarm und After, in dem der Nahrungsbrei einige Stunden verbringen kann. Er beginnt mit dem Grimmdarm (Colon) an der Einmündung des Dünndarms auf der rechten Bauchseite. An der Mündung liegen auch Blinddarm (Zäkum) und Wurmfortsatz (Appendix).

Die Wand des Dickdarms besteht aus fünf Schichten. Die innerste ist die tief eingestülpte Schleimhaut (Mucosa). Sie ist durch eine Bindegewebsschicht, die Submucosa, von den beiden Muskelschichten getrennt. In der Submucosa liegen zahlreiche Blutgefäße, Lymphbahnen und Nervenverbindungen. Die äußere Hülle des Darms ist ebenfalls wieder eine Bindegewebsschicht (Serosa), mit der der Darm in der Bauchhöhle befestigt ist.

Den direkten Kontakt zum Darminhalt hat die Schleimhaut. Sie besteht im Wesentlichen aus zwei verschiedenen Zelltypen. In den Einstülpungen sind es vor allem Drüsenzellen (Becherzellen), die einen Gleitschleim für den durch Wasserentzug zunehmend zäher werdenden Kot absondern. Hinzu kommen resorbierende Epithelzellen, die Wasser und Salze aus dem Darm aufnehmen. Drüsen und Epithelzellen haben nur eine kurze Lebensspanne. Der Verlust ist jedoch kein Problem, weil für jede verlorene Zelle bereits eine neue nachgewachsen ist: In drei Tagen kann sich die gesamte Darmwand regenerieren. Quelle für den unerschöpflichen Nachschub sind Stammzellen, die am Fuß der Taschen in der Darmwand sitzen.

Die Stammzellen teilen sich regelmäßig: Die eine Tochterzelle bleibt als neue Stammzelle an Ort und Stelle, die andere beginnt einen Entwicklungs- und Wanderprozess. Sie bzw. ihre Nachkommen teilen sich noch einige Male, reifen heran und wandern dabei langsam aus der Tasche hinaus in Richtung Darminnenraum. Dort ersetzen sie verlorengegangene Zellen, schließlich sterben auch sie und werden mit dem Darminhalt abtransportiert.

Doch manchmal entzieht sich eine Zelle diesem streng geregelten Entstehungs- und Absterbeprozess. Bedingt durch genetische Schäden schließt eine Zelle ihre Reifung nicht ab und vermehrt sich stetig weiter, statt heranzuwachsen und irgendwann verloren zu gehen. Aus diesen Zellen kann sich über weitere Zwischenstufen manchmal Krebs entwickeln.

Diagnose und Therapie

Krebstypen

Dickdarmkrebs, medizinisch kolorektales Karzinom genannt, entsteht offenbar in einem Jahrzehnte dauernden Prozess aus Zellen der Darmschleimhaut, die nach und nach verschiedene genetische Defekte ansammeln und entarten. Wenn der Tumor im Dickdarm (Colon) auftritt, heißt er Kolonkarzinom, wenn er im Mastdarm (Rektum) auftritt, heißt er Rektumkarzinom. Allerdings verhalten sich beide Tumore sehr ähnlich, sodass sich der Sammelbegriff kolorektales Karzinom eingebürgert hat: In diesem Buch heißen beide Varianten schlicht Darmkrebs.

Die meisten Fachleute sind überzeugt, dass neun von zehn bösartigen Darmtumoren das Endstadium einer schrittweisen Entwicklung über gutartige Zwischenstufen sind. Nach dieser Vorstellung ist Darmkrebs das Ergebnis einer Abfolge von Ereignissen und Veränderungen, die Fachleute Dysplasie-Karzinom-Sequenz nennen.

Dysplasie bedeutet »gestörtes Wachstum«. Nach dem heutigen Modell der Krebsentstehung sind davon die Nachkommen einer Stammzelle betroffen, die laufend neue Zellen bilden, um die Schleimhaut zu regenerieren. Eine dieser Zellen teilt sich durch einen Defekt im Regelwerk der Zellteilung häufiger als die Zellen in der Nachbarschaft. Das führt zu einem lokalen Zellüberschuss, der oft als Schleimhautvorwölbung in das Darminnere sichtbar wird, als so genannter Polyp. Diese Polypen bestehen wie die Darmschleimhaut vor allem aus Schleim produzierenden Drüsenzellen – solche Wucherungen von Drüsengewebe werden im Medizinerjargon auch Adenome genannt. Dickdarmadenome sind meist wenige Millimeter große, sanft ansteigende Zellhügel, deren Aufbau immer noch dem normalen Aufbau der Schleimhaut entspricht. Solche Darmwarzen sind fast immer harmlos und mit zunehmendem Alter fast eine Normalität. In der Altersgruppe der 50- bis 75-Jährigen trägt etwa jeder Dritte solche Polypen im Darm.

Doch eine Mischung aus Zufall, genetischer Anfälligkeit und offenbar auch Ernährung und Lebensstil kann dazu führen, dass sich ab und zu in einzelnen Zellen in einem dieser Polypen weitere genetische Schäden ansammeln, die ihr Verhalten weiter verändern. Eine Zelle verliert zuerst die Fähigkeit, ihr Wachstum und ihre Reifung mit den Nachbarzellen zu koordinieren, eine ihrer Nachkommen ändert später ihr Aussehen und beginnt dann, auch in das unter der Schleimhaut liegende Bindegewebe einzuwandern. Schließlich beginnen einige Zellen, tief in die Darmwand hineinzuwachsen oder über Lymphgefäße in andere Organe auszuwandern.

Wissenschaftler kennen bis heute etwa ein halbes Dutzend Gene, die in Darmkrebszellen beschädigt oder fehlreguliert sind. Derzeit untersuchen

Forscher, ob sich diese genetischen Veränderungen auch zur Früherkennung nutzen lassen.

Hinweise darauf, dass von den Zellen eines Polypen wachsende Krebsgefahr ausgeht, sind seine Größe, sein Aussehen und sein Aufbau. Generell gilt: Je größer ein Polyp ist, desto häufiger lassen sich bereits Zellen finden, die auf dem Weg zur Krebszelle sind. Meist sind Polypen kleiner als ein Zentimeter und dann in etwa 199 von 200 Fällen gutartig, sie können jedoch auch größer als vier Zentimeter werden: Dann enthalten schon drei von vier Polypen Krebszellen. Auch die Form des Polypen ist ein Hinweis: Krebszellen sind in finger- oder pilzartig in den Darm hineinragenden Polypen seltener als in Polypen, die als größere flache Hügel wachsen. Im Inneren sind einige Adenome oft von Drüsengängen durchzogen (tubuläre Adenome), andere wachsen wie ein Bürstensaum auf der Darmwand. Diese villösen Adenome neigen eher zur Krebsbildung als tubuläre Adenome.

Schätzungen gehen davon aus, dass es zehn Jahre dauert, bis sich aus einem Polyp ein bösartiger Krebs entwickelt. Sicher ist, dass die überwiegende Mehrzahl der Polypen klein und immer harmlos bleibt. Schätzungsweise nur zwei bis drei von 100 Polypen werden in einem Jahrzehnt bösartig. Sind die Polypen bereits über einen Zentimeter groß, ist damit bei zehn von 100 zu rechnen.

Auch wenn diese Abfolge der Ereignisse als sehr wahrscheinlich gilt, gibt es bislang keine direkten Beweise dafür, dass ein kleiner Polyp erst zu einem großen Polypen und dann zu einem Tumor wird. Um das nachzuweisen, müsste man solche Wucherungen bei Freiwilligen suchen und sie dann aber in Ruhe wachsen lassen, um abzuwarten, ob sich in ihnen Krebs entwickelt. Es ist offensichtlich, dass solch einer Untersuchung wohl kaum ein Patient zustimmen würde.

Deshalb kann sich die Dysplasie-Karzinom-Sequenz nur auf indirekte Hinweise stützen: Dort, wo Polypen häufig sind, ist oft auch Krebs zu finden, wo es keine Polypen gibt, ist auch Krebs selten. Patienten mit großen Polypen haben ein erhöhtes Risiko, später auch Darmkrebs zu entwickeln. Schließlich gibt es auch eine Erbkrankheit, die familiäre adenomatöse Polypose, bei der Betroffene im Laufe ihres Lebens Tausende von Polypen entwickeln – und ohne Gegenmaßnahmen fast mit Sicherheit an Darmkrebs erkranken.

Dieses Modell der Krebsentstehung ist die entscheidende Grundlage für die Früherkennung, denn Polypen sind für einen geübten Arzt gut zu erkennen. Darmkrebs-Früherkennung bedeutet, nach Polypen zu suchen, um diese zu entfernen. Und das Ziel sind nicht nur bereits bösartige, sondern alle Polypen. Wenn der Arzt sein Handwerk versteht, dann besteht auch die Hoffnung, dass das Entfernen von Polypen auch die Bildung von Darmkrebs verhindert. In diesem Fall ist die Suche nach Polypen also nicht nur Früherkennung, sondern auch Vorsorge: Sie verhindert, dass Krebs entsteht.

Diagnose

Neun von zehn Tumore im Dickdarm sind Drüsenwucherungen (Adenome), die restlichen fünf Tumortypen sind selten und machen zusammen nur eine von zehn Diagnosen aus. Doch selbst wenn in einem Polypen Krebszellen zu finden sind, bedeutet das nicht unbedingt eine unheilbare Erkrankung. Entscheidend für die Aussicht auf Heilung ist dann, ob die Zellen bereits in tiefere Schichten der Darmwand eingedrungen oder bereits in Lymphknoten oder andere Organe ausgewandert sind.

Weder Adenome noch frühe Formen des Dickdarmkrebses sind an typischen Symptomen zu erkennen. Bei Blut im Stuhl, aber auch bei länger andauernden, unklaren Verdauungsbeschwerden oder Stuhlveränderungen gehört es deshalb zur Routine, auch Darmkrebs als Ursache auszuschließen, wie Ärzte sagen. Manchmal macht sich Dickdarmkrebs durch Begleiterscheinungen wie durch Blutverlust bedingte Abgeschlagenheit und Blutarmut, aber auch Gewichtsverlust oder leicht erhöhte Temperaturen bemerkbar. Übelkeit, Erbrechen, Appetitlosigkeit und Blähungen sind selten, nur etwa einer von zehn Darmtumoren fällt durch akute Komplikationen wie Darmverschluss oder starke Blutungen auf.

Zur Abklärung eines Verdachts gehen Ärzte schrittweise vor. Am Anfang steht eine allgemeine Untersuchung und Befragung auch darüber, ob in der Familie schon Darmkrebs aufgetreten ist. Meist wird der Arzt auch mit einem Finger durch den After den Mastdarm abtasten und einen Haemoccult-Test empfehlen. Da die Ergebnisse dieser beiden Untersuchungen jedoch nicht zuverlässig sind, empfehlen viele Mediziner eine Darmspiegelung, die Koloskopie. Dabei wird ein Endoskop durch den After eingeschoben, das lang und flexibel genug ist, den gesamten Dickdarm nach Polypen oder Veränderungen zu inspizieren.

Eigenartig ist: Obwohl der Darm auf seiner gesamten Länge mit Stammzellen besiedelt ist, die sich ständig teilen und deshalb prinzipiell überall das Risiko von Darmkrebs besteht, ist ein Tumor außerhalb des Dickdarms vergleichsweise selten.

Therapie

Die Details der Behandlung hängen von der Größe des Tumors ab und davon, wie fortgeschritten er ist. Lokal begrenzte Tumore können meist durch eine Operation vollständig entfernt und damit geheilt werden. Bei der Operation wird der betroffene Darmabschnitt zusammen mit lokalen Lymphknoten entfernt. Beides wird dann von einem Pathologen untersucht, um die Ausbreitung des Tumors festzustellen, also ob bereits Tumorzellen in die Lymphknoten eingewandert sind. Normalerweise können die gesunden Darmenden wieder miteinander vernäht werden, manchmal lässt sich jedoch ein künstlicher Darmausgang nicht vermeiden. Bei weiter fortgeschrittenen Tumoren empfehlen Ärzte zudem unter Umständen eine Strahlen- und/oder auch Chemotherapie als zusätzliche Behandlung.

Wenn der Tumor nur auf die oberflächliche Schleimhautschicht beschränkt ist, leben fünf Jahre nach der Operation noch 90 von 100 Patienten. Sind Lymphknoten befallen, fällt die Rate auf 30 von 100, sind bereits Metastasen in anderen Organen gewachsen, überleben weniger als zehn von 100 Patienten.

Neuerkrankungen und Todesfälle

Neuerkrankungen

1998 sind nach Schätzung des Robert-Koch-Institutes 29 927 Frauen und 27 081 Männer an Dickdarmkrebs erkrankt. Dickdarmkrebs ist damit bei Frauen nach Brustkrebs die zweithäufigste Krebserkrankung, bei Männern die dritthäufigste nach Prostata- und Lungenkrebs. Insgesamt macht Dickdarmkrebs in beiden Geschlechtern etwa ein Sechstel der Krebsneuerkrankungen aus. Männer erkranken im Mittel mit 67 Jahren, Frauen erfahren im Durchschnitt mit 72 Jahren von der Diagnose.

Die Zahl der Darmkrebserkrankungen hat in Deutschland bis zur Mitte der 70er Jahre deutlich zugenommen, seitdem ist der Anstieg aber gestoppt, seit Ende der 80er sogar leicht rückläufig. Im Vergleich mit anderen EU-Ländern hat Deutschland vor Irland, Dänemark, Österreich und den Niederlanden die höchste Neuerkrankungsrate, in Griechenland ist sie nur knapp halb so hoch.

Todesfälle

Im Jahr 2000 sind 14 951 Frauen und 13 346 Männer an Dickdarmkrebs gestorben. Bei Männern liegt das durchschnittliche Sterbealter durch den Tumor bei 71 Jahren, Frauen sind im Durchschnitt 76 Jahre alt – mit steigender Tendenz. Der Vergleich mit dem mittleren Sterbealter der Gesamtbevölkerung zeigt, dass weibliche Tumoropfer oft nur wenig jünger sind im Vergleich zu denen, die an anderen Todesursachen sterben: Das mittlere Sterbealter von Frauen liegt bei 79 Jahren. Männliche Darmkrebsopfer sterben im Durchschnitt sogar ein paar Monate später, als die Opfer anderer Krankheiten: Das mittlere Sterbealter der Männer liegt bei etwa 70 Jahren.

Aus diesen Zahlen lassen sich auch die Grenzen der Früherkennung ableiten. 2000 sind in Deutschland insgesamt 449 816 Frauen und 388 981 Männer gestorben. Dickdarmkrebs war bei 14 951 Frauen und 13 346 Männern die Todesursache, das sind 3,3 bis 3,4 Prozent – also einer von etwa 30 Toten. Umgekehrt ausgedrückt: Von 30 Deutschen sterben 29 nicht an Dickdarmkrebs und können deshalb auch nicht erwarten, dass Früherkennung ihr Leben rettet.

Alter ist der stärkste Risikofaktor für Darmkrebs. Unter 40 ist Darmkrebs eine absolute Rarität: Im Jahr 2000 hat es in Deutschland lediglich 189 Todes-

Darmkrebs-Todesfälle seit 1955

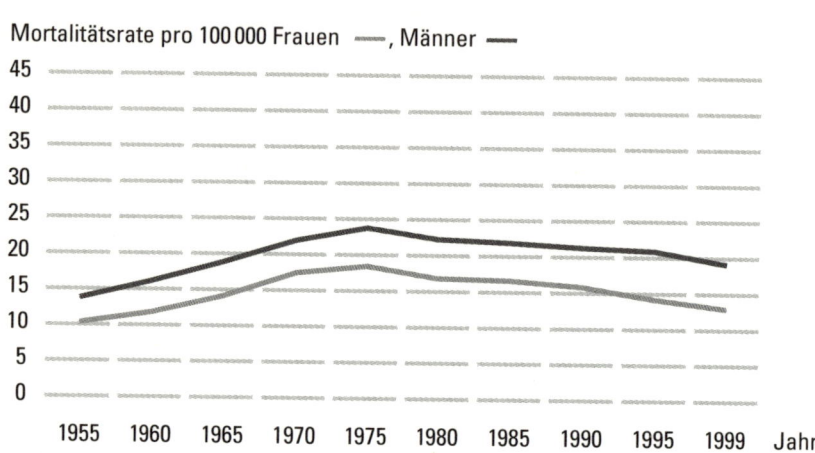

Mortalitätsrate pro 100 000 Frauen ——, Männer ——

Da die Bevölkerung seit 1955 im Durchschnitt deutlich älter geworden ist, ist bei der Alterskrankheit Krebs die absolute Zahl der Todesfälle wenig aussagekräftig. Hier wird deshalb die so genannte standardisierte Mortalitätsrate angegeben, die die Altersunterschiede ausgleicht. Bis 1990 gelten die Zahlen für Westdeutschland, danach für Gesamtdeutschland.

Diagramm 7   Quelle: DKFZ

Darmkrebs-Todesfälle und Risiko des Einzelnen

Altersgruppe	Anzahl der Darmkrebstoten	anteilig an 100 Darmkrebstoten	Sterberisiko pro Jahr
vor 40	189	1	1 zu 216 000
40 bis 50	607	2	1 zu 19 900
50 bis 60	2 339	8	1 zu 4 200
60 bis 70	6 118	22	1 zu 1 600
70 bis 80	9 381	33	1 zu 690
über 80	9 663	34	1 zu 320
Gesamt	28 297	100	

Tabelle 12   Quelle: Statistisches Bundesamt, 2000

Altersverteilung der Darmkrebs-Neuerkrankungen

Neuerkrankte pro 100 000 Frauen ▨, Männer ■

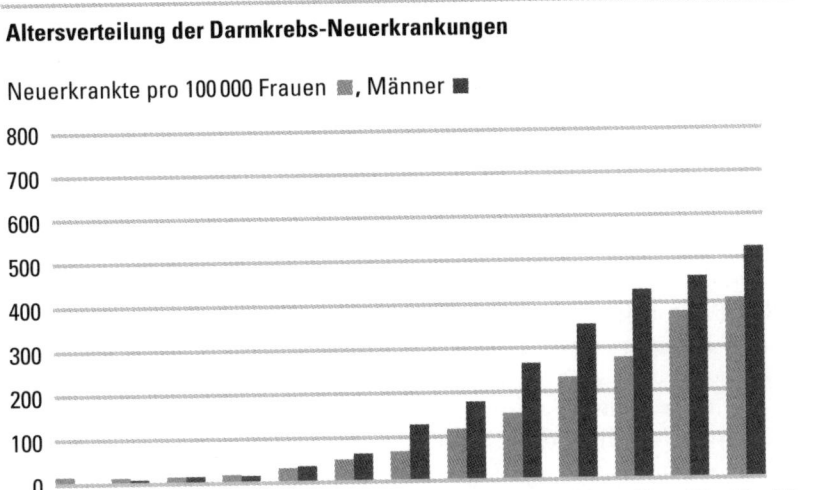

Die Zahlen geben an, wie viele von 100 000 Frauen und Männern einer Altersgruppe pro Jahr an Darmkrebs erkranken (Daten von 1989 – 1998 aus dem Saarland).

Diagramm 8   Quelle: Arbeitsgemeinschaft Bevölkerungsbezogener Krebsregister

opfer gegeben, weniger als ein Prozent der Fälle, vermutlich hatten sie eine erbliche Anfälligkeit. Das Risiko für Darmkrebs ist bei einem 50-Jährigen etwa 18- bis 20-mal höher als bei einem 30-Jährigen.

Risikofaktoren und Vorbeugung

Dickdarmkrebs und seine Vorstufen werden selten von spürbaren Symptomen begleitet. Und so wie es derzeit aussieht, werden auch Wissenschaftler auf absehbare Zeit keine zuverlässigen Verfahren anbieten können, um vorherzusagen, wer an dem Tumor erkranken wird oder nicht. Doch die Forscher haben in den letzten 20 Jahren durch Vergleiche zwischen Tumorkranken und Gesunden einige Hinweise, so genannte Risikofaktoren, gefunden, die offenbar das Entstehen eines solchen Tumors begünstigen.

Allgemein gilt, dass die Tatsache, ob und wann sich Darmkrebs entwickelt, von einer Kombination aus Alter, Geschlecht, Zufall, möglicherweise genetisch bedingter und in der Familie vererbter Anfälligkeit und (in der Familie gelernter) Lebensweise abhängt. Im Durchschnitt müssen etwa sechs von 100 Deutschen damit rechnen, im Laufe ihres Lebens an Darmkrebs zu erkranken; etwa drei von 100 sterben schließlich an dem Krebs.

211

Doch dieses Risiko ist nicht gleichmäßig verteilt: Es gibt eine große Gruppe von Menschen, deren Risiko ein wenig oder deutlich kleiner ist als der Durchschnitt. Aber es gibt auch einige kleinere Gruppen, deren Risiko deutlich über diesem Durchschnitt liegt. Die größte Gruppe, sie umfasst etwa vier von fünf Deutschen, hat ein eher unterdurchschnittliches Risiko für Darmkrebs. Die zweite Gruppe sind Personen mit mäßig ausgeprägten Risikofaktoren: Studien zeigen beispielsweise, dass Familienangehörige von Patienten mit Darmkrebs oder Patienten mit bestimmten anderen Darmerkrankungen häufiger ebenfalls an Darmkrebs erkranken als der Durchschnitt. Die dritte und sehr kleine Gruppe sind vermutlich wenige Tausend Familien mit Erbdefekten in Darmkrebsgenen. Hier ist das Erkrankungsrisiko sehr hoch, doch es gibt insgesamt nicht viele Betroffene. Gendefekte in Hochrisikofamilien stehen nur hinter zwei bis etwa fünf Prozent der Darmkrebsdiagnosen.

Diese Unterscheidung der Risikogruppen ist wichtig, weil auch die persönliche Bilanz der Früherkennung davon abhängt, zu welcher Gruppe man gehört. Je kleiner das eigene Risiko, desto ungünstiger ist die eigene Bilanz. Das Darmkrebsrisiko eines Einzelnen kann je nach Alter und individuellen Faktoren durchaus um den Faktor zehn vom durchschnittlichen Risiko abweichen. Die Liste der folgenden Risikofaktoren hilft bei der Abschätzung.

Geschlecht

Insgesamt liegt das Risiko, an Dickdarmkrebs zu erkranken, für Männer etwa um ein Drittel höher als für gleichaltrige Frauen. Der Unterschied lässt sich allerdings an der Summe der Erkrankungen nicht ablesen. Die niedrigere Erkrankungsrate wird dadurch ausgeglichen, dass Frauen sechs bis sieben Jahre länger leben und den Unterschied dann aufholen. Über das gesamte Leben ist das Risiko, an Darmkrebs zu erkranken, bei beiden Geschlechtern deshalb fast gleich.

Gruppen mit erhöhtem Risiko

Die größte Risikogruppe sind Verwandte von Personen, die an sporadischem Darmkrebs erkrankt oder gestorben sind; dabei geht es jedoch nicht um Familien mit klar erkennbaren Gendefekten. Britische Krebsforscher haben im Jahr 2001 die in den letzten Jahrzehnten erschienenen Studien zum Thema verglichen. Nach ihren Analysen haben Verwandte ersten Grades – Eltern, Kinder, Geschwister – ein etwa doppelt so hohes Risiko, wenn bereits ein Familienmitglied an Darmkrebs erkrankt ist. Wenn zwei Mitglieder erkrankt sind, steigt das Risiko auf das Vier- bis Fünffache. Doch die Analyse zeigte auch, dass auch das Alter, in dem der Tumor auftritt, eine wichtige Rolle spielt. Wenn der Verwandte vor dem 45. Lebensjahr erkrankt, liegt das Risiko bei dem Drei- bis Vierfachen, mit zunehmendem Alter fällt es dann auf das Zweifache ab. Und nach weiteren US-amerikanischen Analysen scheint nicht nur Darmkrebs, sondern schon der Fund eines Adenoms bei einem Verwandten eine ebenso ungute Nachricht mit fast derselben Risikozunahme zu sein wie Darmkrebs in der Familie.

Die Gefährdung, an Darmkrebs zu erkranken, steigt offenbar auch bei Patienten mit Colitis ulcerosa, einer chronisch entzündlichen Darmerkrankung. Britische Ärzte haben dazu 116 Studien ausgewertet. Nach dieser Analyse steigt das Risiko mit zunehmender Dauer der Krankheit auf das Zwei- bis Dreifache gegenüber der gesunden Bevölkerung. Nach zehn Jahren findet sich bei etwa zwei von 100 Patienten Darmkrebs, nach 20 Jahren bei acht bis neun von 100 und nach 30 Jahren etwa bei 18 von 100. Bei Morbus Crohn, einer weiteren Variante der Darmentzündungen, ist das Risiko allerdings kaum erhöht.

Erblicher Darmkrebs

Das höchste Erkrankungsrisiko haben Patienten mit familiärer adenomatöser Polyposis, FAP abgekürzt. Ursache der Krankheit ist ein Defekt in einem der beiden Exemplare des Adenomatous polyposis coli-Gens (APC), das eine entscheidende Rolle bei der Kontrolle des Wachstums der Darmschleimhautzellen spielt. Ein betroffenes Elternteil gibt das defekte Gen im Durchschnitt an die Hälfte seiner Kinder weiter. Allerdings entsteht bei etwa einem von zehn Betroffenen die Erbkrankheit vor der Geburt neu durch eine spontane Mutation des Gens.

Hinweise auf die Krankheit sind ein sehr frühes Erkrankungsalter und wenn mehrere Fälle in der Familie auftreten: Beim Blick in den Darm finden Ärzte dann oft über den gesamten Dickdarm verteilt mehrere Hundert Polypen. Letztlich kann ein Gentest dann die Mitglieder einer Familie identifizieren, die ein besonders hohes Darmkrebsrisiko haben.

Bei dieser Gruppe entwickeln sich Polypen meist bereits mit Beginn der Pubertät, also 30 bis 40 Jahre früher als in der normalen Bevölkerung. Wenn sie unbehandelt bleiben, werden alle Betroffenen irgendwann an Darmkrebs erkranken, das Durchschnittsalter liegt bei 40 Jahren. Vorbeugung besteht darin, alle ein oder zwei Jahre per Endoskopie die Polypen abzutragen. FAP ist aber eine seltene Erkrankung, nur eine von 100 Diagnosen geht auf diesen Defekt zurück.

Schwieriger zu identifizieren sind Familien, die vom Lynch-Syndrom (englisch: heriditary nonpolyposis colorectal cancer, HNPCC, etwa: erblicher Dickdarmkrebs ohne Polyposis) betroffen sind. Kennzeichen der Krankheit ist, dass mehrere Familienmitglieder an Krebs erkrankt sind, neben Dickdarmkrebs kommen aber auch Gebärmutterkörper-, Magen- und Dünndarmkrebs sowie andere Tumorarten gehäuft vor. Schätzungsweise bei fünf von 100 Patienten mit Dickdarmkrebs ist diese Erbkrankheit die Ursache, sie ist damit etwa fünfmal häufiger als die FAP.

Auch sie wird von den Eltern an im Durchschnitt jedes zweite Kind weitergegeben. Von zehn Betroffenen müssen bis zum 65. Lebensjahr etwa sieben damit rechnen, an Darmkrebs zu erkranken. Die Krankheit ist schwer zu diagnostizieren, weil sie nicht auf einem einzigen Gendefekt beruht, sondern auf ein halbes Dutzend verschiedener Defekte zurückgehen kann, und weil sie sich nicht durch eine stark vermehrte Bildung von Polypen verrät.

Lebensstil und Vorbeugung

Es gibt eine Menge gut gemeinter Vorschläge, was man zur Vorbeugung gegen Darmkrebs tun kann: Viel Obst und Gemüse essen, mehr Bewegung, weniger Alkohol, weniger Rauchen – diese Tipps sind auf jeder Liste enthalten. Solche Ratschläge gehörten tatsächlich zu den wenigen empfehlenswerten Ideen, etwas für seine Gesundheit zu tun. Das Problem ist nur, dass bislang niemand versprechen kann, auf diese Weise wirklich vom Darmkrebs verschont zu werden: Tatsächlich stammen die Ratschläge zur richtigen Lebensweise aus wissenschaftlichen Vergleichen von Menschen, die sich viel oder wenig bewegen, die viel Obst und Gemüse essen oder Pflanzliches eher verschmähen und von Rauchern mit Nichtrauchern. Das Problem solcher Studien ist, dass sie in die Irre gehen können, ohne dass Forscher das merken. Ein Fallstrick ist beispielsweise, dass Leute, die sich wenig bewegen, sich in der Regel auch anders ernähren als Menschen, die viel Sport treiben. Wenn man dann feststellt, dass solche Leute häufiger an Darmkrebs erkranken, kann man nie sicher sein, dass es tatsächlich an mangelnder Bewegung liegt.

Ähnlich ist es mit der Beobachtung, dass der Konsum von Rind- und Schweinefleisch (rotes Fleisch) das Risiko für Darmkrebs erhöht. Studien, die diese These untersucht haben, liefern durchaus widersprüchliche Ergebnisse. Möglicherweise steckt das Risiko eher an der Zubereitung als an der Art des Fleischs. In zu stark gebratenem oder gegrilltem Fleisch bilden sich Stoffe, die in Labor- und Tierversuchen krebserregend waren. Doch ob der Verzicht auf Fleisch vor Darmkrebs schützt, ist streng genommen unbewiesen.

Ein Beispiel, dass solche Ratschläge durchaus falsch sein können, ist die These, das Ballaststoffe vor Darmkrebs schützen – sie war in Ernährungsfachkreisen weitgehend akzeptiert. Für eine ballaststoffreiche Ernährung gibt es einige gute Argumente: Mit der Verdauung klappt es besser und zudem liegt bei regelmäßigen Obst- und Gemüse-Essern auch die Anfälligkeit für Herzkrankheiten, Bluthochdruck und Diabetes niedriger. Dann haben Forscher an etwa 1300 Freiwilligen im Alter zwischen 40 und 80 Jahren, denen bereits mindestens ein Polyp entfernt worden war, die vorbeugende Wirkung von Ballaststoffen gegen Vorstufen des Krebses erprobt: Das Ergebnis war enttäuschend.

720 Probanden hatten täglich 14 Gramm Weizenkleie gegessen – eine Menge, die manchem bereits Verdauungsstörungen bereitet. Weitere 584 ernährten sich wie gewohnt, mit etwa zwei Gramm am Tag. Nach fast drei Jahren hatte

die Schrotkur allerdings keine Auswirkungen auf die Entwicklung neuer Polypen. Bei einer Kontrollkoloskopie fanden die Ärzte bei etwa der Hälfte der Probanden neue Polypen, gleichgültig, ob sie nun Ballaststoffe gegessen hatten oder nicht. Auch eine konsequentere Umstellung der Ernährung – weitgehender Verzicht auf Fleisch und Fett, dafür mehr Obst und Gemüse – zeigte in einer zweiten Studie keine Auswirkungen auf die Entwicklung neuer Polypen.

Doch diese Studien sind noch keine endgültige Antwort. Bis sich aus einem Polypen Krebs entwickelt, vergehen oft mehr als zehn Jahre. Möglich ist aber, dass Ernährung zwar nicht die Bildung von Polypen behindert, aber die weitere Entartung zum Krebs verlangsamt.

Ähnliche Enttäuschungen brachten Versuche, die Idee zu beweisen, dass bestimmte, Aspirin-ähnliche Medikamente vor Darmkrebs schützen. Amerikanische Ärzte haben das Medikament Sulindac 21 Probanden gegeben, die eine genetisch bedingte Anfälligkeit für Darmkrebs hatten. Nach vier Jahren gab es weder in Zahl noch Größe der neu gebildeten Polypen einen Unterschied im Vergleich zu den 20 Freiwilligen, die ein Placebo erhalten hatten.

Einige Studien deuten auch darauf hin, dass Hormontherapien gegen Wechseljahrbeschwerden vor Dickdarmkrebs schützen könnten. Tatsächlich wurde die Wirkung in einer US-Studie an 16 000 Frauen bestätigt. Nach fünf Jahren waren pro 10 000 Frauen fünf Karzinome weniger aufgetreten. Doch als Vorbeugung taugt die Hormontherapie nicht: Insgesamt hatte bei den Frauen, die Hormone genommen haben, die Zahl der Herzinfarkte und Brusttumore zugenommen, sodass die Gesamtbilanz negativ war.

Insgesamt gilt: Es gibt zwar einige plausible Ideen für die Darmkrebsvorbeugung, aber verlässliche Beweise, dass Medikamente oder eine Umstellung des Lebensstils tatsächlich vor Darmkrebs schützen, fehlen bislang.

Früherkennung

Unter den Tumoren, gegen die in Deutschland auf Früherkennung gesetzt wird, hat Dickdarmkrebs möglicherweise die günstigsten Voraussetzungen: Nicht nur Früherkennung, sondern sogar echte Vorbeugung könnte funktionieren. Der Krebs wächst meist langsam und er entwickelt sich über gutartige Vorstufen, die Polypen, die geübte Ärzte beim Blick in den Darm relativ leicht identifizieren können. Diese Polypen können zudem mit einem kleinen Eingriff beseitigt werden, sodass sich auch frühe Stadien des Darmkrebses operativ komplett entfernen lassen.

Ironischerweise tritt das Feld der Darmkrebsspezialisten dennoch alles andere als geschlossen auf. Das liegt zum einen daran, dass von den fünf wichtigsten Methoden zur Früherkennung – Fingeruntersuchung, Stuhltest, zwei Varianten der Darmspiegelung und ein Röntgenverfahren – bislang nur eines, der Stuhltest, in weitgehend von Verzerrungen freien Studien erprobt wurde, die verlässliche Daten für eine grundlegende Abschätzungen von Nutzen und Schaden bieten. Doch gerade der Stuhltest hat fundamentale Schwächen, sodass viele Experten ihn für ein zweitklassiges Instrument der Früherkennung halten. Das spaltet die Fachwelt: Alle sind sich einig, Screening zu fordern, doch es gibt Meinungsunterschiede, was die beste Methode ist – und wie oft sie eingesetzt werden sollte.

Bei keinem Tumor ist die Vielfalt der Empfehlung so verwirrend. International gibt es mehr als zwei Dutzend unterschiedlicher Ratschläge von Experten, die jeweils fest überzeugt sind, dass ihre Strategie die beste ist.

Stuhltest

Fünen ist eine beliebte Ferieninsel. Doch das war Mitte der 80er Jahre nicht der Grund, warum die Medizinerwelt aufmerksam auf das dänische Eiland schaute. Grund war vielmehr ein medizinischer Versuch, an dem fast die Hälfte der 45- bis 75-jährigen Einwohner der Insel teilnahm, immerhin fast 62 000 Personen. 31 000 Männer und Frauen bekamen einen Früherkennungs-Test für Darmkrebs angeboten, der einige Hoffnung geweckt hatte, die Zahl der Toten deutlich verringern zu können: Sie sollten mit diesem Test alle zwei Jahre nach Blut im Stuhl suchen. Ein Jahrzehnt lief der Versuch, bis die Gruppe 1996 in der Medizinzeitschrift *The Lancet* das Ergebnis veröffentlichte: Während der zehn Jahre hatten die Ärzte bei den 31 000 Teilnehmern 481 mal Dickdarmkrebs diagnostiziert, 205 Personen waren an dem Tumor gestorben. Diese Zahlen verglichen sie mit der Krankengeschichte von den anderen 31 000, zufällig ausgewählten Einwohnern der Insel. Bei denen, die keine Einladung zur Früherkennung erhalten hatten, war die Zahl der Dickdarmkrebsdiagnosen fast identisch. Doch von den 483 Patienten waren 249 an dem Tumor gestorben. Danach hatte die Früherkennung von 31 000 Einwohnern etwa 45 den Tod durch Darmkrebs erspart.

Ähnliche Massenexperimente mit Zehntausenden von Freiwilligen haben in England, Schweden und den USA stattgefunden. Die Ergebnisse waren vergleichbar: Die Zahl der Darmkrebstoten war etwa um ein Fünftel geringer bei denen, die regelmäßig ihren Stuhl auf Blut untersucht hatten. Diese Studien sind der Grund dafür, dass heute in allen Industriestaaten der Stuhltest als Früherkennungsmaßnahme angeboten wird.

Methode

Der Haemoccult-Test ist ein Test auf verborgenes (okkultes) Blut im Stuhl. Etwas größer als eine Handfläche ist der rosa Umschlag, den man meist erhält. Darin befinden sich drei aufklappbare Pappbriefchen und ein Karton, aus dem sich drei Pappspatel herausbrechen lassen. Mit diesen Spateln soll man von seinem Stuhl Proben entnehmen und in zwei der Fensterchen der Pappbriefchen streichen. Das soll mit drei aufeinander folgenden Stuhlgängen geschehen. Auf die Rückseite der getrockneten Proben kann der Arzt dann eine Entwicklerlösung aufträufeln, die die im Blut enthaltene Peroxidase nachweist, ein Enzym, das Sauerstoffverbindungen umwandelt. Ein Farbausschlag zeigt dem Arzt an, ob Blut im Stuhl war. Als Quelle kommen dann aber mehrere Ursachen in Frage: Das Blut kann aus einem Magengeschwür oder aus harmlosen Hämorrhoiden stammen, oder es kann ein Rest sein aus dem halbrohen Steak von gestern. Der Test kann auch durch frisches Obst und Medikamente verfälscht werden – größere Mengen Vitamin C können den Farbumschlag unterdrücken. Drei Tage vor dem Test soll man deshalb Nahrungsmittel meiden, die den Test verfälschen können, etwa rohes Fleisch, Tomaten, Blumenkohl, Bananen und Broccoli.

Diese Störmöglichkeiten deuten schon an, dass das Testergebnis des Stuhltests nie wirklich sicher ist und immer erst durch weitere Untersuchungen bestätigt werden muss. Ein positiver Haemoccult-Test bedeutet nur, dass die Wahrscheinlichkeit, dass Darmkrebs vorliegen könnte, ansteigt. Zum sicheren Nachweis oder zur Entwarnung muss man sich dann einer kompletten Darmspiegelung unterziehen.

Nutzen

Sterblichkeit: Eine Gruppe australischer und britischer Ärzte hat 1998 die bis dahin veröffentlichten Ergebnisse mehrerer Haemoccult-Studien gemeinsam ausgewertet. Die Ergebnisse bestätigen, dass die regelmäßige Früherkennung alle ein oder zwei Jahre durch Haemoccult das Risiko, an Darmkrebs zu sterben, um etwa ein Fünftel bis ein Siebtel vermindert. Nach Berechnungen von Anke Steckelberg und Ingrid Mühlhauser von der Universität Hamburg sieht die Bilanz bezogen auf 1000 Teilnehmer im Alter zwischen 45 und 89 Jahren nach zehn Jahren folgendermaßen aus: Ohne Früherkennung sterben sieben an Darmkrebs, mit jährlicher Früherkennung sind es vier, mit Früherkennung alle zwei Jahre sind es sechs. Das heißt, dass durch die Früherkennung ein bis drei Teilnehmer von 1000 darauf hoffen dürfen, nicht an dem Tumor zu sterben. Das entspricht einer Verringerung des Risikos um 15 bis etwa 40 Relativ-Prozent. Aus Sicht des Einzelnen kann man durch fünf Screening-Untersuchungen sein Risiko, an Dickdarmkrebs zu sterben, von 0,7 Prozent auf 0,4 bis 0,6 Prozent verringern, das ist also ein Gewinn von 0,1 bis 0,3 Absolut-Prozent.

Anhand dieser Zahlen lässt sich auch abschätzen, wie viel Lebenszeit die Teilnehmer eines Darmkrebs-Screening-Programms durchschnittlich gewinnen. Nach Berechnungen von US-Ärzten beträgt die Steigerung im Durchschnitt drei bis zehn Tage. Allerdings täuschen diese Durchschnittswerte, da es ja nur wenige Teilnehmer sind (nämlich ein bis drei von 1000), die den gesamten Gewinn an Lebenszeit haben. Für die kann der Gewinn an Lebenszeit dann durchaus einige Jahre betragen. Allerdings liefern die Studien bislang keine Beweise, dass Darmkrebs-Früherkennung wirklich das Leben verlängert.

Vorsorge: Eine weitere Konsequenz des Früherkennungstests ist, dass er in der Regel zu einer Inspektion des gesamten Darms mit einem Endoskop führt. Dabei entdecken die Ärzte dann manchmal noch gutartige Polypen, die dann gleich mit entfernt werden können. Die Hoffnung ist, dass diese Eingriffe auch das Risiko verringern, in Zukunft an Darmkrebs zu erkranken. Tatsächlich lieferten amerikanische Ärzte bereits Hinweise, dass diese Hoffnung auf Vorbeugung berechtigt sein könnte. Sie haben 1975 im US-Bundesstaat Minnesota ähnlich wie ihre Kollegen auf Fünen mit einem Früherkennungsprojekt bei etwa 46 000 Freiwilligen begonnen. Zwei Drittel bekamen regelmäßige Stuhltests angeboten, das restliche Drittel blieb ohne Früherkennung. Nach 18 Jahren waren in der Gruppe ohne Früherkennung 39 von 1000 Teilnehmern an Darmkrebs erkrankt, in der Gruppe mit Früherkennung waren es 32, also sieben weniger.

Weniger aggressive Therapie: Durch den Haemoccult-Test werden auch Polypen und Tumore entdeckt, die heilbar gewesen wären, wenn man sie Jahre später per Zufall entdeckt hätte. In solchen Fällen bringt die Stuhluntersuchung also keinen Überlebensvorteil. Der Nutzen könnte aber darin liegen, dass eventuell schonendere Operationen möglich sind oder auf aggressive Chemotherapien und Betrahlungen verzichtet werden kann, weil der Tumor kleiner ist.

Beruhigung: Für den größten Teil der Teilnehmer eines Darmkrebs-Früherkennungsprogramms – etwa 960 von 1000 – bedeutet der Test weder Nutzen noch einen großen Schaden, wenn man von der Zeit absieht, die sie für Arztbesuche aufgewandt haben. Ein psychologischer Nutzen, den viele als Grund anführen, zur Früherkennung zu gehen, besteht in der Beruhigung, wenn der Test unauffällig war. Doch man darf die Aussagekraft des Haemoccult-Tests nicht überschätzen. Bevor ein gesunder, 65-jähriger, durchschnittlicher Deutscher zur Dickdarmkrebs-Früherkennung geht, muss er davon ausgehen, dass sein Risiko, tatsächlich Darmkrebs zu haben, bei zwei bis drei pro 1000 liegt. Da der Stuhltest etwa die Hälfte bis drei Viertel der tatsächlich vorhandenen Tumore übersieht, kann ein Teilnehmer auch nach einem negativen Haemoccult-Test nicht völlig sicher sein, dass er keinen Dickdarmkrebs hat: Die Chance beträgt immer noch mindestens eins zu 1000.

Schaden

Falsch-negative Diagnosen: Der Stuhltest hat den Vorteil, dass er relativ einfach anzuwenden ist, aber er ist kein zuverlässiger Test. Er kann ja nur solche Tumore entdecken, die sich durch Blutungen bemerkbar machen. US-Experten schätzen, wie oben schon kurz geschildert, dass ein einzelner Test etwa neun von zehn kleineren Polypen und die Hälfte bis drei Viertel der Darmtumore übersieht. Diese Fehlerquote ist der Hauptgrund, weshalb vielen Befürwortern von Darmkrebs-Screening der Stuhltest alleine nicht ausreicht.

Falsch-positive Diagnosen: Auch wenn es Vorschriften gibt, wie man sich in den Tagen vor der Entnahme der Stuhlprobe ernähren sollte, ist der Test anfällig für falschen Alarm. Wie häufig Irrtümer sind, hängt von Details bei der Auswertung des Tests ab. In den USA beispielsweise ist die Mentalität der Ärzte darauf ausgerichtet, möglichst jeden Tumor zu finden, auch aus Sorge vor einer Schadenersatzklage. Dort werden die von den Patienten eingeschickten oder abgegebenen Haemoccult-Kärtchen vor der Färbereaktion angefeuchtet. Tatsächlich werden so etwas häufiger Blutreste aufgespürt, doch auch die Zahl der Fehler geht in die Höhe. In Europa müssen von 1000 Teilnehmern etwa 30 damit rechnen, dass der Test anschlägt, obwohl im Darm kein Tumor wächst, in den USA sind es 100. Diese Personen machen sich eine Zeit lang unnötige Sorgen. Die Folge ist zudem, dass sich dann in der Regel eine komplette Darmspiegelung anschließt, um Darmkrebs auszuschließen. Über die Jahre können diese Fehler dazu führen, dass ein Viertel bis die Hälfte der Teilnehmer zur Kontrolle eine Darmspiegelung absolviert. Diese Folgekosten, die nötig sind, um Verdachtsbefunde abzuklären, sind der Grund, warum der Stuhltest keineswegs billig und harmlos ist. Wer allerdings die anschließende Darmspiegelung übersteht, ohne dass ein Polyp entdeckt wird, hat einen Vorteil: Er kann die nächsten zehn Jahre auf Darmkrebs-Früherkennung verzichten.

Manche Experten glauben sogar, dass ein großer Teil des Nutzens des Stuhltests eben darauf beruht, dass er oft »falschen Alarm« schlägt. Es kommt nämlich immer wieder vor, dass die Ärzte bei der anschließenden Spiegelung dann einen Tumor oder Polypen entdecken, der zwar nicht geblutet hat, aber trotzdem entfernt werden kann. US-Ärzte schätzen, dass bis zu einem Viertel der nach einem Haemoccult-Test gefundenen Tumore auf solche Zufallsfunde zurückgehen, andere Experten gehen sogar von der Hälfte aus. Auch das stellt den Wert des Stuhltests in Frage: Dann kann man einen Teil der Leute gleich per Los auswählen, ohne vorher für viel Geld ihren Stuhl zu untersuchen.

Vorgezogene Diagnose unheilbarer Tumore: Der Stuhltest kann das Risiko, an Darmkrebs zu sterben, nicht völlig eliminieren. Das heißt, die Untersuchung findet immer wieder Tumore, die dann doch nicht heilbar sind. Vier bis sechs von 1000 Teilnehmern müssen in zehn Jahren mit diesem Ergebnis rechnen. Das heißt, sie erfahren zwei bis drei Jahre früher von einem Tumor. Das ist ein schwerer Nachteil: Ihnen und ihrer Familie werden zwei bis drei Jahre sorgenfreien Lebens geraubt, sie müssen unter Umständen länger mit einem künstlichen Darmausgang leben und sind den Nebenwirkungen der Therapien ausgesetzt, ohne etwas am fatalen Ergebnis ändern zu können. In solchen

Fällen verbessert die Darmkrebs-Früherkennung nicht die Überlebenschancen, sondern verlängert lediglich die Leidenszeit.

Überdiagnose: Die weit überwiegende Mehrzahl der Polypen, die bei der Früherkennung gefunden werden, ist gutartig und würde auch nie zum Krebs entarten. Sie zu entfernen bringt also keinen unmittelbaren Vorteil. Allerdings sind die Konsequenzen, sie trotzdem zu entfernen, relativ milde, da Polypen oft durch eine Endoskopie abgetragen werden können, ohne dass eine große Operation nötig ist.

Risiko durch die Untersuchung: Der Stuhltest selbst mag zwar manchen etwas Überwindung kosten, ist aber selbst völlig harmlos. Seine Nebenwirkungen und Risiken liegen in den Folgeuntersuchungen, die er auslöst – das ist vor allem die Koloskopie. Komplikationen sind in der Hand eines erfahrenen Arztes selten, die ausführliche Bilanz der Koloskopie folgt unten.

Koloskopie

Fast zwei Meter lang und sieben Millimeter dick ist ein Koloskop zur Inspektion des gesamten Dickdarms. Nicht leicht vorstellbar, dass Ärzte das relativ steife Kabel ohne Probleme komplett im Körper eines Menschen verschwinden lassen können. Und obwohl das tatsächlich fast immer möglich ist, ist die Bereitschaft, sich auf eine Koloskopie einzulassen, in der Bevölkerung eher begrenzt. Doch gerade in diese Untersuchungsmethode legen die deutschen Darmspezialisten ihre größte Hoffnung zur Früherkennung. Ab Herbst 2002 können alle Deutschen mit 55 und 65 Jahren per Koloskop den Darm sowohl nach noch gutartigen Polypen als auch nach bereits bösartigen Krebswucherungen absuchen lassen.

Methode

Mit dem Koloskop kann die Wand des gesamten Dickdarms vom After bis zum Blinddarm inspiziert werden. Voraussetzung ist jedoch, dass der Darm völlig leer ist, damit die Wand auch überall gut zu sehen ist. Zur Vorbereitung der Untersuchung gehört deshalb, dass der Patienten am Abend und/oder am Morgen vorher mehrere Liter eines Abführmittels trinkt, das den Darm komplett freiputzen soll. Kurz vor der Untersuchung erhalten die Patienten dann ein starkes Beruhigungsmittel, weil die Manöver des Endoskops im Darminneren durchaus beunruhigend oder manchmal auch schmerzvoll sein können. Erfahrene Endoskopiker brauchen bei acht bis neun von zehn Patienten für eine Koloskopie des gesamten Dickdarms bis zum Blinddarm 20 bis 30 Minuten. Zu Beginn der Untersuchung liegen die Patienten meist mit angezogenen Knien auf der linken Seite. Während der gesamten Untersuchung wird der After mit Gleitmittel eingerieben, um Reibung zu reduzieren und auf diese Weise Verletzungen zu verhindern. Wenn das Endoskop schwierige Knicke des Darms passieren soll, muss sich der Patient gelegentlich auf den Rücken, den

Bauch oder die andere Seite drehen. Manchmal muss der Arzt oder sein Assistent durch Druck mit der Hand auf den Bauch das Endoskop durch eine Darmschleife zwingen. Unter dieser Gymnastik, mit Hilfe von eingeblasener Luft und durch ständiges Vor- und Zurückbewegen des Endoskops wird die Spitze des Endoskops langsam bis zum Blinddarm vorgeschoben. Während des Zurückziehens inspiziert der Arzt dann die vorbeigleitende Darmwand. Entdeckt er einen Polypen, kann der mit einer Schlinge an der Spitze des Endoskops gefasst und entfernt werden. Das Ergebnis ist in der Regel eine kleinere Blutung, die aber nicht genäht wird. Nur in sehr seltenen Fällen sind so große Blutungen die Folge, dass sie eventuell in einer offenen Bauchoperation gestillt werden müssen.

Nutzen

Die Koloskopie gilt als das Früherkennungsverfahren mit der besten Entdeckungsquote für Dickdarmtumore. Dennoch ist es erstaunlich, dass die deutschen Ärzte und Krankenkassen das Verfahren schon jetzt zur Früherkennung akzeptiert haben. Denn ob die Strategie wirklich der »beste« Weg ist, ist offen. Das liegt daran, dass es bislang keine zuverlässigen Zahlen dazu gibt, wie stark man durch die Koloskopie sein Risiko senken kann, an Dickdarmkrebs zu sterben. Die Schätzungen widersprechen sich: Besonders optimistische US-Ärzte schätzen, dass die Methode acht bis neun von zehn Darmkrebstodesfällen vermeiden könnte. Andere Experten gehen von etwa der Hälfte bis zwei Dritteln aus. Wenn man diese Reduktion auf die Bilanz überträgt, die Anke Steckelberg und Ingrid Mühlhauser von der Universität Hamburg für den Haemoccult-Test berechnet haben, sähe das Ergebnis folgendermaßen aus: Ohne Früherkennung sterben von 1000 Teilnehmern im Alter zwischen 55 und 75 Jahren nach zehn Jahren sieben an Darmkrebs, mit Koloskopie wären es ein bis zwei. Das hieße, eine Person könnte durch zwei Screening-Untersuchungen ihr Risiko, an Dickdarmkrebs zu sterben, von 0,7 Prozent auf 0,2 bis 0,1 Prozent verringern, ein Gewinn von 0,5 Prozentpunkten. Allerdings gibt es bislang keine verlässlichen Beweise, dass diese Rechnung tatsächlich zutrifft.

Ähnlich unsicher sind Abschätzungen, wie effektiv die Koloskopie Darmkrebs vorbeugen kann. Letztlich hängt die Antwort von zwei Faktoren ab: 1. Wie viele Tumore entwickeln sich, ohne dass sie vorher als große Polypen zu erkennen sind? 2. Wie viele Polypen werden von den Ärzten übersehen? Gründe dafür können beispielsweise sein, dass der Darm nicht wirklich sauber ist oder die Ärzte mit dem Endoskop nicht bis zum Ende des Dickdarms gelangen.

Schaden

Insgesamt werden bei der Koloskopie schätzungsweise zwischen einem und drei von zehn Polypen übersehen, allerdings handelt es sich dabei vor allem um kleine, wenig gefährliche Polypen. Problematischer sind allerdings Tumore, die sich nicht über leicht erkennbare Vorstufen entwickeln. Britische Ärzte haben sich in einer Studie den Darm von 1000 Patienten besonders gründlich angeschaut und dabei festgestellt, dass immerhin die Hälfte der frühen Darmtumore, die sie gefunden haben, nicht als gut sichtbare Polypen wuchsen, sondern in flachen Hügeln oder sogar Mulden versteckt waren, die bei Routineuntersuchungen leicht übersehen werden.

Risiko durch die Untersuchung: Die Koloskopie ist die aufwendigste Früherkennungsmethode – und auch die mit den größten Risiken. Allerdings sind Komplikationen in den Händen eines geübten Arztes selten, wenn auch nicht gleich null. Risiken gehen zum einen von den Beruhigungsmitteln aus, die die Patienten einnehmen müssen. Schwerwiegender sind jedoch Verletzungen oder gar Durchbohrungen der Darmwand, wenn der Arzt das Endoskop zu grob handhabt. Solche Pannen können dann zu einer offenen Darmoperation oder im Extremfall sogar zum Tode des Patienten führen. US-Ärzte verzeichneten bei der Spiegelung von 3100 Patienten bei insgesamt zehn eine größere Komplikation, also etwa bei einem von 300 Patienten. Sechs der zehn mussten wegen Blutungen einige Zeit im Krankenhaus bleiben. Nach Schätzungen der US Task-Force liegt bei rein diagnostischen Spiegelungen das Risiko, dass die Darmwand durchstoßen wird, zwischen eins zu 160 bis eins zu 3000. Bei Spiegelungen, bei denen Polypen entfernt wurden, steigt die Komplikationsrate; Verletzungen kommen dann bei einem von 130 bis 1400 Eingriffen vor, Blutungen in einem von 40 bis 500 Eingriffen. In dieser großen Spannbreite schlagen sich vermutlich Unterschiede in der Erfahrung der Ärzte und in der Auswahl der Patienten nieder. Ein weiteres Problem liegt in der Reinigung der Geräte. In Bayern haben fast 600 Ärzte ihre Geräte durch Hygiene-Experten untersuchen lassen, die von der Kassenärztlichen Vereinigung Bayerns beauftragt waren. Bei etwa zwei Dritteln der Praxen fanden Mikrobiologen auch bei gereinigten Endoskopen überlebende Keime. Theoretisch kann es durch schlecht gereinigte Geräte zur Übertragung von Infektionskrankheiten kommen; allerdings ist unklar, wie häufig das in der Praxis tatsächlich der Fall ist. In Bayern sollen Ärzte, die in regelmäßigen Kontrollen nachweisen, dass sie saubere Endoskope verwenden, durch ein Zertifikat ausgezeichnet werden.

Weitere Methoden

Abtasten: Bei der Darmkrebs-Früherkennung hat der sprichwörtlich erhobene Zeigefinger eine ganz praktische Bedeutung. Die Inspektion des Enddarms mit dem Finger gehört zu den ältesten Früherkennungsuntersuchungen. Doch die Untersuchung ist eher ein Ritual, an das sich Ärzte und Patienten gewöhnt haben, als ein sinnvolles Früherkennungsverfahren – zumindest sind die Aussichten gleich null, durch das Abtasten des Enddarms die Überlebenschancen von Dickdarmkrebs zu verbessern. Denn nur etwa zehn Prozent der Darmtumore wachsen in Reichweite eines Fingers. Und die müssen deutlich spürbar sein, um dem blind im Dunkeln tastenden Doktor aufzufallen; Zahlen, wie gut der Tastsinn eines Arztes ist, gibt es nicht. US-Ärzte haben einmal verglichen, ob unter den Mitgliedern einer Krankenversicherung, die an Darmkrebs gestorben sind, weniger Leute waren, die eine Fingeruntersuchung absolviert hatten, als in einer gesunden Vergleichsgruppe. Das würde dafür sprechen, dass die Untersuchung das Risiko verringert. Doch in der Studie fanden sie keinen Hinweis darauf, dass die Untersuchung Einfluss auf das Risiko hatte. Kurz: Wer sich für Darmkrebs-Früherkennung entscheidet, kann auf den ärztlichen Zeigefinger getrost verzichten, wenn er ihn nicht mag.

Sigmoidoskopie: Die Untersuchung des gesamten 1,5 Meter langen Dickdarms mit einem Endoskop ist nicht ganz einfach. Mehrere 90-Grad-Knicke sorgen dafür, dass Ärzte sich Zeit lassen müssen, die Spitze des Endoskops schonend durch den Darm gleiten zu lassen. Doch selbst dann empfinden die meisten Patienten die Bewegungen im Inneren als so unangenehm, dass sie nicht ohne starke Beruhigungsmittel auskommen. Diese Nachteile der kompletten Darmspiegelung liefern die Argumente für eine weniger unangenehme und von den Ärzten leichter zu handhabende Variante der Darmendoskopie: Bei der Sigmoidoskopie geben sich die Ärzte mit den ersten 40 bis 60 Zentimetern zufrieden, Mastdarm, Sigmoid und absteigender Dickdarm können oft innerhalb weniger Minuten inspiziert werden, Patienten brauchen keine Beruhigungsmittel und nur relativ milde Abführmittel. Der Nachteil der Untersuchung ist, dass sie eben nur etwa ein Drittel bis ein Viertel des Dickdarms erfasst. Wenn hier alles in Ordnung ist, kann man dennoch nicht sicher ganz sein, ob in anderen Teilen des Darms Polypen wachsen. Deshalb empfehlen manche Gremien, die auf Sigmoidoskopie zur Früherkennung setzten, die Untersuchung zusätzlich mit einem Haemoccult-Test zu kombinieren.

In den Händen eines erfahrenen Arztes ist die Methode relativ sicher. Mit dem Sigmoidoskop können entdeckte Adenome und Polypen auch gleich entfernt werden: Wenn in der letzten Passage des Darms ein größerer Polyp entdeckt wird, besteht allerdings eine erhöhte Chance, dass auch jenseits der Reichweite des Sigmoidoskops weitere Polypen wachsen. Deshalb kann der Fund eines Polypen bedeuten, dass Ärzte eine zweite Untersuchung mit dem längeren Koloskop vorschlagen, um den gesamten Dickdarm zu inspizieren.

Bislang gibt es keine zuverlässigen Zahlen zur Bilanz der Darmkrebs-Früherkennung durch Sigmoidoskopie. Studien, die die Frage beantworten sollen, ob die Methode besser ist als der Haemoccult-Test, haben aber bereits begonnen. Ältere Schätzungen gehen davon aus, dass die regelmäßige Sigmoidoskopie das Risiko, an Darmkrebs zu sterben, um 60 Prozent verringern kann.

Doch ob diese Rechnung wirklich zutrifft, wird derzeit in Studien in Italien, England und USA erprobt.

Kolonkontrasteinlauf: Beim Einlauf wird durch den After eine Barium-Sulfat-Lösung als Kontrastmittel in das Darminnere injiziert. Die Flüssigkeit verteilt sich auf der Darmschleimhaut und dieser Film kann durch eine Röntgenaufnahme sichtbar gemacht werden, größere Wandunregelmäßigkeiten lassen sich so entdecken. Die US Task-Force zweifelt jedoch daran, dass diese Röntgenmethode zur Früherkennung geeignet ist. Einerseits übersehen Ärzte bei einem Einlauf die Hälfte bis zwei Drittel der Polypen und Tumore, andererseits sind Fehlalarme sehr häufig. Im Durchschnitt glauben Ärzte bei 15 von 100 mit einem Einlauf Untersuchten eine Auffälligkeit zu sehen, die sich dann aber bei einer Kontroll-Koloskopie nicht bestätigt. In Deutschland wird das Verfahren meist nur dann eingesetzt, wenn eine Darmspiegelung nicht möglich ist.

Virtuelle Koloskopie ist der Name für eine Röntgenuntersuchung des Darms mit Hilfe eines Computertomographen. In diesen Geräten rotiert eine Röntgenröhre um den Patienten und durchleuchtet ihn mit einem Röntgenstahl. Der aus dem Patienten austretende Strahl wird von einem Detektor aufgezeichnet und durch einen Computer in ein Schnittbild des Körpers umgerechnet. Die Geräte fertigen jedoch nicht nur ein Bild, sondern eine Serie von aufeinander folgenden, jeweils ein bis zwei Millimeter dicken Schnittbildern an. Aus diesen Bilderstapeln wird dann ein dreidimensionales Modell des Körpers rekonstruiert. Diese Bilderserie lässt sich auch dazu benutzen, den Verlauf der Dickdarmwand zu simulieren. Mit Computerhilfe lassen sich die Bilder so aufbereiten, dass der Arzt das Innere des Darms auf einem Monitor darstellen und die Wand nach auffälligen Veränderungen absuchen kann.

Die Aufzeichnung der Bilder erfordert allerdings einige Vorbereitung. Um Abführmittel kommt man nicht herum: Wie bei der Spiegelung muss der Darm möglichst leer sein, weil Darminhalt und Darmwand sonst kaum zu unterscheiden sind. Zudem muss der Darm mit Luft oder Kohlendioxid aufgepumpt werden, um ein Zusammenkleben der Wände zu verhindern. Der Vorteil der Methode ist, dass sie nicht invasiv ist und deshalb auch für Patienten in Frage kommen könnte, die eine Spiegelung ablehnen. Der Nachteil ist allerdings, dass man die Belastung durch Röntgenstrahlung in Kauf nehmen muss.

Derzeit ist die Frage offen, wie gut die virtuelle Koloskopie zur Früherkennung von Dickdarmkrebs taugt. Ein Problem ist, dass bei Aufzeichnung und Berechnung der Bilder Fehler passieren, die nicht als solche zu erkennen sind und deshalb zu Fehldiagnosen führen. Zudem ist die Auflösung der Geräte begrenzt, sodass kleinere und flache Polypen meist übersehen werden. Die Methode wird deshalb bislang nur experimentell und nur für besondere Fragestellungen eingesetzt.

Gentests: Forscher haben in den letzten Jahren herausgefunden, dass

Darmkrebszellen meist eine Reihe von typischen Gendefekten im Erbgut angesammelt haben. Ständig stirbt ein Teil der Darmkrebszellen ab, sodass Reste ihres Erbguts auch mit dem Kot ausgeschieden werden. Mehrere Gruppen arbeiten deshalb an Tests, die in Stuhlproben für Dickdarmkrebs typische Genveränderungen nachweisen – und damit einen Hinweis geben sollen, ob und wie weit bereits Zellen vorhanden sind, die auf dem Weg zum Tumor sind. Nach ersten Berichten sind die Tests in der Lage, etwa sechs von zehn Dickdarmtumoren zu entdecken, eine Bilanz, die besser wäre als die des Haemoccult-Tests. Allerdings stehen die Ergebnisse von zuverlässigeren Studien noch aus, die darüber Auskunft geben, wie oft die Gentests falsch liegen: Wie oft sie also einerseits Krebs und Krebsvorstufen übersehen und wie oft sie andererseits Genveränderungen bei Menschen aufspüren, für die Dickdarmkrebs nie zu einem spürbaren Problem werden würde. Solange diese Fragen nicht beantwortet sind, stellen Gentests keine Konkurrenz für herkömmliche Früherkennungsverfahren dar.

Ausblick

Jede der Früherkennungsmethoden – Haemoccult, Sigmoidoskopie und Koloskopie – hat Vor- und Nachteile. Doch die beste Früherkennungsmethode ist nutzlos, wenn sie so abschreckend ist, dass keiner sie wahrnimmt. Auch die Entscheidung, die Koloskopie als Routineuntersuchung allen etwa elf Millionen in Deutschland lebenden 55- bis 65-Jährigen anzubieten, geht davon aus, dass nur ein kleiner Teil das Angebot auch annimmt. Wenn tatsächlich alle Kandidaten zur Koloskopie gehen würden, müssten die deutschen Gastroenterologen jede andere Tätigkeit einstellen, um nur noch Früherkennung zu betreiben. Doch die Sorge ist unnötig: Erfahrungen aus dem Ausland zeigen, dass die Koloskopie vermutlich nur von jedem zehnten Erwachsenen akzeptiert wird.

Diese Ablehnung kann dazu führen, dass eine vermutlich schlechtere, aber weniger aufwendige Früherkennungsmethode – wie der Haemoccult-Test – die Sterblichkeit stärker verringern kann als ein besserer, aber von großen Teilen der Bevölkerung als abschreckend empfundener Test wie die Koloskopie. Diese Abwägung zwischen Qualität und Akzeptanz der verschiedenen Tests sorgt dafür, dass Darmkrebsspezialisten intensiv debattieren, welche Früherkennungsmethode man benutzen sollte, in welchem Alter und wie oft. Weltweit haben Fachgremien mehr als zwei Dutzend verschiedene Empfehlungen zum »besten« Darmkrebs-Früherkennungsprogramm abgegeben: Mal empfehlen Experten nur den Stuhltest, mal in Kombination mit Spiegelung, mal nur eine Spiegelung alleine. Manche glauben, man sollte sich alle fünf Jahre untersuchen lassen, andere schlagen alle zehn Jahre vor. Das Problem dabei ist, dass alle diese Gremien dabei eine Definition von »besser« verwenden, die sehr subjektiv ist, so Steven Woolf von der Virginia Commonwealth University in Fairfax. Der Amerikaner hat eine ganz andere, pragmatischere Definition des besten Tests: Der beste Test ist schlicht der, den ein Patient zur Früherkennung akzeptiert.

Kernaussagen Darmkrebs

Organ	Der Dickdarm ist etwa 1,5 Meter lang. Er soll den Überresten der Verdauung Wasser und Salz entziehen.
Neuerkrankungen	1998 sind etwa 30 000 Frauen und 27 000 Männer an Darmkrebs erkrankt. Der Tumor ist damit die zweithäufigste Krebserkrankung bei Frauen und die dritthäufigste bei Männern.
Todesfälle	Im Jahr 2000 sind knapp 15 000 Frauen und 13 300 Männer an Darmkrebs gestorben.
	Seit Ende der 70er Jahre geht die Rate der Todesfälle leicht zurück.
	Das durchschnittliche Alter der Darmkrebsopfer liegt ein bis drei Jahre unter dem allgemeinen Sterbealter.
Risikofaktoren, Vorbeugung	Hauptrisikofaktor ist das Alter. Sind Verwandte ersten Grades betroffen, steigt das Risiko. Männer erkranken früher als Frauen.
	Der Einfluss von Ernährung ist letztlich nicht sicher geklärt. Möglicherweise erniedrigt eine Ernährung, die reich an Obst und Gemüse ist, das Erkrankungsrisiko.
Früherkennung Haemeoccult	Untersuchung einer Stuhlprobe auf Blut: Ab 50 jährlich, ab 55 zweijährlich als Alternative zur Darmspiegelung.
	Nutzen: Ohne Früherkennung sterben von 1000 älteren Deutschen etwa sieben innerhalb von zehn Jahren an Darmkrebs, mit jährlichem Stuhltest sind es etwa vier, bei Früherkennung alle zwei Jahre sind es sechs. Zudem werden manchmal auch Vorstufen entfernt, so dass Krebserkrankungen vermieden werden können.
	Schaden: Der Stuhltest übersieht etwa die Hälfte der Darmtumore. Auch falsch-positive Befunde sind häufig, die dann meist eine Darmspiegelung zur Folge haben.
Früherkennung Darmspiegelung (Koloskopie)	Gesetzlich Versicherte haben Anrecht auf zwei Spiegelungen des kompletten Dickdarms, die erste ab 55, die zweite zehn Jahre später.
	Nutzen: Bilanz bislang ungewiss, aber vermutlich dem Haemoccult-Test überlegen. Fraglich ist, ob die unangenehme Untersuchung auf breite Akzeptanz stößt.
	Schaden: Bilanz bislang ungewiss. Risiken des Eingriffs in den Händen erfahrener Ärzte aber klein.

Hautkrebs

Dämon Sonne

Die Warnungen kommen so zuverlässig wie die Jahreszeiten. Kurz vor Ostern tauchen die Anzeigen und Filmspots zur Vorbeugung gegen Hautkrebs auf. Die Botschaft, die die Arbeitsgemeinschaft Dermatologische Prävention und die Deutsche Krebshilfe seit 1997 alljährlich wiederholen, ist mal freundlich, mal direkt formuliert, doch immer beunruhigend: Sonnenstrahlen bergen ein Hautkrebsrisiko!

Diese Hinweise verändern die Wahrnehmung der Sonne: Aus dem angenehm wärmenden Gestirn wird ein gefährlicher Dämon, der töten kann. Wer diese Warnungen vor Hautkrebs liest, fragt sich, ob er es noch verantworten kann, mit seinen Kindern in Italien oder Spanien Urlaub zu machen – oder ob er doch lieber nach Norwegen fahren sollte.

Tatsächlich ist die Kampagne, die Eltern und Sonnenanbetern alljährlich ein schlechtes Gewissen macht, ein Experiment mit unklarem Ausgang. Ziel ist es vor allem, dem schwarzen Hautkrebs, dem malignen Melanom vorzubeugen, an dem derzeit etwa 2100 Deutsche pro Jahr sterben. Doch wie so manche Früherkennungsprogramme ist auch die Aufforderung zu einer Änderung des Verhaltens nicht nur von Nutzen. Und auch mögliche Nachteile sind nicht auf den ersten Blick zu erkennen.

Vorbild der Kampagnen zur Hautkrebs-Vorbeugung ist Australien, wo seit fast vier Jahrzehnten vor zu viel Sonne gewarnt wird. Das Land hat weltweit die mit Abstand höchste Hautkrebsrate der Welt – offenbar ist das der Preis dafür, vornehmlich recht hellhäutige Briten in einen Kontinent mit durchgehend mehr als 300 Sonnentagen pro Jahr und mehreren tausend Kilometern Strand verfrachtet zu haben.

Die australischen Aufklärungskampagnen haben zwei Ziele: Zum einen arbeiten sie daran, das klassische Nationalimage des jagenden, fischenden, surfenden, sonnengegerbten »Aussies« durch das eines Schatten suchenden, Hut tragenden, langärmelig bekleideten und mit Sonnenmilch eingecremten Helden der Vorbeugung zu ersetzen. Zum anderen fordern sie dazu auf, Veränderungen der Haut zu beobachten und bei Warnzeichen sofort zum Arzt zu gehen.

Diese Doppelstrategie haben in den 80er Jahren auch deutsche Hautärzte aufgegriffen – obwohl für einen Deutschen das Risiko, an einem Melanom zu erkranken, etwa fünfmal kleiner ist als für einen Australier. In Deutschland hat die Zahl der Melanom-Diagnosen zwar in den letzten Jahrzehnten deutlich zugenommen, dennoch ist der Krebs immer noch relativ selten: Hier zu Lande wird die Diagnose etwa 6200mal pro Jahr gestellt. In der Todesursachenstatistik steht das Melanom auf einem der hinteren Plätze: Statistisch ist bei einem von etwa 450 Todesopfern der Tumor die Ursache, die meisten sind 40 bis 60 Jahre alt.

Während Hautärzte davon überzeugt sind, dass eine Kampagne, die alle Deutschen vor zu viel Sonne warnt, Gutes tut, weil sie die Zahl der Hautkrebstoten verringert, werden in den letzten Jahren Zweifel laut. Das Hauptargument: Weil Melanome selten sind, ist zwangsläufig auch die Zahl der Menschen relativ klein, die die Kampagne vor einem Tod durch den Krebs bewahren kann. Deshalb muss man genau hinschauen, welche Konsequenzen die Warnung vor zu viel Sonne bei der großen Mehrheit der Bevölkerung haben könnte.

Die Frage stellte zum Beispiel eine Gruppe um Andrew Ness und George Davey Smith von der Universität Bristol 1999 im *British Medical Journal*. »Viele Menschen scheinen die Warnungen der Hautärzte ohnehin zu ignorieren«, schreiben sie, »und wir wissen nicht, ob sie damit nicht sogar Recht haben«.

Tatsächlich bestreiten die Briten nicht, dass die im Sonnenlicht enthaltene ultraviolette (UV-) Strahlung ein Risikofaktor für Hautkrebs ist. Die Strahlung dringt in die obersten Hautschichten ein und kann dort Schäden an den Zellen hervorrufen, die dann die Entstehung von Krebs begünstigen. Diese direkten Schäden scheinen vor allem zwei der drei wichtigsten Hautkrebstypen auszulösen: Basalzellkrebs und Stachelzellkrebs, Tumore der Vorläufer der Hornzellen. Für das aus Pigmentzellen entstehende Melanom scheint der Zusammenhang komplizierter zu sein: Der Wechsel aus wenig und zu viel Sonne – insbesondere Sonnenbränden – scheint das Risiko zu erhöhen.

Doch die Frage bleibt: Kann der Gesundheitsratschlag der Hautärzte an die Bevölkerung neben den gewünschten Wirkungen auf die Haut auch unerwünschte Nebenwirkungen haben?

Das Dilemma der Vorbeugungskampagnen ist, dass sich die Zahl der in einigen Jahren bis Jahrzehnten zu beklagenden Melanom-Opfer nur dadurch deutlich reduzieren lässt, wenn heute praktisch die ganze Nation ihr Verhalten ändert. Wie viele Melanome durch die Kampagnen zum vorsichtigeren Umgang mit der Sonne vermieden werden können, ist unbekannt. Einmal angenommen, die Kampagne würde die Zahl der Melanom-Toten halbieren, sodass nicht wie heute etwa zwei von 1000 (genauer: einer von 450) sondern einer von 1000 Deutschen an dem Hautkrebs stürbe. Dann hätte die Kampagne also einem von 1000 einen vorzeitigen Tod erspart. Die berechtigte Frage ist: Was haben die anderen 999 davon, wenn sie den Ratschlag befolgen und zurückhaltender mit der Sonne umgehen?

Heiler Sonne

Tatsächlich gibt es Hinweise, dass das Sonnenlicht gegen eine Reihe anderer Krankheiten vorbeugt. Das Bindeglied dabei ist Vitamin D. Das wie ein Hormon wirkende Vitamin ist einerseits in der Nahrung enthalten, vor allem in Fleisch. Doch außerdem wird das Vitamin aus im Blut gelösten Vorläufersubstanzen gebildet, wenn sie von der durch die Haut dringenden UV-B-Strahlung getroffen werden. Das ist gerade der Anteil des Sonnenlichts, vor dem Hautärzte besonders warnen.

Nachteile könnte die Warnung vor der Sonne haben, wenn sie zu einem Absinken der durchschnittlichen Vitamin-D-Konzentration in der Bevölkerung führt. Fest steht, dass das Hormon bei Kindern den Knochenaufbau fördert und im Alter den Abbau von Knochenmasse verlangsamt. Einiges spricht dafür, dass durch Aufenthalt in der Sonne gebildetes Vitamin D auch den Blutdruck senken und deshalb das Herzinfarkt- und Schlaganfallrisiko verringern könnte. Tierversuche bestätigen den Zusammenhang. »Wenn Sonnenstrahlen tatsächlich solch positive Wirkungen auf die Gesundheit haben sollten, dann könnte ein Ratschlag, der dazu führt, dass die Leute weniger Sonne abbekommen, auch nachteilige Effekte haben«, sagt Ness.

Auf der Liste der möglichen Nachteile durch weniger Vitamin D stehen auch weitere Krebsarten. Einige Krebsforscher untersuchen derzeit ernsthaft, ob Vitamin D zur Vorbeugung gegen Krebs taugt, darunter ist William Grant aus Newport News in Virginia. Im März 2002 hatte Grant die Krebssterberaten der USA mit der Verteilung der UV-B-Strahlung verglichen. Dabei fand er bei 13 Krebsarten, darunter Brust-, Darm- und Prostatakrebs, tatsächlich einen statistischen Zusammenhang: In den Landesteilen, in denen die UV-Strahlung höher war, war die Rate der Opfer niedriger. Nach den Abschätzungen würden in den USA pro Jahr einige Tausend Menschen mehr an Hautkrebs sterben, wenn überall die Sonne wie im Süden des Landes scheinen würde. Doch es gäbe mehrere 10 000 Blasen-, Brust- und Darmkrebstote weniger. Allerdings sind diese Zahlen nur eine Hochrechnung. Noch fehlt der verlässliche Beweis dafür, dass es tatsächlich die Sonnenstrahlung ist, die die Sterberate an diesen Tumoren beeinflusst. Ob Vitamin D wirklich gegen Krebs vorbeugt, wird derzeit bereits von anderen Forschern überprüft. Sie haben Studien begonnen, in denen chemische Verwandte des Vitamins als Medikament gegen Krebs erprobt werden.

Bislang gibt es keine Untersuchungen, ob und wie die deutschen Kampagnen zur Hautkrebsvorbeugung die Vitamin-D-Versorgung der Deutschen verändert haben. Wenn der Verzicht auf Sonne beispielsweise nur ein geringe blutdrucksteigernde oder tumorbegünstigende Wirkung hätte, könnte das in der Bilanz dazu führen, dass sich in der Bevölkerung das Risiko für Herzinfarkte oder Schlaganfälle oder andere Krebsarten leicht erhöht. Und weil durch diese Krankheiten zumindest 100-mal mehr Menschen als durch Melanome bedroht sind, könnte es sein, dass die Warnung vor zu viel Sonne zwar pro 1000 Menschen ein Melanom-Opfer vermeidet, aber einen zusätzlichen Herzinfarkt oder Schlaganfall provoziert oder einen anderen Tumor einige Jahre früher ausbrechen lässt. »Wir raten nicht dazu, mehr in die Sonne zu gehen«, schreiben Ness und seine Kollegen, »aber wir schlagen vor, dass mögliche Vor- und Nachteile des Ratschlags, sich weniger der Sonne auszusetzen, einmal systematisch gegenübergestellt werden.«

Freilich brächte auch diese Gegenüberstellung keine Sicherheit. Denn es ist durchaus möglich, die gesundheitlichen Vorteile der Sonne zu genießen, ohne das Risiko für Hautkrebs zu stark ansteigen zu lassen. »Man muss zur Bildung von Vitamin D nicht stundenlang in der Sonne liegen«, sagt Eckhard Breitbart, der Sprecher der Arbeitsgemeinschaft Dermatologische Prävention. Eine Viertelstunde Sonne auf Gesicht und Unterarme reiche bereits, um »ausreichende« Mengen des Hormons zu bilden.

Die Botschaft der Kampagnen in Deutschland laute nicht, dass man Sonne vermeiden soll, sondern dass man sie in Maßen genießen soll – vor allem geht es darum, Sonnenbrände zu vermeiden. »Mit diesem Ratschlag verringert man sein Hautkrebsrisiko, ohne nachteilige Effekte zu riskieren«, sagt Breitbart.

Aufbau der Haut

Sie ist selbst an den dicksten Stellen nur wenige Millimeter dick. Dennoch: Mit etwa 1,7 Quadratmetern Oberfläche und einem Siebtel des Körpergewichts ist die Haut das größte Organ des Menschen. Das Gewicht vermittelt bereits eine Ahnung davon, wie wichtig die Haut ist: Sie ist stabile und flexible Hülle; Schutz gegen Verletzungen, Austrocknung, Kälte und Hitze; Barriere gegen Giftstoffe, UV-Strahlen und Krankheitserreger. Und sie ist Sensor für Berührungen und Schmerz.

Diese Vielfalt der Aufgaben ist auf drei Schichten verteilt – Oberhaut, Lederhaut und Unterhaut. Die äußerste Schicht ist die verhornte Oberhaut (Epidermis). Sie besteht vor allem aus abgestorbenen Hornzellen, dient dem mechanische Schutz gegen Verletzung und dichtet den Körper ab wie ein Wachsüberzug. Die Hornzellen (Keratinozyten) beginnen ihre Laufbahn als Basalzelle: Das ist eine Schicht von Zellen, die sich ein Leben lang teilen. Nach jeder Teilung trennen sich allerdings die Wege der beiden Tochterzellen. Die eine bleibt als neue Basalzelle an Ort und Stelle, die andere beginnt eine im Durchschnitt vier Wochen dauernde Wanderung zur Oberfläche der Haut. Auf ihrem Weg vermehren sich die nun Stachelzellen genannten Zellen noch weiter und verändern dabei zusehends ihr Aussehen. Sie verkleben miteinander zu einer nahezu wasserdichten Folie, schließlich sterben die verhornenden Zellen ab. Der ständige Nachstrom neuer Hornzellen von »unten« gleicht aus, was an der Oberfläche durch Reibung verloren geht: Ständig rieselt alte Haut in winzigen Schüppchen zu Boden. Innerhalb von drei bis vier Wochen hat sich die Haut einmal erneuert.

In dem ständigen Strom der Hornzellen durch die Oberhaut sitzen wie Felsen in der Brandung andere Zelltypen mit Spezialaufgaben. Das sind zum ei-

Schema der Haut

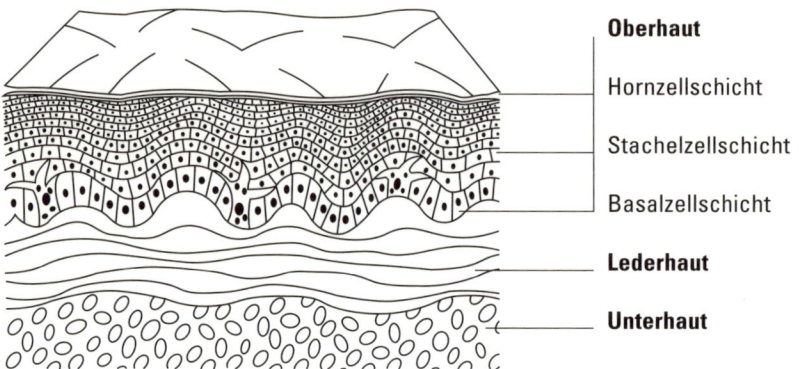

Während Tumore der Stachel- und Basalzellschicht meist rechtzeitig entfernt werden können, entsteht das weit gefährlichere Melanom aus entarteten Pigmentzellen.

Abbildung 6   nach: Arbeitsgemeinschaft Dermatologische Prävention

nen die Langerhans-Zellen, sie sind Vorposten des Immunsystems. Zum anderen sind das Melanozyten: Die Zellen bilden den schwarzen Farbstoff Melanin, der die Haut nach Sonnenbestrahlung einfärbt und das empfindliche Erbgut der Basalzellen und tiefere Gewebe gegen UV-Strahlung abschirmt.

Die Oberhaut ist durch eine stabile Lage aus Bindegewebsfasern, der Basalmembran, mit der darunter liegenden ein bis vier Millimeter dicken Lederhaut (Dermis) verklebt. Zahlreiche Kollagenfasern geben der Lederhaut Elastizität und Stabilität. In diese Schicht sind auch etwa ein Dutzend verschiedener Hautorgane eingebettet, darunter Nervensensoren, Haare und Schweißdrüsen. In der Lederhaut verlaufen auch die Blutgefäße, die die Zellschichten versorgen. Die Lederhaut verbindet zudem durch in die Tiefe reichende Ausläufer die Oberhaut mit den darunter liegenden Muskeln und Knochen. Zwischen diesen Ausläufern der Lederhaut bildet die Unterhaut »Höhlen«, die vor allem mit Speichergewebe für Fett und Wasser ausgefüllt sind.

Diagnose und Therapie

Krebstypen

Weil die Haut das größte Organ des Menschen ist, ist sie auch das mit den meisten Geschwulsten: Jeder fünfte Krebs ist ein Hauttumor. Das ultraviolette Licht der Sonne spielt dabei offenbar eine wichtige Rolle, weil es Schäden am Erbgut der Hautzellen auslösen kann. Die meisten der durch UV-Strahlung geschädigten Zellen leben jedoch nicht lange – sie begehen »Selbstmord« oder werden vom Immunsystem eliminiert. Dieses freiwillige Absterben ist eine wichtige Abwehrmaßnahme gegen Hauttumore, doch sie ist nicht fehlerfrei. Hautkrebs geht offenbar meist auf Zellen zurück, die solche UV-Strahlungsschäden oder andere Veränderungen am Erbgut unbemerkt überlebt haben.

Früherkennung konzentriert sich auf die drei häufigsten unter mehr als einem halben Dutzend verschiedener Hauttumore. Der Basalzellkrebs entsteht aus entarteten Basalzellen, Stachelzellkrebs (auch Plattenepithelkarzinom genannt) aus den heranreifenden Hornzellen. Diese beiden Tumortypen wachsen meist im Gesicht, im Nacken, auf Händen und Unterarmen – also in den Regionen, die die höchste UV-Dosis abbekommen. In der Regel fallen sie aber so früh auf, dass sie durch eine Operation vollständig entfernt werden können. Die Tumore sind deshalb selten tödlich. Wenn ein lange vernachlässigter und deshalb tief ins Gewebe eingewachsener Krebsherd aus dem Gesicht entfernt werden muss, kann die Operation jedoch schwerwiegende kosmetische Folgen haben. Zudem steigt bei einem zu lange ignorierten Basalzellkrebs das Risiko, dass der Tumor bei der Operation nicht vollständig entfernt wird. Dann kann es manchmal schon nach Monaten, manchmal erst nach Jahren zu einem örtlichen Rückfall kommen, der eine erneute, dann oft schwerwiegendere Operation nötig macht.

Das Melanom

Gefährlicher ist das maligne Melanom, der schwarze Hautkrebs, weil einige Varianten recht schnell unheilbare Metastasen bilden. Der Tumor entsteht aus den Pigmentzellen der Haut, den Melanozyten. Die Zellen sind normalerweise gleichmäßig wie die Knoten eines Netzes in der Haut verteilt, doch das regelmäßige Muster wird leicht gestört. Ein Leberfleck (Nävus) ist das äußere Zeichen, dass sich lokal eine große Zahl von Melanozyten versammelt hat – eine harmlose Wachstumsstörung. Die meisten Forscher gehen aber davon aus, dass sich Melanome aus solchen alten Leberflecken entwickeln, aber es gibt auch Neubildungen.

Was die Erkennung von Melanomen erschwert, ist, dass sie nicht leicht von harmlosen Leberflecken zu unterscheiden sind. Hinweise gibt die so genannte ABCD-Regel. Wenn ein Leberfleck asymmetrisch oder seine Begrenzung unregelmäßig wird, seine Färbung (Colorierung) sich verändert oder der Durchmesser auf über fünf Millimeter anwächst, raten die meisten Ärzte dazu, den verdächtigen Leberfleck zu entfernen, um ihn untersuchen zu lassen.

Es gibt vier verschiedene Melanom-Typen, die sich durch ihr Wachstum unterscheiden. Das superfiziell-spreitende (etwa: oberflächlich-wachsende) Melanom ist mit etwa 60 Prozent der Diagnosen der häufigste Typ. Typisch sind zungenförmige Ausläufer, oft gibt es Bereiche, die aussehen, als hätte sich ein Teil des Melanoms von selbst wieder zurückgebildet. Die Heilungsrate liegt bei dieser Hautkrebs-Variante hoch, weil viele Tumore oft Jahre lang keine Tendenz zeigen, in die Tiefe zu wachsen, und offenbar relativ spät Metastasen absiedeln.

Wesentlich gefürchteter ist das noduläre (knotenförmige) Melanom, das bei zwei von zehn der Patienten gefunden wird. Es wächst als eher kugeliger Tumor auch von Anfang an in die Tiefe und bietet deshalb keine guten Aussichten auf eine wirksame Früherkennung.

Seltener sind das großflächige Lentigo-maligna-Melanom, das vor allem im Gesicht älterer Menschen auftritt, und das akral-lentiginöse Melanom. Es wächst vor allem in der Handfläche, manchmal auch unter Nägeln oder unter den Fußsohlen, wo normalerweise wenig Sonnenlicht hinkommt.

Therapie

Die Heilungsraten hängen weniger von der Größe eines Melanoms ab als von seiner Dicke bzw. Eindringtiefe. Eingebürgert hat sich, Melanome unter 0,75 Millimetern Dicke als solche mit guter Prognose zu etikettieren: 97 von 100 solcher Patienten sind auch zehn Jahre nach Entdeckung des Tumors noch am Leben. Bei Tumoren über vier Millimeter Dicke ist es nur ein Viertel bis die Hälfte der Patienten, weil der Krebs oft schon bei der Entdeckung Tochtergeschwülste abgesiedelt hat.

Entscheidend für die Heilung ist die Operation: Ärzte versuchen, den Tumor nach Möglichkeit mit einem breiten Rand herauszuschneiden, um sicherzugehen, auch Ausläufer erreicht zu haben – manchmal wird die betroffene Hautregion zusätzlich bestrahlt. Die Details hängen von der Beurteilung der herausgeschnittenen Hautveränderung durch einen Pathologen ab: Er fällt nach dem Blick durch ein Mikroskop die Entscheidung, ob die Veränderung gut- oder bösartig ist und ob der Tumor vollständig entfernt wurde.

Bei fortgeschrittenen Tumoren raten die Ärzte oft zu einer Chemotherapie, die Erfolgsraten sind allerdings niedrig. Bislang hat keine der gegen fortgeschrittene Melanome eingesetzten Therapien bewiesen, dass sie das Überleben der Patienten verlängern kann. Diese Enttäuschungen sind der Grund, warum eine Reihe von Forschungsgruppen derzeit auch neuartige Impfstoffe und Gentherapien erprobt.

Neuerkrankungen und Todesfälle

Neuerkrankungen

Hautkrebs ist so häufig, dass er in den meisten Statistiken gar nicht vollständig auftaucht. In Deutschland erkranken pro Jahr nach Schätzungen des Robert-

Altersverteilung der Hautkrebs-Neuerkrankungen (Melanom)

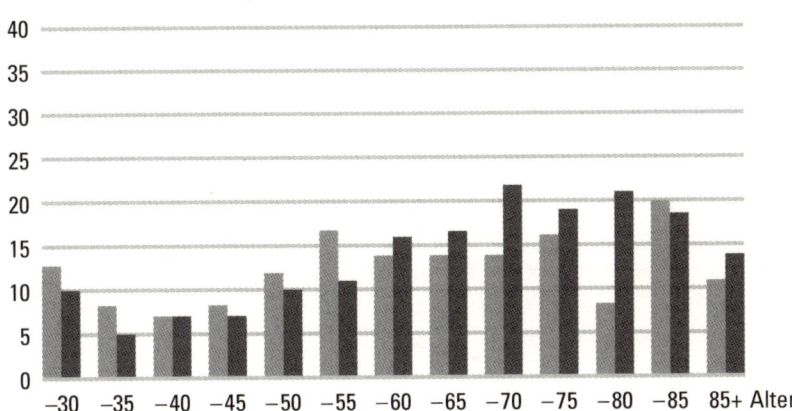

Neuerkrankte pro 100 000 Frauen ▨, Männer ■

Die Zahlen geben an, wie viele von 100 000 Frauen und Männern einer Altersgruppe pro Jahr an Hautkrebs erkranken (Daten von 1989 – 1998 aus dem Saarland).

Diagramm 9   Quelle: Arbeitsgemeinschaft Bevölkerungsbezogener Krebsregister

Koch-Instituts etwa 100 000 Menschen an den drei wichtigsten Hautkrebstypen. Bei etwa 70 000 Männern und Frauen wird Basalzellkrebs diagnostiziert, bei weiteren 30 000 ein Stachelzellkrebs.

Das Augenmerk der Früherkennung liegt vor allem auf einem dritten Tumor, dem malignen Melanom. 1998 sind nach Schätzungen des Robert-Koch-Instituts 2868 Männer und 3357 Frauen an einem Melanom erkrankt. Das mittlere Erkrankungsalter ist mit 56 Jahren vergleichsweise niedrig.

Nach dem Zweiten Weltkrieg hat die Erkrankungsrate bis Anfang der 90er Jahre zugenommen, seitdem ist sie wieder rückläufig. Offen ist, welchen Anteil an dem Rückgang Aufklärungskampagnen und Früherkennung haben. In Europa liegt die Melanom-Erkrankungsrate der Deutschen im mittleren Bereich. Die höchste Rate haben die eher sonnenarmen Länder Schweden und Dänemark, die niedrigste die sonnenreichen Staaten Griechenland und Portugal.

Todesfälle

Basalzellkrebs und Stachelzellkrebs sind zwar sehr häufig, aber nur sehr selten tödlich; die offizielle deutsche Todesursachenstatistik des Jahres 2000 zählt 428 Opfer. Im Vergleich dazu ist das seltenere Melanom wesentlich gefährlicher: Im Jahr 2000 sind 1161 Männer und 1017 Frauen an dem Tumor gestorben. Im Durchschnitt waren diese Männer 65, die Frauen 74 Jahre alt.

Hautkrebs-Todesfälle seit 1970 (Melanom)

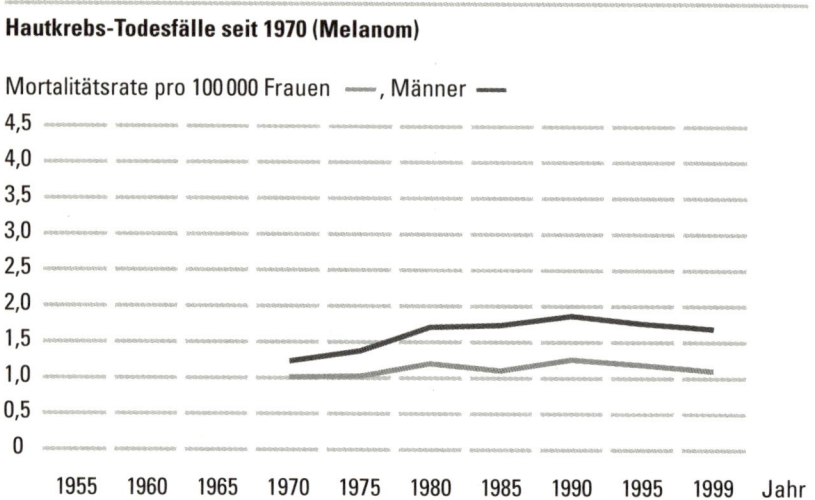

Da die Bevölkerung seit 1955 im Durchschnitt deutlich älter geworden ist, ist bei der Alterskrankheit Krebs die absolute Zahl der Todesfälle wenig aussagekräftig. Hier wird deshalb die so genannte standardisierte Mortalitätsrate angegeben, die die Altersunterschiede ausgleicht. Bis 1990 gelten die Zahlen für Westdeutschland, danach für Gesamtdeutschland.

Diagramm 10   Quelle: DKFZ

Hautkrebs-Todesfälle (Melanom) und Risiko des Einzelnen

Altersgruppe	Anzahl der Hautkrebstoten	anteilig an 100 Hautkrebstoten	Sterberisiko pro Jahr
vor 40	132	6	1 zu 310 000
40 bis 50	207	10	1 zu 58 000
50 bis 60	316	14	1 zu 31 000
60 bis 70	545	25	1 zu 18 000
70 bis 80	560	26	1 zu 12 000
über 80	418	19	1 zu 7 400
Gesamt	2178	100	

Tabelle 13   Quelle: Statistisches Bundesamt, 2000

Risikofaktoren und Vorbeugung

Ob und bei wem Krebs entsteht, hängt von zwei Bündeln von Faktoren ab: Das eine sammelt eine kaum zu beeinflussende, genetisch bedingte Anfälligkeit. Das andere umfasst eine Vielzahl von vermeidbaren und unvermeidbaren Umwelteinflüssen. Hautkrebs ist ein Beispiel, an dem dieses Wechselspiel von Genen, Verhalten und Umwelt besonders deutlich wird. Gene entscheiden beispielsweise über den Hauttyp, das Verhalten aber darüber, wie oft und wie lange man sich in der Sonne aufhält.

UV-Strahlung

Sonnenlicht ist eine Mischung aus Strahlungen mit unterschiedlichen Wirkungen. Der Teil, den wir als hell und warm empfinden, ist nur ein kleiner Ausschnitt des Spektrums. Gesundheitlich problematisch am Sonnenlicht ist die UV-Strahlung. Dieser Strahlungstyp ist für Menschen unsichtbar und unterscheidet sich vom sichtbaren Licht dadurch, dass er energiereicher ist. Diese Energie kann in die Oberhaut eindringen und am Erbgut von Hautzellen Schäden auslösen, die die Anfälligkeit für Krebs erhöhen. Die genetische Ausstattung entscheidet darüber, wie gut die Haut durch Pigmente gegen UV-Strahlung geschützt ist und wie wirksam die Zellen entstandene Schäden reparieren können.

Mit steigender lebenslanger UV-Dosis steigt das Risiko für Hautkrebs. Diese Regel gilt vor allem für Basalzell- und Stachelzellkrebs. Beide Tumore treten meist in den Bereichen auf, die am stärksten der Sonne ausgesetzt sind: Gesicht, Nacken, Nase und Hände. Beim Melanom ist der Zusammenhang zwischen Sonne und Krebs jedoch komplexer: Der Tumor tritt vor allem in Bereichen auf, die eher selten dem Sonnenlicht ausgesetzt sind. Die Erklärung lautet, dass es möglicherweise gerade ein abrupter Wechsel zwischen wenig und zu viel Sonne ist, der Melanome begünstigt: Demnach sind besonders diejenigen gefährdet, die sich übers Jahr hinweg kaum in der Sonne aufhalten, dann aber im Urlaub stundenlang in der Sonne liegen. Einige Studien weisen darauf hin, dass gerade eine übermäßige Sonnendosis vor der Pubertät Jahrzehnte später das Risiko für ein Melanom erhöht. Besonders bei Kindern sollten Sonnenbrände vermieden werden.

Hauttyp

Blonde oder rothaarige Menschen mit heller Haut sind etwa zwei- bis dreimal so anfällig für Melanome wie dunkelhaarige Menschen mit einer Haut, die gut bräunt. Ein schnell entstehender Sonnenbrand ist Zeichen dieser erhöhten Anfälligkeit. Neben diesen sichtbaren gibt es unsichtbare genetische Risikofaktoren: Ist ein enger Verwandter an einem Melanom erkrankt, verdoppelt sich das Risiko. Etwa ein Zehntel der Melanome tritt gehäuft in Familien auf, in denen eine über den Hauttyp hinaus gehende erbliche Anfälligkeit vermutet wird.

Hinweise auf einen intensiven Sonnenkontakt in der Jugend gibt die Zahl der Leberflecke. Die Zahl der Hautmale steigt etwa bis zum Beginn der Pubertät, danach bleibt sie weitgehend konstant. Auch wenn fast alle Leberflecken harmlos bleiben, kann eine einzelne Zelle eines Leberflecks nach und nach weitere Schäden ansammeln, die ihre Zellteilungsbremsen beschädigen. Die meisten Experten gehen davon aus, dass Melanome meist in einem schon lange bestehenden Leberfleck entstehen. Deshalb steigt mit der Zahl der Leberflecken und Muttermale auch das Risiko, dass sich einer der Flecken zum Melanom entwickelt. Für Personen mit elf bis 50 Leberflecken über zwei Millimeter Durchmesser ist das Risiko im Vergleich zu denen mit weniger als elf Leberflecken etwa verdoppelt, bei 51 bis 100 Flecken verdrei- bis vervierfacht, über 100 ist es sieben- bis achtfach erhöht. Besondere Aufmerksamkeit ist angebracht, wenn ein Leberfleck bereits erste Veränderungen zeigt, beispielsweise einen ausfransenden Rand.

Auch in angeborenen Muttermalen kann sich ein Melanom entwickeln. Je größer das Muttermal bei Geburt ist, desto höher ist das Risiko, dass sich im Laufe des Lebens ein Melanom entwickelt: Ärzte raten deshalb meist, große Muttermale noch vor der Pubertät zu entfernen.

Risikogruppen

Risikofaktoren wie der Hauttyp, aber vor allem Zahl und Art der Muttermale lassen sich nutzen, um Risikogruppen mit einem deutlich erhöhten Melanomrisiko zu identifizieren. Ein Beispiel gibt eine Untersuchung, an der Ende der 80er Jahre 3900 Angestellte eines Forschungslabors in den USA teilgenommen haben. Die Teilnehmer wurden in drei Risikogruppen eingeteilt. Bei etwa 2500 dieser Probanden hatten die Ärzte bei einem intensiven Hautcheck keine verdächtigen Hautmale gefunden: Von dieser Gruppe erkrankte im Laufe der nächsten fünf Jahre nur ein einziger Patient an einem Melanom. Hingegen stellten die Forscher bei etwa 270 Teilnehmern bei einem ersten Hautcheck eindeutig »atypische« Leberflecken fest: Von dieser Gruppe erkrankten fünf an einem Melanom – ihr Risiko war demnach etwa 50fach erhöht.

Sonnenmilch

Sonnenmilch schützt nach dem heutigen Stand des Wissens zwar vor Sonnenbrand, nicht aber vor Hautkrebs. Die Cremes reduzieren nur zum Teil die UV-Belastung der Haut. Menschen, die Sonnenmilch benutzen, neigen aber dazu, den Schutz zu überschätzend und wesentlich länger in der Sonne zu bleiben. Die Folge ist, dass diejenigen, die Sonnenmilch verwenden, sogar insgesamt mehr UV-Strahlung abbekommen und möglicherweise ihr Hautkrebsrisiko steigern.

Früherkennung

Die Hautkrebs-Früherkennung gehört zu den liebsten Kindern der deutschen Medizin. Seit den 70er Jahren gibt es das Angebot zum jährlichen kostenlosen Hautcheck. Hausärzte, Gynäkologen und Urologen sollen im Rahmen der allgemeinen Früherkennung für Frauen ab 30 und für Männer ab 45 Jahren zumindest nach verdächtigen Veränderungen der Haut fragen oder sogar danach suchen. Manche Krankenkasse hat in den letzten Jahren auch spezielle Absprachen mit Hautärzten getroffen, die gezielt nach Krebs suchen sollen. Die Kassen nutzen das Angebot kostenloser Hautkrebs-Früherkennung gerne als Möglichkeit, um neue Mitglieder zu werben.

Tatsächlich erscheint Hautkrebs ideal für ein Früherkennungsprogramm. Melanome, Basalzell- und Stachelzellkrebs sind die einzigen bösartigen Tumore, die mit bloßem Auge erkennbar sind. Doch die Hautkrebs-Früherkennung ist auch ein Beispiel dafür, dass eine Methode, die sich bei Kassen und Ärzten breiter Zustimmung erfreut, deshalb noch lange nicht gut erprobt sein muss. »Das bisherige Programm hatte praktisch keine Wirkung«, sagt der Hautarzt Eckhard Breitbart, Sprecher der Arbeitsgemeinschaft Dermatologische Prävention – es ist nicht einmal gut untersucht, wie viele Melanome seit Beginn des Programms entdeckt wurden.

Das soll anders werden. Derzeit laufen die Vorbereitungen, bis 2004 oder 2005 in Deutschland ein »ernsthaftes« (Breitbart) Hautkrebs-Früherkennungsprogramm aufzubauen. Geplant ist ein zweistufiges System, das zur Zeit in Schleswig-Holstein erprobt wird: Die erste Stufe bilden Gynäkologen, Urologen und Hausärzte, die Kontakt auch zu solchen Patienten haben, die nicht unbedingt von selbst die Initiative zur Hautkrebs-Früherkennung ergreifen würden. Die Nicht-Hautärzte sollen in der Beurteilung von Hautveränderungen geschult werden und Frauen ab 30 und Männern ab 45 Jahren, die in ihre Praxis kommen, eine Ganzkörperuntersuchung anbieten.

Patienten mit auffälligen oder verdächtigen Hautveränderungen sollen dann an Hautärzte – die zweite Stufe des Systems – überwiesen werden. Auf diese Art und Weise sollen nicht nur Hauttumore früh entdeckt werden, sondern zusätzlich auch Patienten herausgefiltert werden, die etwa wegen Zahl oder Typ ihrer Leberflecken ein erhöhtes Melanom-Risiko haben. Diese Gruppe soll dann häufiger zur Früherkennung kommen. »In dem Programm soll es ausdrücklich nicht nur um das Melanom gehen«, sagt Breitbart, »sondern auch um den Basalzellkrebs«. Der ist zwar fast nie tödlich, aber so häufig, dass er den Kassen erhebliche Kosten verursacht. Breitbart hofft, dass die Früherkennung des Basalzellkrebs die Zahl der Rückfälle verringert.

Ganzkörperuntersuchung

Bislang setzt Früherkennung auf zwei Strategien – auf die Selbstuntersuchung und den Hautcheck durch einen Arzt. Die Arbeitsgemeinschaft Dermatologische Prävention gibt folgenden Rat: »Wer zur Risikogruppe gehört, sollte sich jeden Monat von Kopf bis Fuß selbst genau anschauen und mindestens einmal im Jahr einen Hautarzt aufsuchen.« Doch auch die gesetzliche Krebs-Früherkennungsuntersuchung spiele eine wichtige Rolle: »Nutzen Sie die Chance zur Früherkennungsuntersuchung, die die gesetzlichen Krankenkassen ihren Versicherten einmal pro Jahr anbieten.«

Methode

Kern der Früherkennung von Melanomen ist die Ganzkörperuntersuchung der Haut, auch der Handflächen und Fußsohlen. Die Arbeitsgemeinschaft Dermatologische Prävention setzt dabei auf die so genannte ABCD-Regel: Form, Größe und Farbe sollen beurteilt werden. Dabei soll bei auffälligen Flecken eine spezielle Lupe zur Hilfe genommen werden.

Nutzen

Sterblichkeit: Angesichts der Verbreitung, den der Ratschlag zur Hautkrebs-Früherkennung hat, mag das erstaunlich klingen: Doch bislang gibt es keine zuverlässigen Beweise dafür, dass Früherkennung von Hautkrebs entweder durch die Selbstuntersuchung oder durch einen Arzt das Risiko verringert, an einem Melanom zu sterben. Die auf die Beurteilung von Früherkennungsprogrammen spezialisierten US-Gremien des Nationalen Krebs-Instituts der USA (NCI) und die US Task-Force kommen im Jahr 2002 nach Analysen der weltweit vorhandenen Literatur übereinstimmend zum Schluss, dass die Antwort zum Nutzen der Programme offen bleiben muss. »Es gibt nicht genügend Belege, um beurteilen zu können, ob eine Routineuntersuchung der Haut die Sterblichkeit verringert«, schreibt das NCI. Und die US Task-Force lässt verlautbaren, dass es »weder für noch gegen eine Empfehlung für Hautkrebs-Früherkennung durch Ärzte« ausreichende Argumente gibt.

Auch das Fazit zur Selbstuntersuchung fällt nicht anders aus. Obwohl das Verfahren seit Jahrzehnten jedem Erwachsenen empfohlen wird, gibt es bislang nur einen einzigen Versuch, den Nutzen herauszufinden: Amerikanische Ärzte haben im Jahr 1996 Hautkrebs-Patienten befragt, ob sie sich vor der Diagnose regelmäßig selbst untersucht hatten, und dann die Angaben mit zufällig ausgewählten Personen verglichen: Dabei fanden sie heraus, dass die Patienten mit Hautkrebs angaben, sich deutlicher seltener selbst untersucht zu haben als die gesunden Kontrollpersonen. Allerdings liefert diese Studie keinen zuverlässigen Beweis, dass die Hautkrebs-Patienten den Tumor tatsächlich ihrer vernachlässigten Selbstuntersuchung zu verdanken haben. »Möglich ist, dass diejenigen, die freiwillig an der Befragung teilgenommen haben, gesundheitsbewusster sind«, sagt Mark Elwood von der Universität Otago in Neuseeland – und sich alleine deshalb häufiger selbst untersuchen als der Durchschnitt der Bevölkerung.

Befürworter des Screenings berufen sich darauf, dass in Ländern wie Australien, in denen schon länger Früherkennungskampagnen laufen, die Heilungsrate der entdeckten Melanome gestiegen ist. Doch auch diese Statistiken sind kein tauglicher Beweis für den Nutzen der Früherkennung: Vergleiche in Australien und Neuseeland zeigen, dass mit Beginn der Früherkennungskampagnen einerseits deutlich die Zahl der dünnen, also gut heilbaren Melanome angestiegen ist. Doch gleichzeitig hat die Zahl der dicken, gefährlichen Melanome nicht abgenommen. Einige Experten werten das als Hinweis, dass Früherkennung vor allem eine relativ ungefährliche, dünne Melanom-Variante entdeckt. Wenn diese These zutrifft, würde die Suche nach diesen Tumoren zwar zu einem Anstieg der Zahl der gefundenen Tumore und anscheinend auch zu einer Verbesserung der Heilungsrate führen, aber sie hätte kaum Auswirkungen auf die Zahl der Melanom-Opfer. Doch auch das ist bislang weder bewiesen noch widerlegt. Es ist schlicht unklar, ob und wie viele der früh entdeckten Hauttumore wirklich zu einer Gefahr für den Patienten würden, wenn sie nicht aufgespürt worden wären.

Zuverlässige Antworten auf diese Fragen können nur Studien geben, die freiwillige Probanden durch das Los in zwei Gruppen aufteilen: Der einen Gruppe wird Hautkrebs-Früherkennung angeboten, der anderen nicht. Dann wird über mehrere Jahre die Zahl der Hautkrebs-Opfer verglichen.

Immerhin hat solch ein Projekt in Australien begonnen: In Queensland wollen Ärzte den per Zufall ausgewählten Einwohnern von 44 Gemeinden mit zusammen 560 000 Erwachsenen ein Früherkennungsprogramm anbieten, das aus Selbstuntersuchung und Hautarztuntersuchungen bestehen soll. Drei Jahre soll die Früherkennung laufen, dann soll 15 Jahre lang verfolgt werden, wie sich die Sterblichkeit an Melanomen entwickelt. Erste Ergebnisse werden vermutlich erst nach 2010 vorliegen.

Die Studie kann dann möglicherweise auch beantworten, ob die vorbeugende Entfernung verdächtiger Leberflecken das Risiko verringert, an einem Melanom zu erkranken und zu sterben – und damit auch kostspielige und aggressive Behandlungen erspart. Zusätzlich wird sie Aufschluss darüber geben, ob die Früherkennung des wesentlich häufigeren Basalzellkrebses die Behandlungsergebnisse verbessert und Rückfällen vorbeugt.

Dass selbst in Australien, wo die Hautkrebs-Erkrankungsrate etwa fünfmal höher ist als in Deutschland, solche Mammut-Studien an einer halben Million Freiwilliger nötig sind, um den Vorteil der Hautkrebs-Früherkennung zu belegen, muss als Hinweis darauf gewertet werden, dass nur eine relative kleine Zahl von Teilnehmern einen Nutzen erwarten kann. Der maximale Nutzen der Früherkennung lässt sich auch an der deutschen Todesursachenstatistik abschätzen. Im Jahr 2000 sind in Deutschland insgesamt 449 816 Frauen und 388 981 Männer gestorben. Hautkrebs war bei insgesamt 1017 Frauen und 1161 Männern die Todesursache, das sind 0,2 bis 0,3 Prozent. Anders ausgedrückt: Von 450 Deutschen sterben 449 nicht an einem Melanom. Daher kann eine Früherkennung auch ihr Leben nicht retten.

Beruhigung: Ein psychologischer Nutzen, den viele als Grund dafür anführen, zur Früherkennung zu gehen, besteht in der Beruhigung, wenn der Arzt seinem Patienten bescheinigt, dass »alles in Ordnung ist«. Beruhigend ist die Botschaft aber nur, wenn man sich sicher sein kann, dass der Arzt kein Melanom übersehen hat. Tatsächlich sprechen holländische und australische Erfahrungen dafür, dass zumindest die Hautärzte bei einer Ganzkörperkontrolle nur selten ein Melanom übersehen.

Schaden

Falsch-negative Diagnosen scheinen also bei der Früherkennung von Melanomen eher selten zu sein, zuverlässige Zahlen gibt es allerdings nicht. Mitte der 90er Jahre haben sich vier australische Hautärzte und 63 zufällig ausgewählte Allgemeinmediziner zu einem Test bereit erklärt: Sie haben 109 Patienten untersucht, von denen 43 verdächtige Hautveränderungen hatten, darunter waren zwölf Melanome. Die Allgemeinärzte übersahen ebenso wie die Hautärzte nur selten eines der Melanome.

Falsch-positive Diagnosen: Der Versuch der australischen Ärzte belegte gleichzeitig, dass die Rate an falschen Verdachtsdiagnosen recht hoch ist, wenn Allgemeinärzte die Hautkrebs-Früherkennung betreiben. Für jedes korrekt diagnostizierte Melanom verdächtigen Nicht-Hautärzte elf letztlich harmlose Hautveränderungen, bei den Hautärzten lag die Rate bei zwei zu eins. Die Folge dieser Verdachtsdiagnosen ist eine Überweisung an einen Hautarzt, der den Verdacht dann durch eine erneute Untersuchung bestätigen oder wiederlegen kann. Bei manchen Veränderungen lässt sich Klarheit aber nur dann gewinnen, wenn der Fleck in einem kleinen Eingriff herausgeschnitten und von einem Pathologen untersucht wird. Die körperlichen Konsequenzen dieser Operationen sind meist nicht schwerwiegend: Ein verdächtiges Hautmal kann unter lokaler Betäubung entfernt werden und hinterlässt gewöhnlich nur eine kleine Narbe. Daten über Anzahl und Schwere der Komplikationen nach der Entfernung von verdächtigen Leberflecken gibt es nicht.

Diagnose unheilbarer Tumore: Früherkennung findet immer wieder Melanome, die dann doch nicht heilbar sind. In solchen Fällen verbessert sie nicht die Überlebenschancen, sondern verlängert lediglich die Leidenszeit. Wie groß in einem Hautkrebs-Früherkennungsprogramm der Anteil solcher Tumore ist, könnten nur randomisierte Studien beantworten. Die es bislang nicht gibt.

Kernaussagen Hautkrebs

Organ	Die Haut ist das größte Organ des Menschen.
Neuerkrankungen	1998 wurde bei etwa 70 000 Männern und Frauen Basalzellkrebs, bei weiteren 30 000 ein Stachelzellkrebs erkannt. Schätzungsweise 2900 Männern und 3600 Frauen erkrankten an einem Melanom.
Todesfälle	Basalzellkrebs und Stachelzellkrebs sind zwar sehr häufig, aber nur sehr selten tödlich, 2000 wurden 428 Opfer gezählt. Das seltenere Melanom ist gefährlicher: Im Jahr 2000 sind 1161 Männer und 1017 Frauen an dem Tumor gestorben.

Die Todesraten der Männer liegen deutlich über denen der Frauen. Seit den 90er Jahren ist ein leichter Rückgang der Raten bei beiden Geschlechtern zu beobachten.

Risikofaktoren, Vorbeugung	Hauptrisikofaktor ist neben dem Alter vor allem die Sonnenbelastung der Haut. Das Risiko für ein Melanom steigt mit der Zahl der Sonnenbrände.
Früherkennung Ganzkörperuntersuchung	Selbstuntersuchung und jährlicher Hautcheck durch einen Arzt.

Nutzen: Ob Hautkrebs-Früherkennung das Risiko verringert, an Hautkrebs zu sterben, oder zumindest einigen Patienten aggressive Therapien ersparen kann, ist bislang offen. Fest steht, dass Ärzte bei denen, die zur Früherkennung gehen, immer wieder Basalzell- und Stachelzelltumore sowie Melanome entdecken und dass die meisten so klein sind, dass sie durch einen kleinen Eingriff komplett entfernt und damit geheilt werden können. Ob die gezielte Suche jedoch auch die wirklich gefährlichen Tumore früh genug findet, ist bislang nicht klar. Da nur bei einem von 450 Toten ein Melanom die Todesursache ist, kann die Verringerung der Todesfälle nicht allzu deutlich ausfallen. Möglicherweise ist Früherkennung nur für Risikogruppen sinnvoll.

Schaden: Unnötige Operationen, wenn verdächtige, aber dann doch gutartige Leberflecken entfernt wurden.

Überdiagnose: Diese Frage ist ein besonders heikles Problem der Früherkennung: Wie oft werden kleine Tumore entdeckt, die so langsam wachsen, dass sie nie zu einem Problem geworden wären? Anders gefragt: Gibt es ungefährliche Melanome? Auf diese Frage ist bislang keine eindeutige Antwort möglich, da die Diagnose ja immer erst dann gestellt wird, wenn das Melanom bereits herausgeschnitten ist. Abgesehen davon würde sich wohl kein Arzt und kein Patient bereit erklären, eine Melanom-verdächtige Hautveränderung bewusst an Ort und Stelle zu lassen, um ihre weitere Entwicklung zu verfolgen. Die Risiken der Operation sind klein, sodass es im Zweifel sicher vernünftiger ist, verdächtige Veränderungen herausschneiden zu lassen. Hier setzt die Ethik der Forschung ihre Grenzen.

Eine andere Frage ist aber, ob es sich lohnt, bei Gesunden gezielt nach den Hautveränderungen zu suchen. Falls die in Australien angelaufene Erprobung der Hautkrebs-Früherkennung beispielsweise ergeben sollte, dass die Suche nach Melanomen zwar mehr Tumore entdeckt, aber die Zahl der Todesfälle nicht verringert, wäre dass ein Hinweis, dass die Mehrzahl der durch Früherkennung entdeckten Melanome nicht lebensgefährlich sind. Noch ist die Antwort offen.

Wie groß der Schaden durch Überdiagnosen ausfällt, hängt von der Bewertung der Patienten ab, bei denen ein Melanom gefunden wird. Überwiegt die Beruhigung, das Problem rechtzeitig losgeworden zu sein? Oder leben Betroffene fortan in der Angst vor einem Rückfall oder davor, einen zweiten Tumor vielleicht nicht rechtzeitig zu finden?

Konkrete Folgen kann die Diagnose Melanom auch für diejenigen haben, die eine Lebensversicherung abschließen wollen. Ein Vertragsabschluss kann da schwer werden.

Wer die Diagnose Melanom erhält, sollte deshalb eine zweite und bei Abweichung sogar dritte Meinung einholen, wenn er sicher gehen will, nicht unnötig in Angst versetzt worden zu sein. Vergleiche zeigen, dass selbst spezialisierte Pathologen bei einem Drittel der herausgeschnittenen Pigmentflecken unterschiedlicher Meinung sind, ob es sich um gutartige oder bösartige Veränderungen handelt.

Risiko durch die Untersuchung: Die Inspektion der Haut ist völlig harmlos – wenn man nichts dagegen hat, sich völlig entblößt dem kritischen Auge des Arztes zu präsentieren. Die Nebenwirkungen und Risiken liegen in den oben geschilderten Konsequenzen, die ein – möglicherweise falscher – Verdacht haben kann.

Sondergruppen

Die intensive Inspektion der Haut hilft auch dabei, Risikogruppen zu identifizieren, die ein erhöhtes Hautkrebsrisiko haben: Der wichtigste Hinweis ist Zahl und Art der bereits vorhandenen Leberflecken. Britische Studien gehen davon aus, dass etwa jeder zwölfte Erwachsene zu einer Risikogruppe gehört, die meisten, weil sie mehr als 50 Leberflecken haben. Da in dieser Gruppe Hautkrebs zwei- bis zehnmal häufiger auftritt als im Rest der Bevölkerung, verspricht auch der Nutzen höher auszufallen. Da Melanome am häufigsten bei Männern über 50 auftreten, versuchen Früherkennungskampagnen zur Zeit gerade diese eher selten zum Arzt gehende Zielgruppe zu erreichen.

Tumorarten ohne gesetzliches Früherkennungsprogramm

Nur die Tumore der Brust, des Gebärmutterhalses, des Darms, der Prostata und der Haut werden in Deutschland von einem kassenfinanzierten Früherkennungsprogramm abgedeckt. Alle anderen, zum Teil weit häufigeren Tumorarten können mit den derzeitigen technischen Möglichkeiten nicht früh erkannt werden, oder die Methoden sind so ungenau, dass sie auch von Expertengremien nicht empfohlen werden. Für die im Folgenden beschriebenen Tumorarten – Lungenkrebs, Neuroblastom, Tumore des Mund- und Rachenraums, der Eierstöcke, der Hoden, der Bauchspeicheldrüse, der Schilddrüse und der Blase – werden Screening-Methoden aber zumindest diskutiert.

Lungenkrebs

Neuerkrankungen und Todesfälle

Mit 27 900 neuen Fällen (im Jahr 1998) ist der Lungenkrebs hinter dem Prostatakarzinom die zweithäufigste Krebsform bei Männern. Bei Frauen rangiert er mit 8900 Neuerkrankungen an sechster Stelle. Im Durchschnitt wird Lungenkrebs im Alter von 66 Jahren diagnostiziert, was auch dem durchschnittlichen Alter für Krebsdiagnosen generell entspricht.

Lungenkrebs verläuft extrem ungünstig. Anders als etwa beim Prostatakarzinom ist die Neuerkrankungsrate praktisch identisch mit der Todesrate: Fünf Jahre nach der Diagnose Lungenkrebs leben nur noch jeder zehnte Mann und jede fünfte Frau.

Lungenkrebs ist bei den Männern die mit Abstand häufigste Krebstodesursache: 28 000 Männer starben 1999 an einem Lungentumor, was einem Viertel aller Krebstodesfälle entspricht. Bei den Frauen starben 1999 etwa 9500 an Lungenkrebs, was jeden zehnten Krebstodesfall ausmacht. Mehr Opfer unter den Frauen fordern nur Brust- und Darmkrebs. Seit den 80er Jahren fällt die Todesrate bei den Männern. Bei den Frauen steigt sie nach wie vor an.

Risikofaktoren und Vorbeugung

Lungenkrebs nimmt vor allem deswegen eine Sonderstellung ein, weil er wie kein anderer Krebs von einem Risikofaktor abhängt, den jeder selbst beeinflussen kann: dem Rauchen. Neun von zehn männlichen und sechs von zehn weiblichen Lungenkrebsopfern sterben an den Folgen des Zigarettenkonsums. Je mehr Zigaretten jemand raucht, je länger er bereits raucht, je früher er damit angefangen hat, je tiefer er inhaliert und je stärker die Zigaretten sind, desto höher ist sein Risiko. Als Faustregel gilt: 25 Zigaretten pro Tag erhöhen das Risiko gegenüber einem Nichtraucher um das 25fache. Wer seinem Laster abschwört, verringert sein Risiko von Jahr zu Jahr und hat es nach etwa zehn Jahren fast auf das Niveau eines Nichtrauchers gesenkt.

Das Krebs-Expertengremium der Weltgesundheitsorganisation WHO, die International Agency for Research on Cancer (IARC), kam im Juni 2002 zu dem Schluss, dass die Auswirkungen des Rauchens noch schlimmer sind als bislang befürchtet: Erstmals waren sich die Experten einig, dass schon durchschnittliches Passivrauchen das Lungenkrebsrisiko erhöht, dass Raucher auch hinsichtlich Zervix-, Magen-, Leber-, Blut- und Nierenkrebs besonders gefährdet sind und dass jeder zweite Raucher frühzeitig an den Folgen seines Lasters stirbt, die Hälfte davon im Alter von 35 bis 69 Jahren. Diese Ergebnisse, so hofft die WHO, sollten Regierungen ein Ansporn sein, Rauchen an öffentlichen Plätzen noch stärker zu kontrollieren und Nichtrauchen zu fördern. Das Fazit der WHO: »Mit dem Rauchen aufzuhören und nie damit anzufangen bleibt die beste Möglichkeit, Krebs im 21. Jahrhundert weltweit zu verhindern.«

Die Lunge reagiert auch auf andere Verunreinigungen in der Atemluft empfindlich: Eine Studie an 500 000 Menschen über fast 20 Jahre hinweg zeigte kürzlich, dass hohe Konzentrationen an sehr kleinen Luftpartikeln, wie sie in großen Städten erreicht werden, in etwa so gefährlich wie passives Zigarettenrauchen sind. Arbeiter, die Asbestfasern, Arsen-, Chrom- und Nickeldämpfe einatmen müssen, tragen ebenfalls ein größeres Lungenkrebsrisiko. Auch erhöhte Belastungen mit dem radioaktiven Edelgas Radon in Wohnhäusern gelten als Risikofaktor.

Früherkennung
Aufgrund der schlechten Prognose gelten Lungentumore in späten Stadien als unheilbar. Deshalb gab es schon seit langem Bemühungen, Methoden zur Früherkennung zu entwickeln. Momentan sind verschiedene Verfahren in der Diskussion: die Röntgenaufnahme, die Computertomographie und die Zelluntersuchung.

1. Röntgenaufnahme und Computertomographie:
Die Durchleuchtung des Brustraums gehört zu den frühesten Vorsorgeprogrammen in Deutschland. Als jedoch Studien in den 60er und 70er Jahren den Nutzen solcher Programme widerlegten, wurden die systematischen Röntgenreihenuntersuchungen wieder eingestellt. Die American Cancer Society und die US Task-Force lehnen das Screenen mit Röntgenstrahlen unter anderem deswegen ab, weil erst kirschgroße Tumorherde erkannt werden, die meist bereits Metastasen abgesondert haben. Studien haben zudem gezeigt, dass mit halbjährlichem Screenen zwar auch frühe Tumorstadien erkannt werden, aber die Zahl der Todesfälle dadurch nicht gesenkt wird.

Dennoch ist 2001 eine 200 Millionen Euro teure Studie, das National Lung Screening Trial (NLST), angelaufen und soll bis 2009 abgeschlossen sein. Dafür werden 50 000 Raucher, die mehr als 11 000 Päckchen Zigaretten konsumiert haben (zum Beispiel 30 Jahre lang eine Schachtel täglich) dreimal pro Jahr mit dem herkömmlichen Röntgenverfahren oder der Computertomographie untersucht. Obwohl die Computertomographie in den USA von Kliniken und privaten Anbietern bereits intensiv als Früherkennungsmethode für Raucher beworben wird, ist der Ausgang der Studie völlig offen. »Die Wahrheit ist, wir wissen nicht, ob das Screenen einen Nutzen bringt. Es ist schwer für die Menschen, das zu verstehen«, sagt Röntgenspezialistin Denise Aberle von der Universität in Los Angeles.

Die Studie soll auch klären, wie groß die Schäden der Verfahren sind. Schäden entstehen vor allem durch die Nebenwirkungen bei der Abklärung auffälliger Befunde, die sich in den meisten Fällen als Narben oder Entzündungen herausstellen und die bei Rauchern häufig sind. Eine kürzlich beendete Studie zeigte, dass 1000 auffällige Computertomographien zur Entdeckung von nur 25 Tumoren führten.

Ein positiver Nebeneffekt des Röntgens könnte sein, dass mehr Menschen mit dem Rauchen aufhören. Wie Forscher des Memorial Sloan-Kettering Cancer Centers in New York herausfanden, erhöht die Teilnahme am Röntgen die Bereitschaft, das Rauchen aufzugeben. Fast ein Viertel aller Durchleuchteten stoppten ihren Zigarettenkonsum, während ansonsten im Schnitt nur sieben von hundert Rauchern jährlich damit aufhören.

2. Zelluntersuchung:
Eine dritte Möglichkeit stellt die mikroskopische Untersuchung von abgehusteten Zellen dar, die so genannte Sputum-Zytologie. Sie war bereits vielfach – auch in Kombination mit dem Röntgen – Gegenstand wissenschaftlicher Studien. Übereinstimmendes Ergebnis: Die Sputum-Zytologie kann die Sterblichkeit nicht senken, vor allem aufgrund der schlechten Trefferquoten und der hohen Anzahl von Fehlalarmen, die sich erst nach einer Lungenspiegelung mit Gewebeentnahme als solche herausstellen. Die große NLST-Studie in den USA bezieht die Sputum-Zytologie deshalb auch gar nicht erst mit ein.

Dennoch tobt um die Methode derzeit ein erbitterter Streit: Die MedWell Gesundheits-AG, die sich als Vorreiter einer neuen Art von Gesundheitsdienstleistern versteht, organisiert in Deutschland einen privaten Zugang zur Sputum-Zytologie. Das Angebot der »modernen Vorsorge-Untersuchung«, wie es auf der Patienten-Homepage von MedWell heißt, richtet sich vor allem an Raucher. MedWell bietet die Untersuchung von abgehustetem Schleim als Komplettpaket an: Die Gesundheits-AG übernimmt via Internet-Auftritt und Broschüren die Beratung des Patienten, die Weitergabe der Probe an Labors und die Auswertung der Ergebnisse. Die Kosten von 120,88 Euro pro Test trägt der Patient. Weitergehende Untersuchungen, etwa eine Lungenspiegelung bei einem Krebsverdacht, zahlt dann die Krankenkasse, eventuelle Behandlungen natürlich auch. Der Aufwand für den Arzt ist denkbar gering: Er reicht das Probenröhrchen lediglich an MedWell weiter und bespricht anschließend das Ergebnis mit dem Patienten.

Kein Wunder also, dass MedWell auf einer eigens für Ärzte eingerichteten Homepage vor allem die Verdienstmöglichkeiten anpreist: »Die Lungenkrebs-Früherkennung ist als spezifische Raucher-Vorsorge keine Leistung der gesetzlichen Krankenversicherung und eignet sich daher hervorragend als individuelle Gesundheitsleistung für Ihre Praxis.« Mit anderen Worten: Dass die Kassen den Test ablehnen, weil ein Nutzen nicht belegt ist, spielt gar keine Rolle. Für Nicht-Kassenleistungen können die Ärzte besonders üppige Privathonorare einstreichen. Ist der Arzt immer noch skeptisch, überzeugt ihn vielleicht, dass der Test der Praxis »einen deutlichen Imagegewinn bringen kann«. Und außerdem: Ein Arzt könne rechtlich belangt werden, so behauptet MedWell, wenn Patienten, denen er von dem Test abgeraten hat, später Lungenkrebs bekommen. Das ist zwar absurd, aber vielleicht bekommt der ein oder andere Arzt doch kalte Füße.

Neuroblastom

Neuerkrankungen und Todesfälle

Das Neuroblastom ist eine seltene Entartung des schon beim Embryo angelegten Gewebes, aus dem sich später die Nebennieren und Teile des Nervensystems bilden. Der Krebs tritt meist im Bauchraum an den Nieren oder an den Nervenknoten entlang der Wirbelsäule auf. In Deutschland sind im Jahr 2000 188 Kinder erkrankt, zwei Drittel waren jünger als zwei Jahre. Allerdings ist Krebs in diesem Alter überhaupt extrem selten. Deshalb ist das Neuroblastom der häufigste bösartige Tumor bei Kleinkindern.

Mehr als die Hälfte der Neuroblastome haben zum Zeitpunkt der Diagnose bereits Metastasen gebildet. Bei diesen Kindern sinken die Heilungschancen deutlich: Acht von zehn sterben an dem Tumor, insgesamt sind es in Deutschland etwa 50 Opfer pro Jahr. Obwohl die Therapien in den letzten Jahren immer aggressiver geworden sind, hat sich die Überlebensrate nicht gebessert.

Risikofaktoren und Vorbeugung

Über Ursachen ist kaum etwas bekannt, Vorbeugungsmöglichkeiten gibt es nicht.

Früherkennung

In Deutschland gibt es kein Früherkennungsprogramm für Neuroblastome und zwar aus gutem Grund: Solch ein Programm schadet mehr, als es nutzt. Und das, obwohl der Tumor – formal gesprochen – vielversprechend scheint für ein erfolgreiches Früherkennungsprogramm: Neuroblastome können sich bei Diagnose sehr unterschiedlich weit ausgebreitet haben. Wenn der Tumor zu einem Zeitpunkt entdeckt wird, da er lokal begrenzt wächst, kann er in einer Operation komplett entfernt werden. Bei diesen Kindern liegt die Heilungsrate über 90 Prozent, bei weiter ausgebreiteten Tumoren fällt sie unter 50 Prozent.

Zudem hat der Tumor eine Eigenschaft, die in Japan schon 1972 zur Grundlage eines Früherkennungsprogramms wurde: Die meisten Neuroblastome produzieren zwei Substanzen, die auch im Urin der Kinder nachgewiesen werden können. Auf dieser Eigenschaft basiert ein denkbar einfacher Früherkennungstest. Eltern legen einen Papierstreifen in die Windel, der sich mit Urin voll saugt. Den Streifen trocknen sie dann und schicken ihn an ein Labor, das die vom Tumor freigesetzten Stoffe nachweisen kann. Die Idee liegt also nahe, diesen Windeltest für ein Früherkennungsprogramm einzusetzen. Wenn man auf diese Weise den Tumor entdeckt, bevor er durch Symptome auffällt, sollte sich das Leben vieler Kinder retten lassen.

Doch deutsche und kanadische Forscher lieferten im Jahr 2002 den Beweis, dass diese plausible Idee im Falle des Neuroblastoms ein Irrtum ist. 1996 hatten mehrere Universitätskliniken, Krankenkassen und die Deutsche Krebshilfe ein weltweit einzigartiges Modellprojekt gestartet: In sechs Bundesländern haben bis 1999 die Eltern von 1,5 Millionen Kindern das kleine Pappkärtchen in die feuchte Windel ihres Sprösslings gelegt, danach getrocknet und an die beteiligten Studienzentren geschickt. 2,1 Millionen Kinder, bei denen nicht gezielt nach dem Tumor gesucht wurde, dienten als Vergleichsgruppe.

Tatsächlich sorgte das Programm dafür, dass mehr Kinder mit kleinen Tumoren gefunden wurden; insgesamt waren es 149. Weitere 55 Tumore hatte der Test übersehen, sie wurden erst später diagnostiziert. Allerdings verringerte die Früherkennung nicht die Zahl der Kinder, bei denen der Tumor erst im fortgeschrittenen Stadium gefunden wurde und deren Heilungschancen schlecht waren. Offenbar hatte die Suche nur bei elf Kindern die Diagnose so weit vorgezogen, dass die Heilungschancen sich verbesserten. Doch auch das schlug sich nicht in einem sichtbaren Vorteil nieder: Die Rate der Kleinen, die an dem Krebs starben, blieb mit elf bis zwölf pro einer Million Kinder unverändert. Um sicher zu gehen wollen die Forscher die Entwicklung der Zahlen noch einige Jahre weiterverfolgen.

Allerdings gilt es als ausgeschlossen, dass sich die Bilanz des Programms noch zum Positiven wendet. Denn die Studie bestätigte eine Besonderheit des Neuroblastoms: Die Mehrzahl der entdeckten kleinen Tumore verschwindet auch ohne medizinischen Eingriff von selbst wieder und würde nie zu einem Problem für die Kinder – solange man nicht danach sucht. Durch den Früherkennungstest werden aber vor allem diese harmlosen Tumore aufgespürt. Bei zwei Dritteln der Kinder mit Geschwulsten – in etwa 100 Fällen – kam es in der deutschen Studie zu solchen Überdiagnosen.

Die Konsequenz: Während diese Kinder und ihre Eltern ohne Früherkennung ein unbeschwertes Leben geführt hätten, wurde ihnen so die überflüssige Diagnose »Krebs« angeheftet – mit allen psychologischen Konsequenzen für Kinder und Familien. Außerdem mussten die Kinder unnötige Operationen und oft auch Chemotherapien ertragen, die ihnen ohne die Früherkennung erspart geblieben wären. Für manches Kind waren die Therapien sogar gefährlicher als der Tumor selbst. »Derzeit kann ein Massen-Früherkennungsprogramm des Neuroblastoms nicht empfohlen werden«, folgerte der Kinderarzt Freimut Schilling vom Olgahospital in Stuttgart, einer der Leiter des Projekts. Ein Verdienst der Studie ist, dass sie zeigt, wie nötig es ist, Früherkennungsverfahren vor der breiten Einführung zu erproben.

Die negativen Ergebnisse der deutschen Studie sorgten weltweit für Aufmerksamkeit. Forscher aus Kanada und den USA haben dann die Erfahrungen ihrer deutschen Kollegen bestätigt.

Mund- und Rachenkrebs

Neuerkrankungen und Todesfälle

Im Bereich des Mundraums können Zellen der Lippe, der Zunge, des Mundbodens, des Gaumens, der Speicheldrüsen und des Rachens bösartig verändert sein. Der Kehlkopfkrebs wird nicht zu dieser Gruppe gerechnet. Die Tumore des Mund- und Rachenraums machen zusammen etwa 7800 Neuerkrankungen pro Jahr bei den Männern (achthäufigster Tumor) und 3000 bei den Frauen (17-häufigster Tumor) aus. Bemerkenswert ist das relativ niedrige Erkrankungsalter bei Männern mit 58 Jahren und bei Frauen mit 63 Jahren.

Die Prognose ist für Männer ungünstiger als für Frauen: Die Fünf-Jahres-Überlebensrate beträgt bei Männern 43 Prozent, bei Frauen 56 Prozent, wobei die Werte von Tumorart zu Tumorart stark schwanken. Jährlich sterben etwa 3700 Männer und 1200 Frauen an Tumoren des Mund- und Rachenraums. Damit stehen sie unter den Krebssterbefällen bei den Männern an siebter und bei den Frauen an 17. Stelle.

Seit den 70er Jahren starben zunehmend mehr Menschen an Tumoren des Mund- und Rachenraums. Bei den Männern nahm die Zahl der Todesopfer ab Anfang der 90er Jahre wieder ab, bei den Frauen steigt die Zahl der Opfer dagegen leicht, aber stetig an.

Risikofaktoren und Vorbeugung

Hauptrisikofaktor ist wie beim Lungenkrebs das Rauchen: Die Wahrscheinlichkeit, an einem Tumor des Mund- und Rachenraums zu erkranken, ist für Raucher bis zu sechsmal erhöht. Auch Tabakgenuss in anderer Form, wie Kau- oder Schnupftabak, erhöht das Risiko deutlich. So ist der Tumor in Asien, wo 200 bis 400 Millionen Menschen regelmäßig Klümpchen aus Nüssen, Tabak und anderen Zutaten als »Betelnuss« kauen, besonders häufig: In manchen Gegenden Indiens macht der Mundtumor 40 Prozent aller Tumorsterbefälle bei Frauen aus.

Neben dem Rauchen spielt, anders als beim Lungenkrebs, auch Alkohol eine große Rolle. So geht der rasante Anstieg der Todesfälle seit den 70er Jahren vermutlich vor allem auf den ebenfalls stark gestiegenen Alkoholkonsum zurück. Tabak- und Alkoholmissbrauch zusammen verursachen drei Viertel aller Tumore des Mund- und Rachenraums. Dabei scheinen sich die beiden Faktoren gegenseitig noch zu verstärken, sodass die Gefahren für starke Raucher und Trinker um ein Zigfaches über denen für Nichtraucher und -trinker liegen.

Als weitere Risikofaktoren gelten schwacher oder nicht vorhandener Konsum von frischem Obst und Gemüse, beruflich bedingter Kontakt mit Lacken, Asbest- und Zementstäuben, Kühlschmierstoffen und Holzstäuben. Speziell für Lippenkrebs gilt Sonnenlicht als möglicher Auslöser. Diskutiert werden auch mangelnde Mundhygiene und Viren.

Früherkennung

Da der Mund- und Rachenraum gut zugänglich ist und die allermeisten Tumore und sogar Vorstufen mit dem bloßen Auge erkannt werden können, liegt die optische Kontrolle als Methode der Früherkennung nahe. Bislang gibt es allerdings keine ausreichend großen Studien, die einen Nutzen untersucht hätten. Zwar konnte nachgewiesen werden, dass sich damit frühe Stadien erkennen und somit die Überlebenszeiten verlängern lassen. Ob sich damit aber nur die Leidenszeit verlängert oder tatsächlich eine absolute Lebensverlängerung erzielen lässt, ist unklar.

Aufgrund der ungenügenden Datenlage rät die US Task-Force weder zu noch ab. Anders die American Cancer Society, die Kontrollen empfiehlt: Inaugenscheinnahme des Mundraums sowie Abtasten der Zunge, des Mundbodens, der Speicheldrüsen und der Lymphknoten am Hals sollten zur Routineuntersuchung gehören, vor allem bei Menschen, die zur Risikogruppe zählen, weil sie trinken und rauchen. Der Zahnarzt wird als die geeignetste Person für diese Untersuchungen angesehen. Da jedoch ältere Menschen, die besonders gefährdet sind, seltener zum Zahnarzt als zum Allgemeinarzt gehen, sollten auch Letztere ein Auge auf verdächtige Veränderungen haben.

Eierstockkrebs

Neuerkrankungen und Todesfälle

Bei 7400 Frauen wird jedes Jahr Eierstockkrebs diagnostiziert. Das sind etwas mehr als bei Gebärmutterhals- und deutlich weniger als bei Gebärmutterkörperkrebs. Insgesamt steht der Eierstockkrebs an siebenter Stelle der Tumorerkrankungen. Frauen sind im Schnitt 65 Jahre alt, wenn der Tumor entdeckt wird.

Wegen seines ungünstigen Verlaufs lebt nur ein Drittel aller Frauen länger als fünf Jahre nach der Diagnosestellung. Da im Vergleich dazu die Prognosen für die beiden Gebärmutterkrebsarten wesentlich besser sind, sterben jährlich mit knapp 6000 (siebthäufigste Krebstodesursache) deutlich mehr Frauen an Eierstockkrebs als an Gebärmutterkörper- und Gebärmutterhalskrebs zusammen.

Seit den 80er Jahren fällt die Todesrate langsam, aber deutlich ab.

Risikofaktoren und Vorbeugung

Obwohl der Eierstockkrebs eine relativ häufige Krebstodesursache für Frauen darstellt, wurden bisher nur wenige Risikofaktoren identifiziert. Vor kurzem fanden mehrere Studie heraus, dass die Einnahme von Östrogenmonopräparaten das Risiko für Eierstockkrebs deutlich erhöht.

Ein weiterer Risikofaktor ist die genetische Veranlagung, die Ärzten bereits in den 20er Jahren auffiel. Diese so genannte familiäre Form des Eierstockkrebses ist jedoch eher selten: Nur eine von insgesamt 1000 Frauen trägt die Veranlagung in sich. Für diese Frauen beträgt das Risiko etwa 40 Prozent, eines Tages einen Eierstocktumor zu entwickeln. Auf die Gesamtzahl der Eierstocktumore umgerechnet bedeutet dies, dass etwa jeder 40. Eierstockkrebs auf eine genetische Veranlagung zurückgeht.

In den vergangenen Jahren wurden einige der dafür verantwortlichen Genveränderungen gefunden. Um ihr Risiko zu minimieren, lassen manche Frauen, bei denen diese Genmutationen entdeckt wurden, vorsorglich ihre Eierstöcke entfernen. Allerdings zeigte eine Studie vom Mai 2001, dass Frauen trotz vorsorglich entfernter Eierstöcke die gleiche Angst vor einem Krebs haben wie die anderen, ebenso erblich belasteten Frauen, die sich lediglich häufiger auf Frühformen des Tumors untersuchen lassen. Das liegt daran, dass das Herausschneiden der Eierstöcke das Risiko zwar stark vermindert, aber nicht gänzlich ausschaltet, weil zwangsläufig im Körper Gewebe zurückbleibt, das entarten kann. Deshalb sollen auch operierte Frauen regelmäßig zur Früherkennung gehen, was ihnen jedesmal die Möglichkeit eines Tumors vor Augen führt.

Früherkennung

Für die Früherkennung von Eierstockkrebs werden vier Möglichkeiten diskutiert und zum Teil auch empfohlen: beidhändiges Abtasten des Unterleibs, transvaginaler Ultraschall, Pap-Test und der biochemische Nachweis eines Tumormoleküls.

1. Abtasten:
   In Deutschland zählt die Früherkennung des Eierstockkrebses nicht explizit zu den Kassenleistungen, doch die maßgeblichen Krebs-Früherkennungsrichtlinien des Bundesausschusses der Ärzte und Krankenkassen sehen für Frauen ab dem 20. Lebensjahr zur Früherkennung von Krebs eine allgemeine »bimanuelle gynäkologische Untersuchung« vor. Die US Task-Force und die American Cancer Society bescheinigen dem Abtasten eine sehr niedrige Trefferquote: 10 000 Untersuchungen seien nötig, um einen Tumor zu finden, und der ist dann meist so weit fortgeschritten, dass eine Heilung nicht mehr möglich ist. Zudem löst das Abtasten viele Fehlalarme aus. Von Abtasten ist in der Broschüre *Gebärmutter- und Eierstockkrebs* der Deutschen Krebsgesellschaft und der Deutschen Krebshilfe wohl deshalb auch keine Rede.

2. Ultraschall:
   Die beiden deutschen Fachgesellschaften raten älteren Frauen stattdessen, sich »jedes Jahr einmal gezielt auf Eierstockkrebs untersuchen« zu lassen. Denn Frühstadien ließen sich mit Ultraschall »gut kontrollieren«.
   Die American Cancer Society sieht das anders: Obwohl der transvaginale Ultraschall auch kleine Tumorherde entdecken kann, ist die Methode kaum in der Lage, zwischen gut- und bösartigen Veränderungen zu unterscheiden. Die Cancer Society zieht das Verfahren deshalb bestenfalls für erblich belastete Frauen in Betracht. Auch die US Task-Force ist skeptisch: Sie zitiert in ihrem Bericht eine Studie, nach der bei 39 von 805 mit Ultraschall untersuchten Frauen, die sogar zur Hochrisikogruppe zählten, der Bauchraum eröffnet wurde, um letztlich einen einzigen Eierstocktumor zu finden. In einer anderen Studie führte der Ultraschall an 600 Patientinnen mit vorangegangenem Brustkrebs bei 21 Bauchraumschnitten zur Entdeckung von vier Tumoren der Eierstöcke. Größere Studien an symptomlosen Frauen über 45 lassen den Schluss zu, dass ein Screenen von 100 000 Frauen 40 Fälle von Eierstocktumor entdeckt, dabei aber 5400 Fehlalarme auslöst und zu 160 Komplikationen durch die Bauchraumeröffnung führt.

3. Pap-Test:
   Der Pap-Test, der für die Entdeckung von Vorstufen des Gebärmutterhalstumors eingesetzt wird, kann auch entartete Zellen finden, die aus Eier-

stocktumoren stammen. Allerdings übersieht der Pap-Test drei bis neun von zehn Tumoren, sodass er als Früherkennungstest für den Eierstocktumor ungeeignet ist.

4. Tumormarker:
Auch mehrere so genannte Tumormarker werden auf ihre Nützlichkeit zur Früherkennung des Eierstocktumors untersucht. Besonders das Tumorprotein mit der Bezeichnung CA-125 ist Gegenstand der Forschung. Seine Konzentration im Blut ist bei vier von fünf Frauen mit fortgeschrittenem Eierstockkrebs erhöht. Trotz zum Teil sehr umfangreicher Studien mit Tausenden von Teilnehmerinnen ist bislang unklar, ob die CA-125-Konzentration auch in frühen Krebsstadien so verlässlich erhöht ist, dass sich der Test als Screening-Instrument eignet. Schätzungen gehen davon aus, dass nur jedes zweite Frühstadium ausreichend hohe CA-125-Werte erzeugt. Hinzu kommt, dass auch völlig gesunde Frauen, Frauen mit gutartigen Veränderungen und Frauen mit anderen Tumoren erhöhte CA-125-Werte haben können.

Derzeit laufen einige Studien, die Nutzen und Schaden abwägen. Dabei werden auch verschiedene Methoden kombiniert. Das erhöht zwar die Genauigkeit, aber gleichzeitig auch den Aufwand für Ärzte und Frauen und den finanziellen Aufwand für das Gesundheitssystem. In der großen PLCO-Studie aus den USA werden mit Ultraschall, Tumormarker und Abtasten gleich drei der Methoden zusammen angewendet.

Da aber noch keine Ergebnisse vorliegen, sind die Empfehlungen momentan eher verhalten. Bislang gibt es keine offiziellen Empfehlungen, alle Frauen auf ihren CA-125-Status zu untersuchen.

5. Ausblick:
Kürzlich fanden US-Forscher heraus, dass sich mit Computerhilfe aus der Eiweißzusammensetzung in einem Tropfen Blut ablesen lässt, ob eine Frau Eierstockkrebs hat oder nicht. Dabei suchen die Forscher nicht nach einzelnen Markern wie dem CA-125, sondern betrachten pauschal das Proteinmuster. Der Tumor, so stellte sich heraus, hinterlässt offensichtlich im Blut charakteristische Spuren. Die Wissenschaftler um Emmanuel F. Petricoin III. von der US-Nahrungs- und Arzneimittelbehörde FDA in Bethesda analysierten das Proteinmuster aus dem Blut von 50 Frauen mit Eierstockkrebs sowie von 50 Frauen ohne Eierstockkrebs. Ein Computer verglich die Profile der beiden Gruppen und destillierte Unterschiede heraus, anhand derer er einzelne Proben eindeutig einer der beiden Gruppen zuordnen konnte.

Bei einem anschließenden Testlauf an 116 Blutproben, unter denen 50 bis dahin nicht analysierte Proben von Eierstockkrebspatientinnen versteckt waren, fand der Computer tatsächlich alle verdächtigen Proben heraus. Von den 66 unverdächtigen Proben deklarierte er allerdings drei fälschlich als auffällig. Das ist bislang der Haken an dem Verfahren: Denn hochgerechnet auf die unter normalen Umständen relativ geringe Zahl der Neuerkrankungen würde der Test auf einen richtig erkannten Tumor mehr als 100 Fehlalarme produzieren. Dennoch löste die Arbeit Petricoins in der Fachwelt Euphorie aus: Als den ersten »Quantensprung beim Testen auf diese Krankheit seit 20 Jahren« bezeichnete ihn eine prominente Frauenärztin aus New York. Die Begeisterung rührt zum Teil auch daher, dass sich der Test im Grunde auch auf andere Tumorarten ausweiten lässt. Wie sich der Proteintest unter Praxisbedingungen bewährt, sollen jetzt klinische Studien klären.

Hodenkrebs

Neuerkrankungen und Todesfälle

Der Hodentumor zählt mit gut 3000 Neuerkrankungen (12. Stelle) zu den eher seltenen Tumoren. Bemerkenswert ist allerdings sein frühes Auftreten: Bei Männern zwischen 20 und 40 Jahren ist er mit 20 bis 30 von 100 Krebsfällen der häufigste Tumor. Das durchschnittliche Erkrankungsalter liegt bei unter 35 Jahren.

Dafür gehört der Hodentumor mit einer Fünf-Jahres-Überlebensrate von 97 Prozent bei Tumoren in frühen Stadien und mit 67 bis 80 Prozent in den schwersten Fällen zu den Tumoren mit einem sehr günstigen Verlauf. So liegt auch die Sterblichkeit weit unter der Zahl der Neuerkrankungen: Mit 200 Opfern pro Jahr rangiert der Hodentumor nicht unter den 20 häufigsten Krebstodesursachen.

Während die Zahl der Neuerkrankungen bis vor wenigen Jahren ständig stieg, sank die Zahl der Todesopfer seit Ende der 70er Jahre auf unter ein Drittel des ehemaligen Höchststandes.

Wie es zu dem Anstieg der Neuerkrankungen kam, ist unklar. Der erfreulich rückläufige Trend bei den Opfern, der besonders bei den jüngeren Männern beobachtet wurde, geht in erster Linie auf die verbesserte Therapie mit dem Krebsmedikament Cisplatin zurück. Auch Tumore, die erst in einem fortgeschrittenen Stadium entdeckt werden, sind damit meist heilbar. Während noch in den frühen 70er Jahren von 100 Patienten gerade fünf geheilt wurden, gehen Experten jetzt von 80 bis 90 Geheilten aus. Damit gilt der Hodentumor heute als Modell für einen heilbaren Tumor. Die Genesung des am Hodentumor erkrankten Radprofis Lance Armstrong war also keineswegs nur seinem Willen zuzuschreiben, sondern eigentlich zu erwarten.

Risikofaktoren und Vorbeugung

Als sicherer Risikofaktor gilt der Hodenhochstand (Kryptorchismus), bei dem einer oder beide Hoden in der Bauchhöhle und nicht im Hodensack sitzen. Der nicht operierte Hodenhochstand vergrößert die Wahrscheinlichkeit, einen Hodentumor zu bekommen, um das Zwei- bis Fünffache.

Früherkennung

Als Früherkennungsmethode gelten das Abtasten der Hoden durch den Arzt und das Selbstabtasten. Verdachtsfälle müssen mit einer Gewebeentnahme und einer mikroskopischen Untersuchung der Probe abgeklärt werden. Die US Task-Force merkt an, das selbst eine gute Trefferquote aufgrund der Seltenheit des Tumors und der aussichtsreichen Heilungschancen kaum ins Gewicht fallen würden. Zudem werden mehr als die Hälfte der Hodentumore auch ohne gezieltes Abtasten in einem frühen Stadium entdeckt.

Kaum eine Fachgesellschaft empfiehlt daher regelmäßige Checks. Zu den Ausnahmen zählt die Deutsche Krebsgesellschaft, zum Thema Hodenkrebs rät: »Da diese Erkrankung am häufigsten bei Männern zwischen 20 und 40 Jahren auftritt, sollten auch jüngere Männer ihre Hoden einmal im Monat untersuchen.« Dabei sollen Größe und Gewicht beurteilt und auffällige Veränderungen umgehend mit dem Arzt besprochen werden.

Die American Cancer Society rät hingegen eher zu einem Abtasten bei einer Allgemeinuntersuchung oder einem allgemeinen Krebscheck, und zwar alle drei Jahre für Männer ab 20 und jedes Jahr für Männer ab 40. Die Cancer Society wie auch die US Task-Force hält es allerdings für sinnvoll, Männer darauf hinzuweisen, mit auffälligen Veränderungen der Hoden zügig zum Arzt zu gehen und nicht, wie selbst unter Vorsorge-willigen Männern üblich, den Arztbesuch monatelang aufzuschieben. Denn trotz der insgesamt guten Heilungschancen sind frühere Stadien noch aussichtsreicher zu behandeln.

Auch für Männer mit Hodenhochstand, die zur Hochrisikogruppe zählen, hält die US Task-Force eine Früherkennungsuntersuchung für unnötig, da bei ihnen die Heilungschancen genauso gut sind wie bei Männern mit richtig sitzenden Hoden.

Bauchspeicheldrüsenkrebs

Neuerkrankungen und Todesfälle

Die Bauchspeicheldrüse (Pankreas) stellt Verdauungssäfte her, die in den Zwölffingerdarm entleert werden. Sie produziert außerdem mit Insulin und Glukagon zwei Hormone, die den Zuckerstoffwechsel regulieren.

1998 erkrankten in Deutschland etwa 5000 Männer und 5600 Frauen neu an einem Tumor der Bauchspeicheldrüse. Damit steht dieser Tumor sowohl bei den Männern als auch bei den Frauen an zehnter Stelle der Neuerkrankungen. Das durchschnittliche Alter, in dem ein Tumor diagnostiziert wird, liegt relativ hoch: für Männer bei 67 und für Frauen sogar bei 74 Jahren.

Tumore der Bauchspeicheldrüse verursachen in frühen Stadien keine oder nur unspezifische Symptome, sodass der Krebs meist erst in späten, nahezu unheilbaren Stadien entdeckt wird: Von 100 Tumoren haben bei der Diagnose 80 bis 90 bereits Metastasen gebildet. Der Verlauf der Erkrankung ist sehr ungünstig: Fünf Jahre nach der Diagnose leben noch sechs Prozent der Männer und drei Prozent der Frauen. Damit stand der Tumor der Bauchspeicheldrüse 1999 bei den Männern mit 5700 Opfern an sechster. Stelle der Tumorarten und bei den Frauen mit knapp 6400 sogar an vierter Stelle.

Nach einem starken Anstieg der Sterblichkeit seit den 50er Jahren hat sich sowohl die Zahl der Todesfälle als auch die Zahl der Neuerkrankungen seit den 90er Jahren stabilisiert. Deshalb können nur zufällige jährliche Schwankungen erklären, warum 1999 mehr Menschen an dem Tumor gestorben als ein Jahr zuvor daran erkrankt sind.

Risikofaktoren und Vorbeugung

Die Entstehung von Bauchspeicheldrüsenkrebs ist weitgehend unverstanden. Als Risikofaktor steht Rauchen fest: mehr als 20 Zigaretten am Tag verdoppeln das Risiko. Umstritten ist, ob eine Diabeteserkrankung die Entwicklung eines Tumors begünstigt.

Früherkennung

Als mögliche Früherkennungsmethoden werden Abtasten des Bauchraums, Ultraschall und der Nachweis von Krebsproteinen im Blut diskutiert. Generell gilt für den Bauspeicheldrüsenkrebs, dass selbst frühzeitig entdeckte, noch örtlich begrenzte Krebsherde keine wesentlich höhere Fünf-Jahres-Überlebensrate bedeuten als später entdeckte. Das liegt vor allem an der schwierigen Operation: Es gilt schon als enormer Fortschritt, dass bei erfahrenen Chirurgen mittlerweile weniger als sieben von 100 Patienten direkt an den Folgen der Operation sterben.

Keine Fachgesellschaft empfiehlt regelmäßige Screening-Tests auf Bauspeicheldrüsenkrebs.

1. Abtasten:
Da die Bauchspeicheldrüse tief im Körperinneren liegt, ist sie schwer zugänglich. Ein Ertasten kleiner Tumorherde ist deshalb nahezu unmöglich. Selbst fortgeschrittene Stadien lassen sich nur in jedem vierten bis sechsten Fall ertasten.

2. Ultraschall:
   Die Nützlichkeit der herkömmlichen Ultraschalluntersuchung des Bauchraums ist begrenzt, weil Fett und Verdauungsgase die Aussagekraft erheblich schwächen und zudem das Auflösungsvermögen ohnehin nur die Entdeckung von Tumorherden mit zwei bis drei Zentimetern Größe zulassen
   würde. Da etliche Geschwüre aber bereits bei einer Größe von zwei Zentimetern Metastasen gebildet haben, kann der Ultraschall kaum der Früherkennung dienen.

3. Tumormarker:
   Bei den meisten Patienten mit Bauchspeicheldrüsenkrebs lassen sich erhöhte Werte für bestimmte Proteine im Blut nachweisen, wie etwa ein Molekül
   mit der Bezeichnung CA19-9. Allerdings handelt es sich dabei nicht um
   Substanzen, die ausschließlich vom Tumor gebildet werden. Vielmehr sind
   es Moleküle, die im Zusammenhang mit dem Tumor gehäuft auftreten, also
   weder tumor- noch organspezifisch sind und außerdem auch bei gutartigen
   Veränderungen in höheren Konzentrationen gebildet werden. Das heißt:
   Sind die Substanzen vermehrt messbar, lässt das nicht unbedingt auf einen
   Tumor, geschweige denn exakt auf einen Bauchspeicheldrüsenkrebs
   schließen. Und werden keine erhöhten Werte festgestellt, bedeutet das
   nicht, dass wirklich kein Tumor vorhanden ist. Eine Studie aus Japan mit
   CA19-9 plus einem weiteren Molekül an 10 000 Personen hat ergeben, dass
   von 800 Getesteten, bei denen ein Tumorverdacht ermittelt wurde, nur vier
   Personen tatsächlich einen Krebs hatten. Von diesen vieren konnte nur bei
   einem der Tumor so vollständig entfernt werden, dass die Ärzte von einer
   Heilung ausgehen.

Schilddrüsenkrebs

Neuerkrankungen und Todesfälle

Die Schilddrüse gibt jodhaltige Hormone in die Blutbahn ab, die verschiedene
Stoffwechselprozesse steuern. Die auffälligste Schilddrüsenfehlfunktion ist
der Kropf, eine meist gutartige Vergrößerung der Schilddrüse, die vor allem
auf einen Mangel an Jod zurückgeht. Pro Jahr erkranken etwa 1200 Männer
und 2000 Frauen an Schilddrüsenkrebs, der damit bei den Männern an 19.
Stelle und bei den Frauen an 18. Stelle der Tumorerkrankungen liegt. Mit dem
durchschnittlichen Diagnosealter von 57 Jahren bei den Frauen und bei 55
Jahren für Männer liegt der Schilddrüsenkrebs deutlich unter dem durchschnittlichen Erkrankungsalter für Tumorerkrankungen insgesamt.

Vom Schilddrüsenkrebs sind verschiedenen Krebstypen mit unterschiedlichen Prognosen bekannt: Für das so genannte papilläre Karzinom, das für

junge Menschen typisch ist, sind die Aussichten gut, für das anaplastische Schilddrüsenkarzinom dagegen schlecht. Insgesamt überleben die ersten fünf Jahre nach der Diagnosestellung bei den Männern 67 Prozent, bei den Frauen 77 Prozent. Die US Task-Force geht für weiße Amerikaner sogar von 95 Prozent aus. Mit 350 männlichen und 600 weiblichen Opfern rangiert der Schilddrüsenkrebs unter den krebsbedingten Todesfällen bei den Männern an 19. und bei den Frauen an 20. Stelle.

Die Sterblichkeit nimmt für die Frauen seit den 50er Jahren kontinuierlich ab, während sie für die Männer auf demselben Niveau geblieben ist.

Risikofaktoren und Vorbeugung

Deutlich ist der Zusammenhang zwischen Schilddrüsenkrebs und Strahlung. Das gilt vor allem für Kinder, während für Erwachsene ein Zusammenhang fraglich ist. Aus den leidvollen Erfahrungen der Atombombenabwürfe auf Hiroshima und Nagasaki ist bekannt, dass radioaktive Strahlung bei Kindern die Entartungen der Schilddrüse begünstigt. Auch der GAU des Atomkraftwerks in Tschernobyl verursachte einen deutlichen Anstieg der Schilddrüsentumore bei Kindern in der Ukraine und Weißrussland. In Deutschland schlug sich der Unfall dagegen nicht in höheren Tumorraten nieder. Eine Strahlentherapie als medizinische Maßnahme gilt darüber hinaus ebenso als Risikofaktor wie eine erhöhte Strahlenbelastung für medizinisches Personal.

Eine Über- oder Unterfunktion der Schilddrüse, die sich oft in Form eines Kropfs äußert, erhöht die Wahrscheinlichkeit, einen Tumor der Schilddrüse zu entwickeln, um das bis zu Zehnfache.

Nicht gezeigt werden konnte bislang, dass jodreiche Nahrung das Risiko mindert.

Früherkennung

Die möglichen Screening-Methoden beschränken sich auf ein Abtasten des Halses und die Ultraschalluntersuchung. Es gibt bislang keine Studien, die nachweisen können, dass früher entdeckte Tumore die Überlebensrate tatsächlich erhöhen. Ein Großteil der Tumore, die durch Screening entdeckt werden könnten, scheinen den Betroffenen ihr ganzes Leben lang keine Probleme zu bereiten: Obwohl der Schilddrüsenkrebs zu den seltenen Tumorarten zählt, haben Studien an Leichen gezeigt, dass zwei bis 13 Prozent aller Erwachsener Tumorherde tragen.

Während die US Task-Force von einem Screenen abrät, empfiehlt die American Cancer Society dreijährliches Abtasten für Personen zwischen 21 und 40 Jahren und jährliches für ältere Menschen. Für die Risikogruppe der Menschen, die in der Kindheit einer Strahlenbelastung ausgesetzt waren, hält die

US Task-Force die Hinweise nicht für ausreichend, um eine Routineuntersuchung zu rechtfertigen oder abzulehnen.

1. Abtasten:
Die Qualität der Untersuchung variiert stark mit der Fertigkeit des Arztes. Doch auch gute Ärzte können zwei von drei Tumoren übersehen. Ein unauffälliger Tastbefund hat also eine sehr geringe Aussagekraft. Auch wenn das Abtasten insgesamt relativ wenige Fehlalarme auslöst, so ergibt sich aufgrund der Seltenheit des Tumors dennoch ein deutlicher Überhang im Vergleich zu den auffälligen Befunden: In einer japanischen Studie mit 77 000 Teilnehmern verbarg sich nur etwa hinter jedem 20. auffälligen Befund tatsächlich ein Tumor. Die anderen 19 mussten dennoch die aufwendigen und beunruhigenden Eingriffe zum Abklären des Befundes über sich ergehen lassen.

2. Ultraschall:
Noch mehr Fehlalarme löst offenbar die Ultraschalluntersuchung aus. In einer finnischen Studie mit 354 Personen beispielsweise fanden sich im Ultraschall 56 Verdickungen, die sich aber bei der anschließenden Biopsie allesamt als harmlos herausstellten.

Blasenkrebs

Neuerkrankungen und Todesfälle
Krebs der Harnblase zählt mit 10 500 Neuerkrankungen bei den Männern (fünfter Stelle) und 5200 bei den Frauen (elfter Stelle) zu den relativ häufigen Tumorarten. Das Diagnosealter liegt mit 69 Jahren für Männer und 74 Jahre für Frauen deutlich über dem durchschnittlichen Erkrankungsalter für die anderen Tumorarten.

In späten Stadien des Krebses besteht kaum Aussicht auf Heilung. Da jedoch die meisten Tumore der Blase früh erkannt werden, überleben 78 Prozent der Männer und 63 Prozent der Frauen die ersten fünf Jahre nach der Diagnosestellung. Blasenkrebs liegt bei den Männern mit knapp 4000 Todesfällen an siebter und bei den Frauen mit 2000 Opfern an 14. Stelle in der Krebstodesstatistik.

Der Verlauf der Sterberate bei den Männern mit dem konstanten Niveau in den 80er Jahren und dem Abfall in den 90er Jahren ähnelt der Kurve des Lungentumors.

Risikofaktoren und Vorbeugung

Der bedeutendste Risikofaktor für Blasenkrebs ist Tabakkonsum, wenngleich die Auswirkungen des Rauchens nicht ganz so gravierend sind wie beim Lungenkrebs: Selbst starke Raucher erhöhen ihr Risiko »nur« um das rund Fünffache. Wie beim Lungenkrebs gilt auch hier: Wer mit dem Rauchen aufhört, vermindert sein Risiko wieder.

Der Kontakt mit gefährlichen Chemikalien am Arbeitsplatz, die in Zeiten schwacher Arbeitsschutzregelungen das Risiko für Blasenkrebs erhöhten, kommt heute eher selten vor. Da Blasenkrebs jedoch eine lange Entwicklungszeit hat, können die krebserregenden Stoffe von damals die Ursache für berufsbedingte Tumore von heute sein.

Früherkennung

Blasenkrebs wird auch ohne Screening meistens in einem Stadium entdeckt, in dem er die umliegende Muskulatur noch nicht befallen und keine Metastasen gebildet hat. Da aber immer noch jeder fünfte bis zehnte Tumor bereits fortgeschritten ist und einen wesentlich ungünstigeren Verlauf nimmt, wurden Screening-Methoden entwickelt, um alle Tumore früh zu entdecken. Es zeigte sich aber, dass zum einen die entdeckten Krebsherde meist wenig aggressiv sind und zum anderen aggressive Tumore ohne weiteres in den Intervallen zwischen den Früherkennungstests umliegende Gewebe befallen können. Beide Tendenzen schwächen den Nutzen von Screening-Tests erheblich.

Frühe Stadien des Blasentumors können mit Blutungen oder auffällig veränderten Zellen im Harn einhergehen. Diese zu finden ist deshalb das Ziel der Früherkennungsmethoden, die zur Diskussion stehen: dem Nachweis von Blut mit Hilfe von Teststreifen und dem Nachweis von auffälligen Zellen. Darüber hinaus gibt es seit kurzem einen Tumormarker-Test auf dem Markt.

Keine der größeren Fachgesellschaften empfiehlt regelmäßiges Screenen auf Blasenkrebs.

1. Harntest:

Bei dem Nachweis von Blut im Harn geht es nicht um mit bloßem Auge erkennbare rote Schlieren, sondern um ganz vereinzelte rote Blutkörperchen, die nur nach einer Aufreinigung der Harnprobe unter dem Mikroskop entdeckt werden können. Eine zweite Möglichkeit ist der Nachweis über Teststreifen, die nicht die Blutkörperchen selbst, sondern die Enzymaktivität des roten Blutfarbstoffs messen. Weil der Test »schnell, günstig und empfindlich« ist, wie die US Task-Force anerkennend bemerkt, hat er den mikroskopischen Nachweis weitgehend verdrängt. Da der Test zu Hause angewendet werden kann, lassen sich durch häufigere Proben auch kurzfristig auftretende Blutspuren entdecken.

Dass die US Task-Force dennoch von dem Test abrät, liegt nicht an ihm selbst, sondern daran, dass die aufgespürten mikroskopischen Blutungen gar nicht auf einen Blasentumor hindeuten müssen. Als Ursache für erhöhte Werte an roten Blutkörperchen kommen auch gutartige Prostatavergrößerungen, körperliche Aktivitäten, Nierenzysten, Menstruationsblutungen, Harnröhrenverletzungen, Blasensteine, Tumorvorstadien oder Infektionen in Frage. In drei unabhängigen Studien konnten übereinstimmend sogar in etwa der Hälfte aller Fälle gar keine Ursachen für die leichten Blutungen gefunden werden.

In einer anderen Studie ermittelten rund 3000 Männer an zehn aufeinanderfolgenden Tagen beziehungsweise Wochen ihren Urinblutwert. Obwohl bei jedem fünften Teilnehmer mindestens einmal ein erhöhter Wert gemessen wurde, hatten von diesen 600 auffälligen Männern letztlich nur 17 Blasen- und fünf Prostatakrebs.

2. Zellnachweis:
In einer Urinprobe nach auffälligen Gewebezellen zu suchen, reduziert zwar die Fehlalarme, übersieht dafür aber auch mehr Tumore als der Nachweis der Blutkörperchen. Da er zudem aufwendiger und teurer als der Streifentest ist, kam er in Studien bislang nur für Hochrisikogruppen in Betracht. Denkbar ist auch eine Kombination der beiden Methoden: Zuerst der Blutnachweis mit dem Teststreifen und dann die Abklärung mit Hilfe des Zellnachweises.

3. Tumormarker:
Der Verband der Diagnostika-Industrie in Deutschland preist »zur frühzeitigen Diagnose« in einem Faltblatt seit Anfang 2002 einen Test auf ein Protein an, das bei Blasentumoren vermehrt auftritt. Das Faltblatt behauptet zwar, der Test sei doppelt so genau wie die Zelluntersuchung, macht aber weder Angaben zur tatsächlichen Genauigkeit noch zur Anzahl der Fehlalarme.

Auf ihrer Homepage drückt sich die Firma Matritech aus Newton im US-Bundesstaat Massachusetts, die den Test herstellt, um die Aussage herum, ob ihr Test als Screening-Instrument taugt. Die Zurückhaltung kommt nicht von ungefähr: Eine Studie der Universitätsklinik Tübingen an 164 Patienten ergab, dass der Test bei jedem zehnten gesunden Kontrollpatienten erhöhte Werte des Proteins misst. Bei einer Größenordnung von einem Tumor auf 10 000 Personen kämen also auf einen einzigen richtig erkannten Tumor 1000 Fehlalarme. Da hilft es dem Test auch nicht, dass er nur etwa jeden zehnten Tumor in fortgeschrittenem Stadium übersieht und somit etwas sensitiver ist als der Zellnachweis.

Tumore ohne Möglichkeit einer Früherkennung

Für die bislang besprochenen Tumore werden auf internationaler Ebene verschiedene Möglichkeiten einer Früherkennung diskutiert, zum Teil werden diese in Deutschland im Rahmen gesetzlicher Früherkennungsprogramme angeboten. Für die im Folgenden vorgestellten Tumore des Gebärmutterkörpers, des Magens, der Speiseröhre, des Kehlkopfs, der Nieren sowie für Lymphome und Leukämien gibt es dagegen keinerlei Möglichkeiten einer Früherkennung.

Gebärmutterkörperkrebs

Tumore des Gebärmutterkörpers gehen meist von der Schleimhaut aus und werden deshalb auch als Gebärmutterschleimhaut- oder Endometriumtumore bezeichnet. Obwohl der Gebärmutterkörperkrebs mit über 10 000 Neuerkrankungen der vierthäufigste Tumor der Frau ist, taucht er wegen seines relativ günstigen Verlaufs mit knapp 3000 Todesopfern erst an zehnter Stelle der Todesstatistik auf. Damit rangiert er sowohl hinsichtlich der Neuerkrankungen als auch hinsichtlich der Sterbefälle noch deutlich vor dem Gebärmutterhalskrebs.

Der Pap-Abstrich, der zur Früherkennung des Gebärmutterhalstumors verbreitet ist, eignet sich nicht für den Gebärmutterkörpertumor. Die Deutsche Krebsgesellschaft und die Deutsche Krebshilfe appellieren deshalb in ihrer Broschüre über Gebärmutter- und Eierstockkrebs an die Frauen, selbst auf Warnzeichen zu achten: Blutungen außerhalb der Regel sowie nach den Wechseljahren sollten unbedingt vom Arzt abgeklärt werden. Bestätigt eine Gewebeprobe aus der Schleimhaut den Verdacht auf Gebärmutterschleimhautkrebs, ist wegen der langen Entwicklungszeit des Tumors die Wahrscheinlichkeit groß, dass er noch in einem frühen Stadium erkannt wird. Und dann, so heißt es in der Broschüre, »beträgt die Heilungsquote nahezu 100 Prozent«.

Als Risikofaktoren gelten hormonelle Einflüsse, bedingt etwa durch Übergewicht, Kinderlosigkeit, eine frühe erste Menstruation, späte Wechseljahre oder eine längere Zeit ohne Eisprung. Auch die Verabreichung von weiblichen Geschlechtshormonen nach den Wechseljahren steht im Verdacht, das Risiko für Gebärmutterkörperkrebs um das Sechs- bis Achtfache zu erhöhen. Eine Therapie mit so genannten Östrogenmonopräparaten wird deshalb nur noch bei Frauen empfohlen, deren Gebärmutter bereits entfernt wurde. Da auch das Risiko von Eierstockkrebs erhöht zu sein scheint, dürfte eine derartige Einschränkung demnächst auch die Eierstöcke betreffen.

Eine Verhütung mit der Pille vom Kombinationstyp soll eine schützende Wirkung haben.

Auch ohne Früherkennungsprogramm ist die Sterblichkeit in den vergangenen Jahren deutlich gesunken – bemerkenswerterweise parallel zur Sterblichkeit beim Gebärmutterhalstumor, deren Rückgang viele der Früherkennung mit dem Pap-Test zuschreiben.

Magenkrebs

Eine Sonderrolle unter den Tumorarten nimmt der Magenkrebs ein. An ihm zeigt sich besonders deutlich, dass die wohl erfolgreichste Maßnahme aller Zeiten im Kampf gegen Krebs die Verbreitung des Kühlschranks war. In den 50er Jahren war der Magenkrebs für beide Geschlechter die mit Abstand häufigste Krebstodesursache. Seit Mitte des Jahrhunderts fiel die Todesrate kontinuierlich auf etwa ein Fünftel des damaligen Wertes – und sie fällt weiter, nicht nur in Deutschland, sondern weltweit. Dass der Magenkrebs auch heute noch bei den Männern mit knapp 7000 Opfern die vierthäufigste und bei den Frauen mit rund 6200 die fünfthäufigste Krebstodesursache ist, macht deutlich, welch immense Opfer der Magenkrebs einst forderte.

Der famose Rückgang der Sterblichkeit wird in der Fachwelt auch als »ungeplanter Triumph« bezeichnet, weil er nicht gezielt herbeigeführt wurde, sondern eher zufällig zustande kam. Er geht vor allem auf veränderte Ernäh-

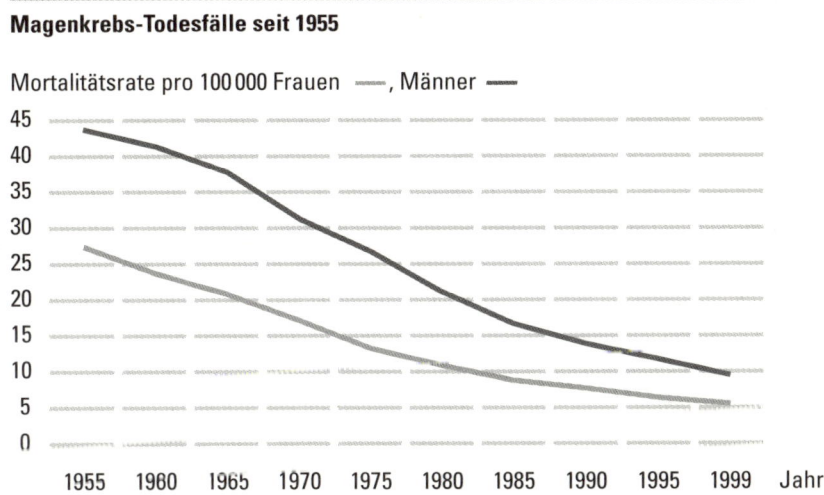

Magenkrebs-Todesfälle seit 1955

Mortalitätsrate pro 100 000 Frauen ——, Männer ——

Da die Bevölkerung seit 1955 im Durchschnitt deutlich älter geworden ist, ist bei der Alterskrankheit Krebs die absolute Zahl der Todesfälle wenig aussagekräftig. Hier wird deshalb die so genannte standardisierte Mortalitätsrate angegeben, die die Altersunterschiede ausgleicht. Bis 1990 gelten die Zahlen für Westdeutschland, danach für Gesamtdeutschland.

Diagramm 11   Quelle: DKFZ

rungsgewohnheiten zurück: Frisches verdrängte eingelegtes Obst und Gemüse, althergebrachte Konservierungsmethoden wie Pökeln, Salzen und Räuchern von Fisch und Fleisch verschwanden. Möglich wurde dies durch die Kühlung der Waren.

Deshalb gilt der Nicht-Besitz eines Kühlschranks als größter Risikofaktor: Je länger mit der Anschaffung eines Kühlschranks gewartet wurde, desto eher trat in einer Familie Magenkrebs auf. Dass die Todesraten immer noch sinken, wird als Indiz dafür gewertet, dass die Lebensumstände in der frühesten Jugend noch Auswirkungen auf die Neuerkrankungen und Sterbefälle in späten Jahren haben können.

In den vergangenen Jahren wurde auch deutlich, dass eine Infektion mit dem Bakterium Helicobacter pylori das spätere Magenkrebsrisiko um das Zweieinhalb- bis Sechsfache erhöht. Ob das Bakterium allerdings selbst zur Entstehung beiträgt, ist nach wie vor ungewiss. Dass nur die wenigsten Menschen, die mit Heliobacter infiziert sind, tatsächlich einen Magenkrebs bekommen, zeigt, dass noch weitere Faktoren hinzukommen müssen. Das Bakterium als Vorbeugemaßnahme zu bekämpfen wird deshalb nicht als geeignete Maßnahme angesehen, die Neuerkrankungsrate weiter zu senken.

Eine Magenentzündung (Gastritis) scheint das Risiko für Magenkrebs zu erhöhen. Ob das auch für Magengeschwüre zutrifft, ist unklar. Die Auswirkungen von beruflich bedingten Belastungen etwa mit Asbest dürften gering sein, ebenso von Tabak- oder Alkoholkonsum.

Speiseröhrenkrebs

An Tumoren der Speiseröhre erkranken in Deutschland jährlich etwa 3100 Männer (14. Stelle) und 884 Frauen (22. Stelle). Der Verlauf ist sehr ungünstig. Deshalb liegt die Zahl der Todesopfer etwa ebenso hoch wie die der Neuerkrankungen. Die Zahl der Neuerkrankungen nimmt für Männer leicht, für Frauen stärker zu.

Als Risikofaktoren gelten: Alkohol- und Tabakmissbrauch mit einem sich gegenseitig verstärkenden Effekt, unausgewogene Ernährung mit wenig frischem Obst und Gemüse und häufige heiße Speisen und Getränke.

Kehlkopfkrebs

Mit 2500 neuerkrankten Männern (17. Stelle) und 400 Frauen (23. Stelle) zählt der Kehlkopfkrebs zwar zu den seltenen Tumoren, in der Mund-Hals-Region gilt er jedoch als der häufigste. Das Durchschnittsalter bei einer Diagnose liegt mit 60 Jahren deutlich unter dem Mittelwert für Tumore generell. Der Verlauf des Kehlkopftumors ist günstig: Die Fünf-Jahre-Überlebensrate liegt bei über 70 Prozent.

Risikofaktoren sind ähnlich wie beim Speiseröhrenkrebs vor allem Rauchen, besonders in Verbindung mit exzessivem Alkoholkonsum, zu wenig Vitamine aus Obst und Gemüse, berufliche Belastungen mit Holzstaub, Chemikalien der Metallindustrie und Textilverarbeitung. Kehlkopfkrebs aufgrund einer Asbestbelastung ist in Deutschland als Berufskrankheit anerkannt.

Nierenkrebs

Nierenkrebs ist relativ häufig: Bei Männern liegt er mit jährlich 8300 Neuerkrankten an siebter Stelle der Tumorerkrankungen, bei den Frauen mit 5700 Neuerkrankungen an neunter Stelle. Das Erkrankungsalter entspricht mit 63 Jahren bei den Männern und 67 Jahren bei den Frauen in etwa dem Gesamtdurchschnitt. Fünf Jahre nach der Diagnose leben noch die Hälfte der Patienten. Jährlich sterben etwa 3700 Männer (neunte Stelle) und 2600 Frauen (zwölfte Stelle) an Nierenkrebs.

Vor allem bei Frauen scheint Übergewicht das Auftreten eines Nierentumors zu begünstigen. Zudem stehen Nierenschäden als Nebenwirkung der Einnahme von Schmerzmitteln, die Phenacetin enthalten, im Verdacht, Nierenkrebs zu begünstigen. Auch Strahlenschäden gelten als Risiko.

Lymphome

Flüssigkeit, die aus den Blutgefäßen tritt, nennt man Lymphe. Sie wird in den Lymphgefäßen und Lymphknoten gesammelt und ins Blut zurückgeführt. Die Lymphknoten sind zudem Reifungsort bestimmter weißer Blutkörperchen. Bösartige Veränderungen des Lymphgewebes werden allgemein unter dem Begriff Lymphome zusammengefasst. Dabei unterscheidet man das Morbus Hodgkin – auch Hodgkin-Lymphom oder Lymphogranulomatose genannt – und die Non-Hodgkin-Lymphome, die ihrerseits eine heterogene Gruppe verschiedener Tumortypen darstellen.

Das Hodgkin-Lymphom liegt mit rund 900 Neuerkrankungen bei den Männern und ebenso vielen bei den Frauen an 20. beziehungsweise 21. Stelle der Tumorneuerkrankungen. Vor allem jüngere Menschen sind davon betroffen: Das durchschnittliche Alter beträgt etwas über 40 Jahre. Der Verlauf ist vergleichsweise günstig: Die ersten fünf Jahre nach der Diagnosestellung überleben 73 Prozent der Männer und 65 Prozent der Frauen.

An den Non-Hodgkin Lymphomen erkranken jährlich etwa 4500 Männer (elfter Stelle) und knapp 5000 Frauen (zwölfter Stelle). Das Erkrankungsalter liegt mit 60 Jahren für Männer und 65 Jahren für Frauen unter dem Gesamtkrebs-Durchschnitt, aber immer noch weit über dem für das Hodgkin-Lymphom. Der Verlauf ist etwas ungünstiger als beim Hodgkin-Lymphom: Die Fünf-Jahre-Überlebensrate beträgt 52 Prozent für Männer und 56 Prozent für Frauen. An den Non-Hodgkin-Lymphomen sterben jährlich 2600 Männer (14. Stelle) und 2700 Frauen (elfte Stelle).

Als hauptsächliche Risikofaktoren gelten für alle Lymphome virale Infektionen, die schon im Kindesalter auftreten können. Daneben besteht der Verdacht, dass die Non-Hodgkin-Lymphome auch durch Kontakt mit Schwermetallen, organischen Lösungsmitteln und manchen Pflanzenschutzmitteln sowie durch radioaktive Strahlung und eine dauerhafte Infektion mit dem Bakterium Helicobacter pylori begünstigt werden.

Leukämien

Auch die Leukämien – umgangssprachlich unter der Bezeichnung Blutkrebs zusammengefasst – stellen eine Gruppe verschiedener Tumortypen dar. Gemeinsam ist ihnen, dass sie ihren Ursprung im Knochenmark haben und letztlich eine Entartung der weißen Blutkörperchen darstellen. Man unterscheidet vor allem akute lymphatische (ALL), akute myeloische (AML), chronisch lymphatische (CLL) und chronisch myeloische Leukämien (CML). Diese Tumortypen variieren stark hinsichtlich ihrer Verbreitung und Verlaufsform. In manchen Fällen ist die Abgrenzung zu den Lymphomen unscharf.

Jährlich erkranken 5300 Männer (neunte Stelle) und 4600 Frauen (13. Stelle) an Leukämien. Dazu zählen auch knapp 600 Kinder bis zum 15. Lebensjahr, die vor allem an ALL erkranken. Die AML betrifft Kinder und Erwachsene, während an den chronischen Formen nur Erwachsene leiden. Die Leukämien bei Kindern haben weit bessere Heilungsaussichten als die der Erwachsenen, wofür auch große Fortschritte der vergangenen Jahre in der Behandlung verantwortlich sind. Im Schnitt beträgt die Fünf-Jahre-Überlebensrate 42 Prozent. Jährlich sterben daran 3500 Männer (zehnte Stelle) und ebenso viele Frauen (achte Stelle).

Als Risikofaktoren für akute Leukämien gelten vor allem ionisierende Strahlung, Krebsmedikamente und Chemikalien wie Benzol. Über einen Zusammenhang mit elektromagnetischen Feldern wird immer wieder heftig diskutiert, aber nachgewiesen werden konnte er nicht. Die Auslöser für die chronischen Leukämien sind unklar.

Ausgewählte Quellen

Bei den Recherchen zu diesem Buch haben wir mit zahlreichen Experten gesprochen und die deutsche und internationale Literatur ausgewertet. Dabei waren vor allem folgende Quellen sehr hilfreich:

Nationale Krebsinstitute der USA (NCI)
www.nci.nih.gov/cancer information

U. S. Preventive Services Task Force
www.ahrq.gov/clinic/uspstfix.htm

UK National Screening Committee (NSC)
www.cancerscreening.nhs.uk

Canadian Task Force on Preventive Health Care (CTFPHC)
www.ctfphc.org

Cochrane-Collaboration
www.cochrane.de

Holland und Frei: Cancer Medicine e5
www.ncbi.nlm.nih.gov/books

Robert-Koch-Institut
www.rki.de/GBE/KREBS/KREBS.HTM

Arbeitsgemeinschaft Bevölkerungsbezogener Krebsregister in Deutschland
www.rki.de/GBE/KREBS/ABKD/ABKD.HTM

Krebsatlas der Bundesrepublik Deutschland
www.dkfz-heidelberg.de/epi/Home d/Programm/AG/Praevent/Krebshom/main/deutsch/frame.htm

Statistisches Bundesamt / Gesundheitsberichterstattung des Bundes
www.gbe-bund.de

Tumorzentrum München
www.krebsinfo.de

Deutsche Krebsgesellschaft
info.krebsgesellschaft.de

Deutsche Krebshilfe
www.krebshilfe.de

Arbeitsgemeinschaft der Wissenschaftlichen Medizinischen Fachgesellschaften (AWMF)
www.awmf-online.de

Wozu dieses Buch?

Institut für Demoskopie Allensbach: *Wie krank ist der Mann?* In: Allensbach: *Men's Health-Studie* zur Männergesundheit 2001, *Men's Health* 2001

Moynihan, R. und Smith, R.: »Too much medicine?« *British Medical Journal 2002/324/60*

Rohr, M.: »Patienten brauchen mehr Information.« *Pressemitteilung der Akademie für Technikfolgenabschätzung,* Stuttgart 9.8.2001

Schulte Strathaus, R.: »Weltweit mehr Lust als Frust.« *Psychologie heute 2002/8/11*

Grundlagen

Was ist Krebs?

Bernards, R. und Weinberg, R. A.: »A progression puzzle.« *Nature 2002/418/823*

Poppito, N.: »Three genetic steps convert normal mammary cells into breast cancer cells.« *EurekAlert 1.1.2001*

Ruddon, R. W.: *Biochemistry of Cancer.* In: Holland und Frei: *Cancer Medicine e.5* (www.ncbi.nlm.nih.gov/books/)

Früherkennung – Theorie und Praxis

Anonym: »Gemeinsamer Kampf der Volkskrankheit Krebs.« Interview mit Klaus Höffken. *Onkologie Kongresszeitung 2002*

Black, W. C. et al.: »All-cause mortality in randomized trials of cancer screening«. *Journal of the National Cancer Institute 2002/94/167*

Bundesausschuss der Ärzte und Krankenkassen: »Richtlinien des Bundesausschusses der Ärzte und Krankenkassen über die Früherkennung von Krebserkrankungen.« *Deutsches Ärzteblatt 2002/99/2650*

Cochrane, A. L. und Holland, W. W.: »Validation of Screening procedures.« *British Medical Journal 1971/27/3*

Dörner, K.: »Gesundheitssystem: In der Fortschrittsfalle.« *Deutsches Ärzteblatt 2002/99/2462*

General Medical Council: *Seeking patients´consent: the ethical considerations.* www.gmc-uk.org/standards/CONSENT.HTM, 2002

Gigerenzer, G.: *Das Einmaleins der Skepsis: Über den richtigen Umgang mit Zahlen und Risiken.* Berlin 2002

Gotzsche, P. C. und Olsen, O.: »Is screening for breast cancer with mammography justifiable?« *The Lancet 2000/355/129*

Hölzel, D. et al.: »Früherkennung.« *Der Onkologe 2002/8/1030*

Key, T. J. et al.: »The effect of diet on the risk of cancer.« *The Lancet 2002/360/861*

Proctor, R.: *The Nazi War on Cancer.* Princeton 1999

Rembold, C. M.: »Number Needed to screen: development of a statitic for disease screening.« *Britisch Medical Journal 1998/317/307*

Sachverständigenrat für die konzertierte Aktion im Gesundheitswesen: *Gutachten 2000/2001: Bedarfsgerechtigkeit und Wirtschaftlichkeit.* www.svr-gesundheit.de/gutacht/gutalt/gutaltle.htm, 2001

Schulz, K.-D. al. (Hrsg.): *Brustkrebs-Früherkennung in Deutschland.* Mannal 1, Marburg 2002

Statistisches Bundesamt: *Deutschland Todesursachen 2000.* Wiesbaden 2002

Stiftung Deutsches Hygiene Museum: *Rechtzeitig erkannt – heilbar: Krebsaufklärung im 20. Jahrhundert.* Dresden 2002

Woloshin, S. et al.: »Risk Charts: ›Putting Cancer in Context‹.« *Journal of the National Cancer Institute 2002/94/799*

World Cancer Research Fund und American Institute for Cancer Research: *Food, Nutrition and the Prevention of Cancer: a Global Perspective. Washington* 1997

Ausblick: Die Zukunft der Krebstherapie

Abbott, A.: »On the offensive.« *Nature 2002/416/470*

Jäger, E. et al.: »Clinical cancer vaccine trials.« *Current Opinion in Immunology 220/14/178*

Garattini, S. und Bertelé, V.: »Efficacy, safety, and cost of new anticancer drugs.« *Britisch Medical Journal 2002/325/269*

Kerbel, R. S.: »Tenacious Tumor Cells.« *Science 22.2.2002*

Weber, J. S.: »Cancer Vaccines: Is there reason for optimism?« *Medsape Hematology-Oncology Journal 5(1), 2002*

Akteure

Patienten

Hildebrandt, H: *Patient.* In: *Pschyrembel Klinisches Wörterbuch 257.* Berlin 1994

Marder, W. A. (Koalition Brustkrebs): »Frauen fordern mehr Qualität/Koalition Brustkrebs demonstriert in Berlin.« *ots-Pressemitteilung 5.11.2001*

MasterMedia: »European women for hpv testing – Frauen fordern die Einführung von HPV-Tests im Rahmen der Krebsvorsorge in ganz Europa.« *ots-Pressemitteilung 20.9.2001*

Medical Professionalism Project: »Medical professionalism in the new millennium: a physicians's charter.« *The Lancet 2002/359/520*

Merfert, W.: »Krebsvorsorge für Männer und Frauen: Chancen nutzen.« *Infothek Bleib Gesund 17 (AOK-Broschüre),* 1994

Moynihan, R. et al.: »Selling sickness: the pharmaceutical industry and disease mongering/Commentary: medicalisation of risk factors.« *British Medical Journal 2002/324/886 bzw. 890*

Müller, B. (Felix Burda Stiftung): »Papst ist Schirmherr der weltweiten Kampagne gegen Darmkrebs.« *ots-Pressemitteilung 3.4.2002*

Osterkorn, T.: »Der Skandal um die Vorsorge.« *Stern 2001/50/3*

Schmidt, J. G.: »Mammakarzinom: Früherkennungs-Glaube und Wirklichkeit.« *Zeitschrift für Allgemeinmedizin 1994/70/437*

Ärzte

Bassler, D. et al.: *Evidenz-basierte Pädiatrie.* Stuttgart 2002

Bleuler, E.: *Das autistisch-undisziplinierte Denken in der Medizin und seine Überwindung.* Heidelberg 1927

Fitzpatrick, M.: *The Tyranny of Health: Doctors and the regulation of lifestyle.* London 2001

Gigerenzer, G.: *Das Einmaleins der Skepsis: Über den richtigen Umgang mit Zahlen und Risiken.* Berlin 2002

Hoffrage, U. et al.: »Medicine. Communicating statistical information.« *Science 2000/290/2261*

Jachertz, N.: »Arzt und Geschäft: Gesundheitsladen.« *Deutsches Ärzteblatt 2002/99/1397*

Köbberling, J.: *Vorsorgemedizin – Anspruch und Wirklichkeit.* Wuppertal 1996

Kunz, R; Ollenschläger, G.; Raspe, H.; Jonitz, G. und Kolkmann, F.-W.: *Lehrbuch Evidenzbasierte Medizin in Klinik und Praxis.* Köln 2000

ZDF Redaktion Gesundheit und Natur et al.: *Was Frauen wirklich wollen .... gesunde Männer – Prostatakrebs-Früherkennung.* www.praxis.tv, 2002

Industrie

Abraham, J.: »The pharmaceutical industry as a political player.« *The Lancet 2002/360/1498*

Collier, J. und Iheanacho, I.: »The pharmaceutical industry as an informant.« *The Lancet 2002/360/1405*

Davidoff, F. et al.: »Sponsorship, authorship, and accountability.« *The Lancet 2001/358/854*

Dörner, K.: »Gesundheitssystem: In der Fortschrittsfalle.« *Deutsches Ärzteblatt 2002/99/2462*

Koch, K.: »Pharmamarketing: Millionen für die Meinungsbildner.« *Deutsches Ärzteblatt 2001/98/A-2484*

Moynihan, R. et al.: »Selling sickness: the pharmaceutical industry and disease mongering.« *British Medical Journal 2002/324/886*

Schwabe, U. und Paffrath, D.: *Arzneiverordnungsreport 2002.* Berlin, Heidelberg 2002

Verband der Diagnostica-Industrie e.V.: *Labordiagnostica und Gesundheit 2002/2003*.www.vdgh.de, 2002

Krankenkassen

AOK: »Brustkrebs-Früherkennung: Demonstrationsprojekt startet Anfang 1996.« *Presseservice Gesundheit 16.10.95*

van den Bergh, W.:«KBV begrüßt BVA-Entscheidung – TK will Klageweg beschreiten.« *Ärzte Zeitung 1995/105/6*

Deutsches Ärzteblatt: »Schmidt stellt bei regelmäßiger Vorsorge weniger Zuzahlungen in Aussicht.« *Deutsches Ärzteblatt Online 27.6.2002*

MedWell Gesundheits-AG: »Schadenersatzklagen von Krebskranken gegen AOK möglich.« *ots-Pressemitteilung 11.10.2001*

Odenbach, J.: »Neuer Stellenwert der Prävention.« *ots-Pressemitteilung 27.5.2002*

Tumorarten

Brustkrebs

Barton, M. B. et al.: »The rational clinical examination. Does this patient have breast cancer? The screening clinical breast examination: should it be done? How?« *Journal of the American Medical Association 1999/282/1270*

Baxter, N.: »Preventive health care, 2001 update: Should women be routinely taught breast self-examination to screen for breast cancer?« *Canadian Medical Association Journal 2001/164/1837*

Clavel-Chapelon, F.: »Differential effects of reproductive factors on the risk of pre- and postmenopausal breast cancer. Results from a large cohort of French women.« *British Journal of Cancer 2002/86/723*

Collaborative Group on Hormonal Factors in Breast Cancer: »Familial breast cancer: collaborative reanalysis of individual data from 52 epidemiological studies including 58, 209 women with breast cancer and 101, 986 women without the disease.« *The Lancet 2002/358/1389*

Ernster, V. I.. et al.: »Mortality among women with ductal carcinoma in situ of the breast in the population-based surveillance, epidemiology and end results program.« *Archives of Internal Medicine 2000/160/953*

Europäische Kommission: *The European Guidelines for Quality Assurance in Mammography Screening*. Brüssel 2nd edition 1996

Fonseca, R. et al.: »Ductal carcinoma in situ of the breast.« *Annals of Internal Medicine 1997/127/1013*

Gotzsche, P. C. und Olsen, O.: »Is screening for breast cancer with mammography justifiable?« *The Lancet 2000/355/129*

IARC: *Mammography Screening can reduce deaths from breast cancer.* 2002. www.iarc.fr/pageroot/PRELEASES/pr139a.html

Kavanagh, A. M. et al.: »Hormone replacement therapy and accuracy of mammographic screening.« *The Lancet 2000/355/1726*

Albert, U. S. und Schulz, K. D.: »Aktuelle Entwicklung der Brustkrebs-Früherkennung in Deutschland und im internationalen Vergleich.« *Der Onkologe 2002/8/1040*

Landelijk Evaluatie Team voor Bevolkingsonderzoek naar Borstkanker: *Landelijk evaluatie van bevolkingsonderzoek naar borstkanker in Nederland.* 2000/VIII

Lerner, B. H.: *The Breast Cancer Wars.* Oxford 2001

McPherson, K. et al.: »ABC of breast diseases. Breast cancer-epidemiology, risk factors, and genetics.« *British Medical Journal 2002/321/624*

Miller, A. B. et al.: »The Canadian National Breast Screening Study: update on breast cancer mortality.« *Journal of the National Cancer Institute Monography 1997/37*

Moody-Ayers, S. Y.: »›Benign‹ tumors and early detection in mammography-screened patients of a natural cohort with breast cancer.« *Archives of Internal Medicine 2000/160/1109*

Mühlhauser, I. und Höldke, B.: *Mammographie: Brustkrebs-Früherkennungs-Untersuchung.* Kirchheim 2000

Nystrom, L. et al.: »Long-term effects of mammography screening: updated overview of the Swedish randomised trials.« *The Lancet 2002/359/909*

Ringash, J: »Preventive health care, 2001 update: screening mammography among women aged 40-49 years at average risk of breast cancer.« *Canadian Medical Association Journal 2001/164/469*

SPD-Fraktion und Fraktion Bündnis 90/Die Grünen: »Brustkrebs – Mehr Qualität bei Früherkennung, Versorgung und Forschung – Für ein Mammographie-Screening nach europäischen Leitlinien.« *2001/Drucksache 14/6453*

Spurgeon, D.: »Breast self examination may do more harm than good.« *British Medical Journal 2001/323/11b*

Thomas, D.B. et al.: »Randomized trial of breast self-examination in shanghai: final results.« *Journal of the National Cancer Institute 2002/94/1445*

U.S. Preventive Services Task-Force (USPSTF): »Screening for Breast Cancer: Recommendations and Rationale.« *Annals of Internal Medicine 2002/137/344*

Welch, H. G. und Black, W. C.: »Using autopsy series to estimate the disease ›reservoir‹ for ductal carcinoma in situ of the breast: how much more breast cancer can we find?« *Annals of Internal Medicine 1997/127/1023*

Prostatakrebs
Ackermann, R. und Küchler, Th.: »Prostatakrebs.« *Broschüre der Deutschen Krebshilfe 2000*

Carroll, P. C.: »PSA testing is the way to go.« *San Francisco Chronicle* *4.2.2002*

Chapple, A. et al.: »Why men with prostate cancer want wider access to prostate specific antigen testing.« *British Medical Journal 2002/325/737*

Cookson, M. S.: »Prostate Cancer: Screening and Early Detection.« *Medscape/Cancer Control. JMCC 2001/8(2)/133*

Cowley, G.: »To test or not to test.« *Newsweek 10.1.1994*

Deutsche Gesellschaft für Urologie (DGU) et al.: *Leitlinie PSA-Bestimmung in der Prostatakarzinomdiagnostik.* www.krebsgesellschaft.de/9/2002

Ferriman, A.: »Advocates of PSA testing campagne to silence critics.« *British Medical Journal 2002/324/255*

Fitzpatrick, M.: *The tyranny of health.* London 2001

Fox, M.: »All men don't need annual prostate tests.« *Reuters 20.5.2002*

Gottlieb, S.: »Watchful waiting as good as surgery for prostate cancer.« *British Medical Journal 2002/325/S.613*

Kolata, G.: »Advances in Detection Create Dilemma on Prostate Cancer.« *New York Times 17.6.1993*

Lu-Yao, G. et al.: »Natural experiment examining impact of aggresive screening and treatment on prostate cancer mortality in two fixed cohorts from Seattle area and Connecticut.« *British Medical Journal 2002/325/740*

MC.B GmbH (für Berufsverband Deutscher Urologen): »Start der bundesweiten Informationsveranstaltungen zu Prostata und Potenz!« *ots-Pressemitteilung 30.10.2001*

Medizinischer Dienst der Spitzenverbände (MDS): »Prostatakarzinom-Screening mittels PSA-Bestimmung.« *Broschüre Stand 4/2001*

Narod, S. A.: »The impact of family history on early detection of prostate cancer.« *Nature Medicine 1995/1/99*

Nidecker, J.: »Cancer patients want to know.« *San Francisco Chronicle* *19.1.2002*

Oliver, S. E. et al.: »Comparison of trends in prostate-cancer mortality in England and Wales and the USA.« *The Lancet 2000/355/1788*

Perron, L. et al.: »PSA screening and prostate cancer mortality.« *Canadian Medical Association Journal 2002/166/586*

Pientka, L.: *PSA-Screening beim Prostatakarzinom.* Bochum 1998

Prang, M.: »Männergesundheit«. In: Die *Men's Health* Serie Teil 2: »Wir wollen es gründlich!« *Men's Health, 2001/10/110*

Schmeller, N. et al.: *1. Prostatakarzinom.* www.krebsinfo.de/ki/empfehlungen, Stand 2002

Sturm, A. und Voigtmann, R.: *Klinische Onkologie.* In: A. Sturm et al.: *Grundbegriffe der Inneren Medizin,* Stuttgart, New York 1984

Thornton, H. und Dixon-Woods, M.: »Prostate specific antigen testing for prostate cancer.« *British Medical Journal 2002/325/725*

Vastag, B.: »Study concludes that moderate PSA levels are unrelated to prostate cancer outcomes.« *Journal of the American Medical Association 2002/287/969*

Vis, A. N.: »Does PSA screening reduce prostate cancer mortality?« *Canadian Medical Association Journal 2002/166/600*

Walsh, P. C.: »Surgery and the reduction of mortality from prostate cancer.« *New England Journal of Medicine 2002/347/839*

World Cancer Research Fund: »Men's health: prostate cancer.« *Science News, März 2001*

Woolf, S. H.: »Screening for prostate cancer with prostate-specific antigen.« *New England Jounal of Medicine 1995/333/1401*

Gebärmutterhalskrebs

Chang, A. R. et al.: »Can technology expedite the cervical cancer screening process?« *American Journal of Clinical Pathology 2002/117(3)/437*

Charter, D. und Wright, O.: »Cervical tests fail to detect cancer.« *The Times 4.5.2001*

Connett, H.: »HPV vaccine moves into late stage trials.« *Nature Medicine 2001/7/388*

Goodman, N. W.: »Smear tests and seat belts.« *British Medical Journal 2001/322/1188*

Hirsch, W.: »Studie zum Gebärmutterhalskrebs: Viren-Test kann Krebs-Risiko senken.« *idw-Pressemitteilung 23.7.2001*

Katz, E.: »EU-Studie zur Gebärmutterhalskrebs-Früherkennung.« *idw-Pressemitteilung 8.12.2000*

Kulasingam, S. L. et al.: »Evaluation of Human Papillomavirus Testing in Primar Screening for Cervical Abnormalities.« *Journal of the American Medical Association 2002/288/1749*

Lane, R.: »Long-term use of oral contraceptives could increase risk of cervical cancer for women with human papilloma virus.« *The Lancet 2002/359/1080*

Mandelblatt, J. S. et al.: »Benefits and costs of using HPV testing to screen for cervical cancer.« *Journal of the American Medical Association 2002/28/2372*

MasterMedia: »European women for hpv testing – Frauen fordern die Einführung von HPV-Tests im Rahmen der Krebsvorsorge in ganz Europa.« *ots-Pressemitteilung 20.9.2001*

Quinn, M. et al.: »Effect of screening on incidence of and mortality from cancer of cervix in England.« *British Medical Journal 1999/318/1*

Raffle, A. E. et al.: »Detection rates for abnormal cervical smears: what are we screening for?« *The Lancet 1995/345/1469*

Rozow, I. (WHO): »Pap Cytology screening: most of the benefits reaped?« *WHO Press 26.3.1997*

Sasieni, P. und Adams, J.: »Effect of screening on cervical cancer mortality in England and Wales: analysis of trends with an age period cohort model.« *British Medical Journal 199/318/1244*

Skegg, D. C. G.: »Cervical screening blues.« *The Lancet 1995/345/1451*

Skrabanek, P. und McCormick, J.: *Torheiten und Trugschlüsse in der Medizin.* Kirchheim 1993

Darmkrebs

Alberts, D. S. et al.: »Lack of effect of a high-fiber cereal supplement on the recurrence of colorectal adenomas. Phoenix Colon Cancer Prevention Physicians' Network.« *New England Journal of Medicin 2000/342/1156*

Care, C.: »Colorectal cancer screening: Recommendation statement from the Canadian Task-Force on Preventive Health Care.« *Canadian Medical Association Journal 2001/165/206*

Ederer, F. et al.: »Fecal occult blood screening in the Minnesota study: role of chance detection of lesions.« *Journal of the National Cancer Institute 1997/89/1423*

Frazier, A. L. et al.: »Cost-effectiveness of screening for colorectal cancer in the general population.« *Journal of the American Medical Association 2000/284/1954*

Giardiello, F. M. et al.: »Primary chemoprevention of familial adenomatous polyposis with sulindac.« *New England Journal of Medicine 2002/346/1054*

Johns, L. E. und Houlston, R. S.: »A systematic review and meta-analysis of familial colorectal cancer risk.« *American Journal of Gastroenterology 2001/96/2992*

Kronborg, O. et al.: »Randomised study of screening for colorectal cancer with faecal-occult-blood test.« *The Lancet 1996/348/1467*

Kronborg, O. et al.: »Initial mass screening for colorectal cancer with fecal occult blood test. A prospective randomized study at Funen in Denmark.« *Scandinavian Journal of Gastroenterology 1987/22/677*

Lang, C. A. und Ransohoff, D. F.: »Fecal occult blood screening for colorectal cancer. Is mortality reduced by chance selection for screening colonoscopy?« *Journal of the American Medical Association 1994/271/1011*

Mandel, J. S. et al.: »The effect of fecal occult-blood screening on the incidence of colorectal cancer.« *New England Journal of Medicine 2000/343/1603*

Pignone, M. et al.: »Screening for colorectal cancer in adults at average risk: a summary of the evidence for the u.s. Preventive services Task-Force.« *Annals of Internal Medicine 2000/137/132*

Rembacken, B. J. et al.: »Flat and depressed colonic neoplasms: a prospective study of 1000 colonoscopies in the UK.« *The Lancet 2000/355/1211*

Towler, B.P. et al.: *Screening for colorectal cancer using the faecal occult blood test, hemoccult.* Cochrane. Database. Syst. Rev. 2000/CD001216

Winawer, S.J. et al.: »Risk of colorectal cancer in the families of patients with adenomatous polyps. National Polyp Study Workgroup.« *New England Journal of Medicine 1996/334/82*

Woolf, S.H.: »The best screening test for colorectal cancer—a personal choice.« *New England Journal of Medicine 2000/343/1641*

Hautkrebs

Aitken, J. F. et al.: »A randomised trial of population screening for melanoma.« *Journal of Medicinal Screening 2002/9/33*

Arbeitsgemeinschaft Dermatologische Prävention: *Früherkennung.* 2002. www.unserehaut.de/122.html

Autier, P. et al.: »Sunscreen use and duration of sun exposure: a double-blind, randomized trial.«*Journal of the National Cancer Institute 1999/9/1304*

Becker, N. und Wahrendorf, J.: *Krebsatlas der Bundesrepublik Deutschland.* Heidelberg 1997

Berwick, M. et al.: »Screening for cutaneous melanoma by skin self-examination.« *Journal of the National Cancer Institute 1996/88/17*

Burton, R. C. et al.: »General practitioner screening for melanoma: sensitivity, specificity, and effect of training.« *Journal of Medicinal Screening 1998/5/156*

Deutsche Dermatologische Gesellschaft: *Leitlinie Malignes Melanom der Haut,* www.uni-duesseldorf.de/WWW/AWMF/ll/derm-o05.htm, 2001

Elwood, J. M.: »Skin self-examination and melanoma.« *Journal of the National Cancer Institute 1996/88/3*

Grant, W. B.: »An estimate of premature cancer mortality in the U.S. due to inadequate doses of solar ultraviolet-B radiation.« *Cancer 2002/94/1867*

Tumore ohne gesetzliche Früherkennung

Deutsche Krebshilfe und Deutsche Krebsgesellschaft: »Gebärmutter- und Eierstockkrebs.« *Broschüre 2001*

Deutsches Krebsforschungszentrum Heidelberg: *Patienteninformation Lungenkrebs.* www.dkfz.de/Patienteninfo/lunge.htm, Stand 2002

Dyer, O.: »Harm from smoking is even greater than previously thought.« *British Medical Journal 2002/324/1544*

L. H. Einhorn: *Curing metastatic testicular cancer. Proceedings of the National Academy of Science Online 19.3.2002.* www.pnas.org/cgi/doi/10.1073/pnas.072067999

Johnson, M.: »Smokers who seek lung screening are likely to be receptive to smoking cessation.« *EurekAlert 13.11.2001*

McDonnell, P.: »Health recommendation from study on aspirin and lung cancer are premature.« *EurekAlert 27.6.2002*

MedWell Gesundheits-AG: »Schadenersatzklagen von Krebskranken gegen AOK möglich.« *ots-Pressemitteilung 11.10.2001*

Michalowski, J.: *Computer-assisted detection of proteomic pattern could help screening for ovarian cancer.* www.thelancet.com, 16.2.2002

Petricoin III, E. F. et al.: »Use of proteomic patterns in serum to identify ovarian cancer.« *The Lancet 2002/359/572*

Schilling, F. H. et al.: »Neuroblastoma Screening at One Year of Age.« *New England Journal of Medicine 2002/346/1047*

Tuffs, A.: »Pankreaskrebs ist heute kein sicheres Todesurteil mehr.« *idw-Pressemitteilung 21.6.2002*

Vastag, B.: »Lung screening Study to test popular CT Scans.« *Journal of the American Medical Association 2002/288/1705*

Warnakulasuriya, S. et al.: »Areca nut use: an indepenent risk factor for oral cancer.« *British Medical Journal 2002/324/799*

Weymayr, Ch.: »Verräterisches Profil.« *Die Woche 22.2.2002*

Woods, W. G. et al.: » Screening of Infants and Mortality Due to Neuroblastoma.« *New England Journal of Medicine 2002/346/1041*

Das ausführliche Quellenverzeichnis und weitere Informationen finden Sie im Internet unter www.mythos-krebsvorsorge.de

Register

Aspirin 215
Assistentin 127, 131, 186, 190, 221
athypische Hyperplasie 122
Atombombe 260
Atomkraftwerk 260
autistisch-undiszipliniertes Denken 90
AutoPap 186
Australien 137, 217, 228, 242ff
Autopsie 30, 115

B
Bahlo, Ekkehard 76
Baines, Cornelia 128
Balgenroth, Andrea 83
Ballaststoffe 214f
Barium-Sulfat-Lösung 224
Barton, Mary 127ff
Basalmembran 232
Basalzelle 231ff
Basalzellkrebs 46, 229, 233, 235f, 238, 241
Baselga, José 66
Bauchhöhle 205, 256
Bauchspeicheldrüse/Bauchspeicheldrüsenkrebs 246, 256ff
Bayern 110, 222
Baxter, Nancy 124
BBC News Online 169
Bcl-xl 28
Belgien 161
Benigne Prostata-Hyperplasie (siehe auch Prostatavergrößerung) 146
Berben, Iris 79
Berger, Michael 9
Berger, Senta 79
Berliner Krebsgesellschaft 76
Berufsverband der Deutschen Urologen 97, 142, 160, 165
Beruhigungsmittel 202, 220, 222f
Beschneidung 182

Bestrahlungen 21, 33, 46, 110, 114, 148, 165, 178
Betäubung (siehe auch Narkose) 113, 149, 242
Betelnuss 252
Bewegung 68, 88, 214
Bindegewebe 21, 111, 113f, 146, 206
Biopsie (siehe auch Gewebeprobe) 113, 125, 135, 148f, 157, 162, 164f, 168, 177, 261
Blähungen 208
Blasenkrebs 261f
Blasensteine 263
Bleuer, Eugen 90
Blinddarm 205, 220f
Blut im Stuhl 77, 97, 199, 202, 208, 216f
Blut im Urin/Blut im Harn 148, 262f,
Bluthochdruck 214
Blutkörperchen 24, 262f, 267f
Blutkrebs (siehe auch Leukämien) 65, 268
Bluttest 40, 141f, 165, 169
Blutung 112, 120f, 149, 176ff, 184, 192f, 203, 208, 218, 220, 222, 262ff
Blutversorgung 24, 28, 66
Bodybuilder 156
BRCA (siehe auch Brustkrebsgen) 120
Breitbart, Eckhard 230f, 239
Bremen 110, 138
Bristol 188
British Medical Journal 15f, 64, 73, 145, 154, 168, 229, 270ff
Brust 28, 44, 47, 107ff, **111f**, 111
Brustkrebsgen (siehe auch BRCA) 136
Brustoperation 109
Brustwarzen 124, 127
Brustkrebs/Brusttumor 28, 30, 34,

Winter, Georg 34
Women for HPV-Testing 80, 172f
Woolf, Steven H. 143, 225
World Cancer Research Fund 67,
    69, 155f, 184
Wurmfortsatz 205

Y
Yamey, Gavin 144f, 159, 168

Z
Zahlenblindheit 40
Zahnarzt 252
Zäkum (siehe auch Blinddarm) 205
ZDF 86
ZDF-Gesundheitsmagazin *Praxis*
    97
Zeitbombe 15, 26, 192
Zementstäube 252
Zervix (siehe auch Gebärmutter-
    hals) 174ff, 247
Zervixkarzinom (siehe auch Gebär-
    mutterhalskrebs) 175, 178f
Zigaretten (siehe auch Nikotin, rau-
    chen und Tabak) 184, 246f, 258
Zunge 251f
Zuwarten 149, 165, 172, 178
Zwölffingerdarm 204, 257
Zyste 113
Zytologie 174, 176, 186, 190, 196f,
    248

.